はじめての
中医アロマセラピー

self styling book to achieve better inner health and beauty

有藤文香 著

TRADITIONAL CHINESE MEDICINE &
AROMATHERAPY MASSAGE

池田書店

体が変わり始めると、
こころまで元気になっていきます。
前向きに生きる自分を、
自分の手でつくっていきましょう。

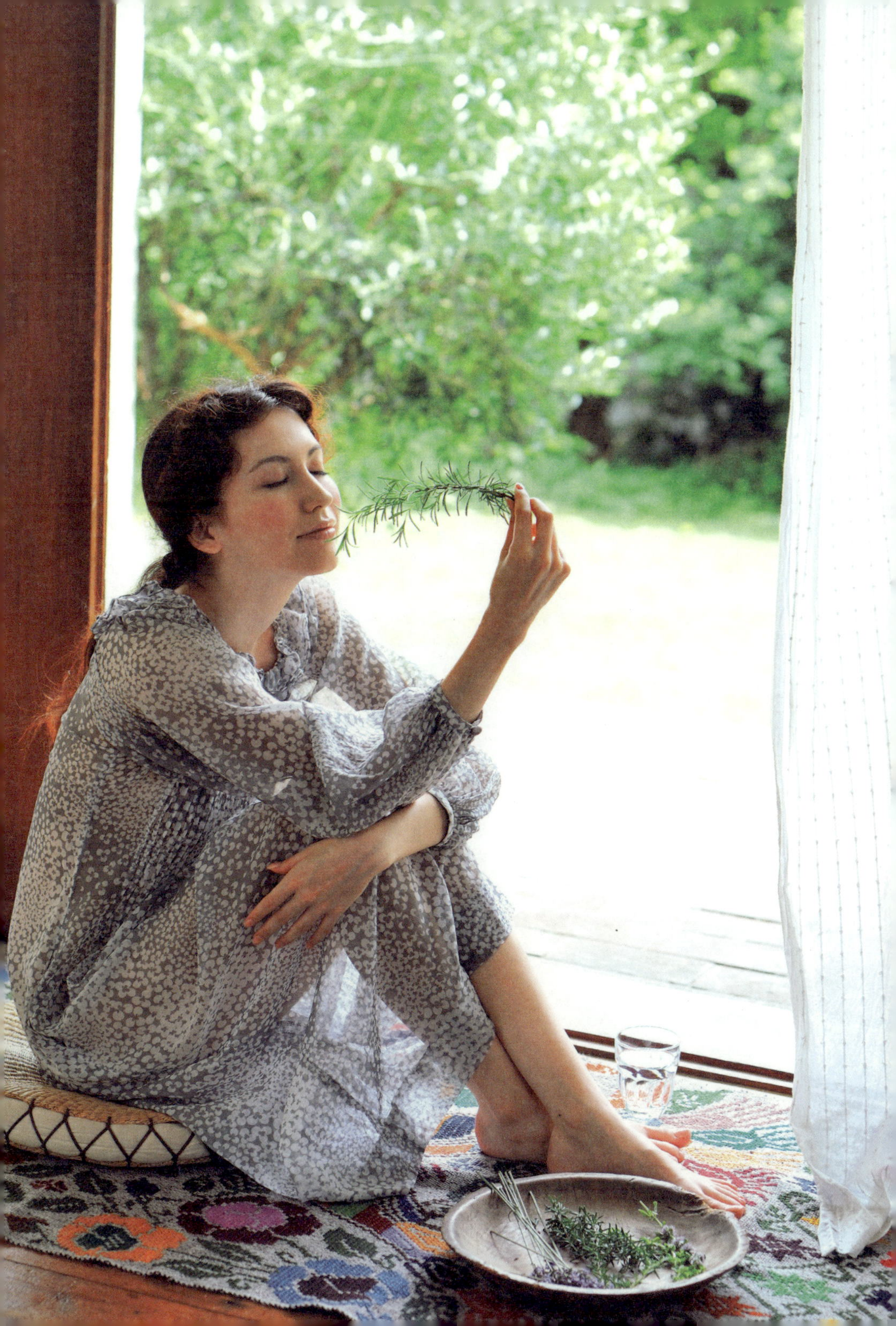

シンプルでやさしい時間のはじまり

私は、自分で「セラピスト失格」だと思うときがあります。セラピストとして、あるいはスクールの講師としての技術不足を実感したときよりも、むしろ、自分自身の体調管理ができていないと気づいたときに強くそう思います。施術や講座が上手くいかないときというのは、たいてい、自分の体調が良くないときでもあります。原因は明らかなのに、私はそんなとき、いつも忙しいと理由をつけて、自分の体調を整えるためのちょっとした手間暇を惜しんでしまっているのです。

あなたも、自分のことをいつも一番後回しにしてはいませんか？　たまには気持ちをゆるめて、人生にほんのちょっぴりゆとりを持つことで、心地好く元気を取り戻し、自分に輝きを与えてみませんか？　そんな元気なあなたを見て、幸せを感じてくれる人もいるでしょう。あなたが健康なら、周りの人たちに元気をあげることもできるのです。

健康になる、美しくなるということは、「シンプル」です。難しいことはいりません。香りを感じて、やさしく体に触れてみましょう。きっとあなたの奥深いところから、いろいろな声が聞こえてくるはずです。もっともっと、自分と向き合いましょう。ダメな自分と向き合えば、自分の弱点が分かり、どうしたらいいのか、ちゃんと考えて対処することもできるのです。

その気になれば、性格さえも変えられます。人にやさしくできないのは、性格が悪いからではなく、体調が悪いのです。たとえば、月経前になるとイライラして、人に当たり散らしてしまう。これも、実は性格の問題ではなく、体からの悲鳴です。そうした体からのサインをひとつひとつ受け止め、対処していくことを繰り返していけば、やがて、人にやさしく接する方法も分かってくるでしょう。体が変わり始めると、こころまで元気になっていきます。前向きに生きる自分を、自分の手でつくっていきましょう。

大切なのは、体のちょっとした変化に早く気づいて、早く対処すること。これがまさに、中医学でいう「未病先防―病気になる前に防ぐ」の考え方なのです。

東洋の中医学の知恵を用いて、西洋のアロマセラピーのトリートメントを行う「中医アロマセラピー」は、植物の力によって自然界の一部であるわたしたちの自然治癒力を高めていく予防医学です。健康的で美しい体とこころを手に入れられたなら、年齢を重ねていくことだって、楽しくなるに違いありません。エイジングに「アンチ」になる必要はないのです。

あなたの人生でもっとも大切な財産になるものは、何でしょうか？「五感」を研ぎ澄ましながら、かけがえのない自然の循環のなかで生きていくことのすばらしさ。人にも自分にもやさしい時間を重ね、さまざまなことを体験していくことの豊かさ。些細なことかもしれないけれど、ひとりの人間の一生には、その人でしか成し得ないこと、その人でしか感じられないことが、星の数ほど埋め尽くされているはずなのです。

あなたの人生を、あなた自身の手でもっともっと豊かにしていくために、そして、家族や恋人など、大切な人たちの心身の健康のために、きっと〝中医アロマ〟が役立つと確信しています。私もみなさんに負けないように、ひとつずつ、一日ずつ、大切な時間を積み重ねて生きていきたいと思います。

Contents

はじめての中医アロマセラピー　目次

CHAPTER 2

中医学で体質を見極める 033

CHAPTER 3

五行でアロマオイルを選ぶ 059

COLUMN
自然の力を感じるコラム

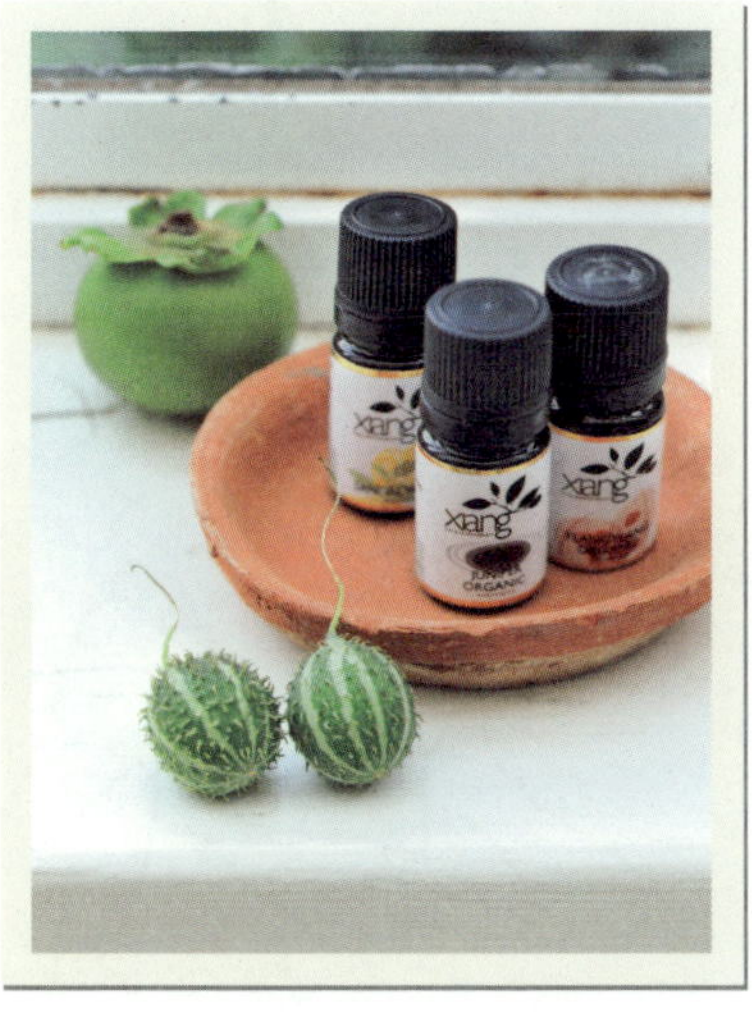

はじめての中医アロマセラピー　目次

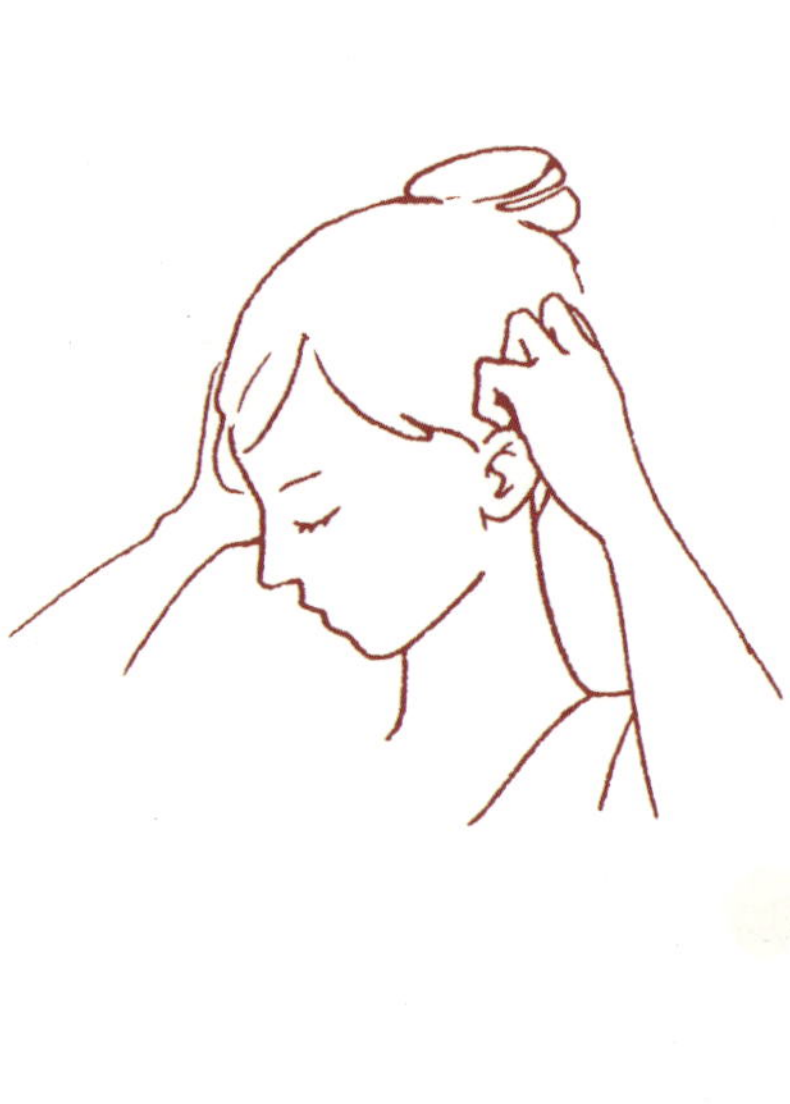

中医アロマをはじめましょう

人間は、大自然の一部です。だから、自然の力を借りて心と体をつくることは〝自然〟なこと。「中医アロマセラピー」は、心身の〝自然〟なバランスを取り戻すための新しい予防医学です。

心身の健康と美しさのために、東西の2大植物療法を融合しました

中医アロマセラピー（以下、中医アロマ）は、東洋の中医学（漢方）と西洋のアロマセラピー、2つの代表的な植物療法を融合した新しい予防医学です。中医学の考え方に基づいて、漢方薬の代わりに、アロマセラピーで用いる香り高いエッセンシャルオイル（精油）を使ってさまざまなトリートメントを行います。

実は、東洋で使う生薬と西洋で使うハーブは、植物の種類も性質もよく似ています。中医学もアロマセラピーも、100%自然の恵みを利用した予防医学で、ともに古くから家庭のなかで伝えられてきました。それなら、2つの良いところを生かしてより高い治療効果を得られないだろうか。イギリスでは、すでに中医アロマが民間療法のひとつとして活用されています。今後は日本や中国でも、少しずつ広がっていくだろうと期待しています。

自分の体を知り、自分の手で治す。中医学が、その助けになります

中医アロマの最大の強みは、自分でできるところ。誰にでも日常的に起こるちょっとした体の不調や美容の悩みを、自分の手で和らげることができます。大きな病気になる前に、その要因になり得る体の異常を摘み取り、予防することができます。そのためには、まず自分の体質をしっかり見極めることが、第一歩になります。

左ページの図は、中医学の柱となる「五行学説」という考え方を図説したものです。中医学では、自然界に存

中医アロマの五行応用図

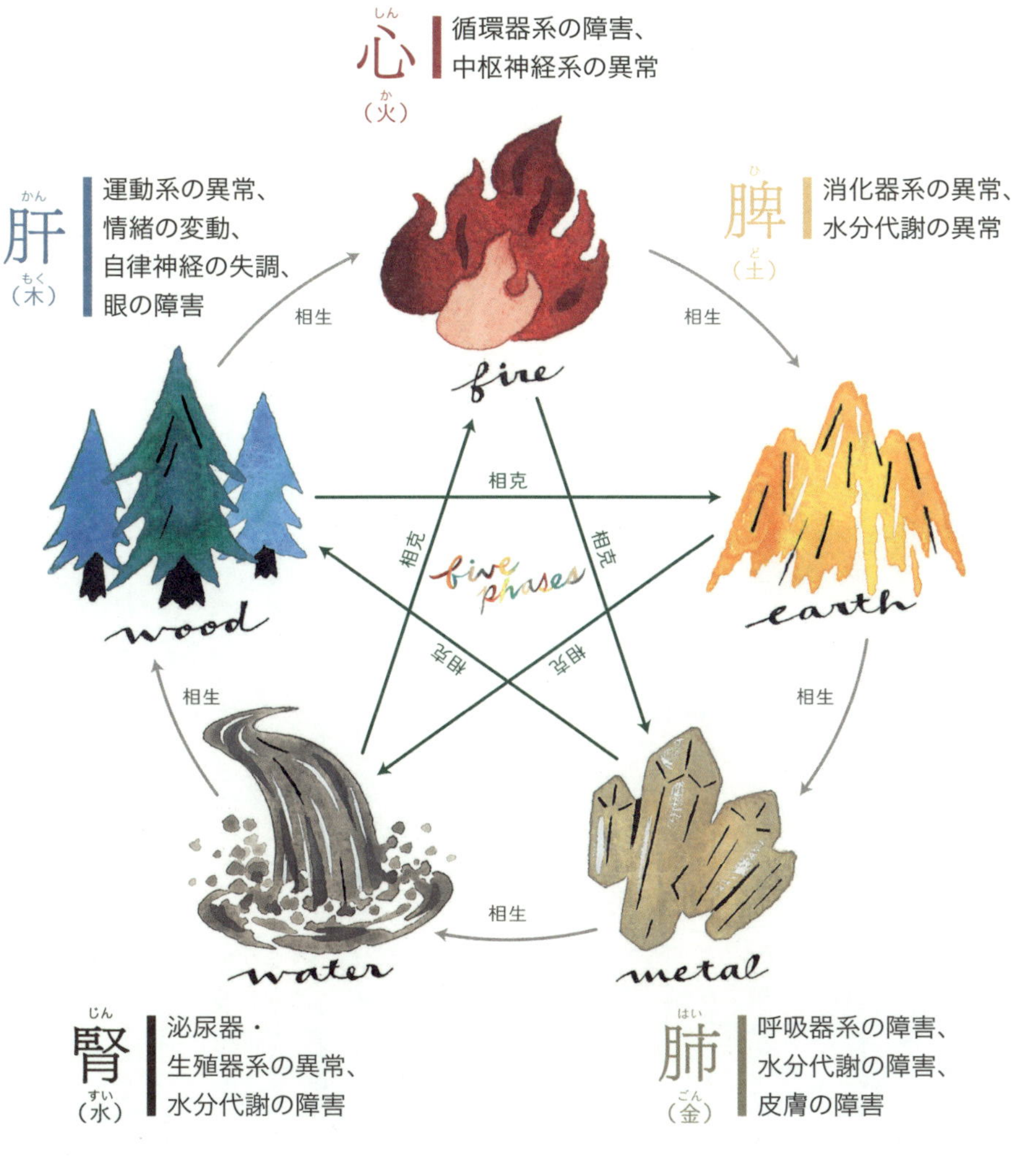
心《しん》（火《か》）
循環器系の障害、
中枢神経系の異常
肝《かん》（木《もく》）
運動系の異常、
情緒の変動、
自律神経の失調、
眼の障害
脾《ひ》（土《ど》）
消化器系の異常、
水分代謝の異常
fire
wood
earth
water
metal
five phases
相生
相生
相生
相生
相生
相克
相克
相克
相克
相克
腎《じん》（水《すい》）
泌尿器・
生殖器系の異常、
水分代謝の障害
肺《はい》（金《ごん》）
呼吸器系の障害、
水分代謝の障害、
皮膚の障害

相克《そうこく》関係（相手の過剰を抑制・制約する関係）

相生《そうせい》関係（お互いに助け合う母子関係）

五行の「五」は、「木」「火」「土」「金」「水」の五元素を指します。自然界の事象を人体に関連づけて、人間の生理機能や病理変化を示すために応用します。

在するすべてのものを5つに分類し、あらゆるものの相互関係を説明します。人体にもこれを応用して体のはたらきを5つに分け、それらが互いに作用してバランスをとり合うことで、心身の健康が保たれると考えます。「肝《かん》・心《しん》・脾《ひ》・肺《はい》・腎《じん》」の5つのはたらきのうち、自分はどこが弱いのか、つまり、自分がどんな体質なのかを突き止めることができれば、何を補う必要があるのかが見えてきます。体質の見極めは、専門家でなければできないことではなく、表れた症状を正しく分析できれば、実は誰でもできることなのですよ。そして、その体質を改善するのも、必ずしも病院の薬である必要はありません。

たとえば中医アロマでは、中医学の観点から、体質や体調に合ったエッセンシャルオイルを選んでブレンドし、ツボや経絡（経絡は、全身をめぐる生命エネルギーである「気《き》」「血《けつ》」の通り道。ツボはその上の反応点）を取り入れたマッサージを行ったり、芳香浴やアロマバスで楽しんだりします。心地好い香りのなかで、体の内側と外側、両方からはたらきかけて体質を改善し、自然な自分、健康な自分を取り戻していくのです。

まずは体質タイプチェックで、自分の体質を見極めましょう

この本では、まず、5つに分けた体質のなかから自分のタイプを見極め、そのタイプについてよく知ること、オイルを選ぶこと、そして、個別の症状回復や体質改善に向けたレシピでオイルをブレンドし、トリートメントを行うところまでを、一連の流れと考えます。体質は、季節や体調によっても変化するものですから、この流れを折々に繰り返していただきたいと思います。また、体質はひとつだけとは限りません。複数のタイプにまたがっていることもあるので、その場合は、すべてのタイプのトリートメントを行ってください。

中医アロマは、正しく行えば副作用の心配もなく、手軽に生活に取り入れられます。あなたの毎日を、これからの人生を、自分自身で豊かにしていくために、きっと大きな支えになるでしょう。その知識とテクニックは、あなただけでなく、身近にいる大切な人たちのためにも役立てられるはずです。自然界の一部である人間は、自然の力によって、心身の自然なリズムとバランスを取り戻すことができれば、それが一番、自然なことなのです。

この本でできること

季節や体調の変化によっても体質は変化します。
以下の流れを繰り返していくことにより、
全体的な心身のバランスを取り戻すことができます。

体質タイプチェック（14ページ）

↓

中医アロマの理論を学ぶ

- CHAPTER 1 アロマセラピー
- CHAPTER 2 中医学
- CHAPTER 3 エッセンシャルオイル

※時間をかけて少しずつ理解していきましょう。

↓

CHAPTER 4

自分の体質タイプを知る

↓

オイルを選ぶ・ブレンドする

↓

傾向と対策マッサージ

※改善されたかどうか、季節や体調によって体質が変わっていないか、繰り返しチェックしましょう。

※本書では、著者の経験や研究をもとに、病気の予防や改善に役立つレシピやトリートメント法を掲載しています。体質によっては体に合わないこともありますので、異常がみられる場合は使用を停止し、各種症状、疾患のある人は、医師の指示に従ってください。本書の著者ならびに出版社は、使用に関して生じた一切の損傷や負傷、その他についての責任は負いません。

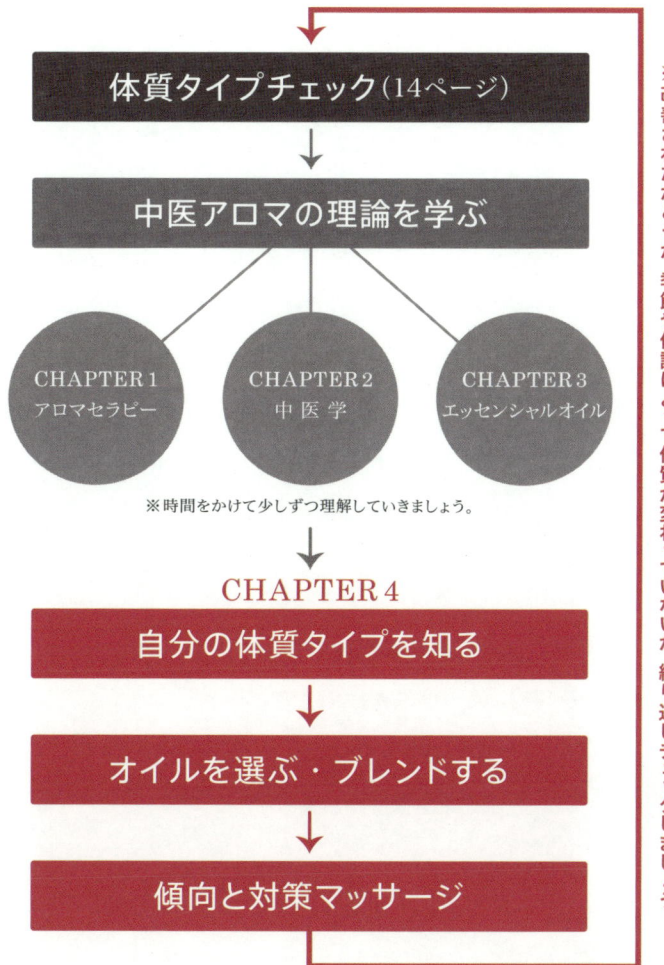

あなたの体質を徹底的に分析します

五行別 体質タイプチェックリスト

当てはまるものに☑をつけてみてください。

症状を中医学的に分析すると、体質を大きく5つのタイプに分けることができます。

体質はひとりに一つとは限らず、季節や体調によっても変化します。

巻末の折り込み用紙を切り離し、コピーするなどして、繰り返しチェックしましょう。

それぞれの体質タイプについての詳しい解説とトリートメント法は、CHAPTER 4で紹介します。

心

- □動悸や息切れがする
- □もの忘れがひどい
- □興奮しやすい
- □いつも不安感がある
- □少しの運動で汗をかく
- □冬は手足が赤くなりしもやけができる
- □コーヒーをよく飲む
- □口内炎が舌にできる
- □顔色が赤くほてっている
- □血行が悪く手足が冷える
- □暑がり
- □寝つきが悪く眠りが浅い
- □シミやくすみが気になる
- □高血圧または低血圧
- □舌に黒い斑点がある

☑はいくつありますか?

個

肝

- □ストレスが原因でよく体調を崩す
- □貧血・めまいを起こす
- □イライラして怒りっぽい
- □突然悲しくなり涙が出てくることがある
- □エアコンの風が苦手
- □顔に青筋が立っている
- □酸っぱいものが好き
- □目が疲れやすく視力が良くない
- □ツメが欠けやすく縦に線が入っている
- □脚がつりやすい
- □気づいたら五月病になっていた
- □肩や首がよくこる
- □ PMS がひどい
- □月経痛がある
- □わき腹や胸が張る

☑はいくつありますか?

個

腎

□手足や顔がほてる
□足腰がだるくて冷える
□些細なことでも
びっくりしてしまう
□気が小さい
□慢性疾患がある、または
病気になると治りにくい
□肌の色が黒ずんでいる
□塩辛いものが好き
□耳鳴りがする
□抜け毛や白髪が多い
□虫歯が多い、骨が弱い
□冬はカイロが手放せない
□老けて見られる
□まだ若いのに
更年期の症状がある
□トイレが近い
□手足や顔がむくむ

☑はいくつありますか?

個

肺

□咳や痰が出やすい
□アレルギーがある
□融通がきかない
□悲観的
□乾燥肌
□色白
□激辛グルメが好き
□鼻炎または鼻水がよく出る
□髪のツヤがない
□肌トラブルが多い
□季節の変わり目に
風邪をひきやすい
□花粉症
□しわが気になる
□疲れやすい
□よくのどが痛くなる

☑はいくつありますか?

個

脾

□よく胃が痛くなる
□よく下痢または便秘になる
□世話好き
□くよくよ悩むことが
よくある
□外食が多く
暴飲暴食になりがち
□皮膚の色が黄色っぽい
□甘いものが好き
□口臭が気になる
□口角が荒れやすい
□手足がだるい
□雨の日に体調が悪くなる
□水太りしている
□顔のたるみが気になる
□月経がだらだらと
続くことが多い
□食欲があるときと
ないときの差が激しい

☑はいくつありますか?

個

あなたはどのタイプ？

前ページでチェックをつけた項目の合計数を、
五行別に円グラフに書き入れてみましょう。

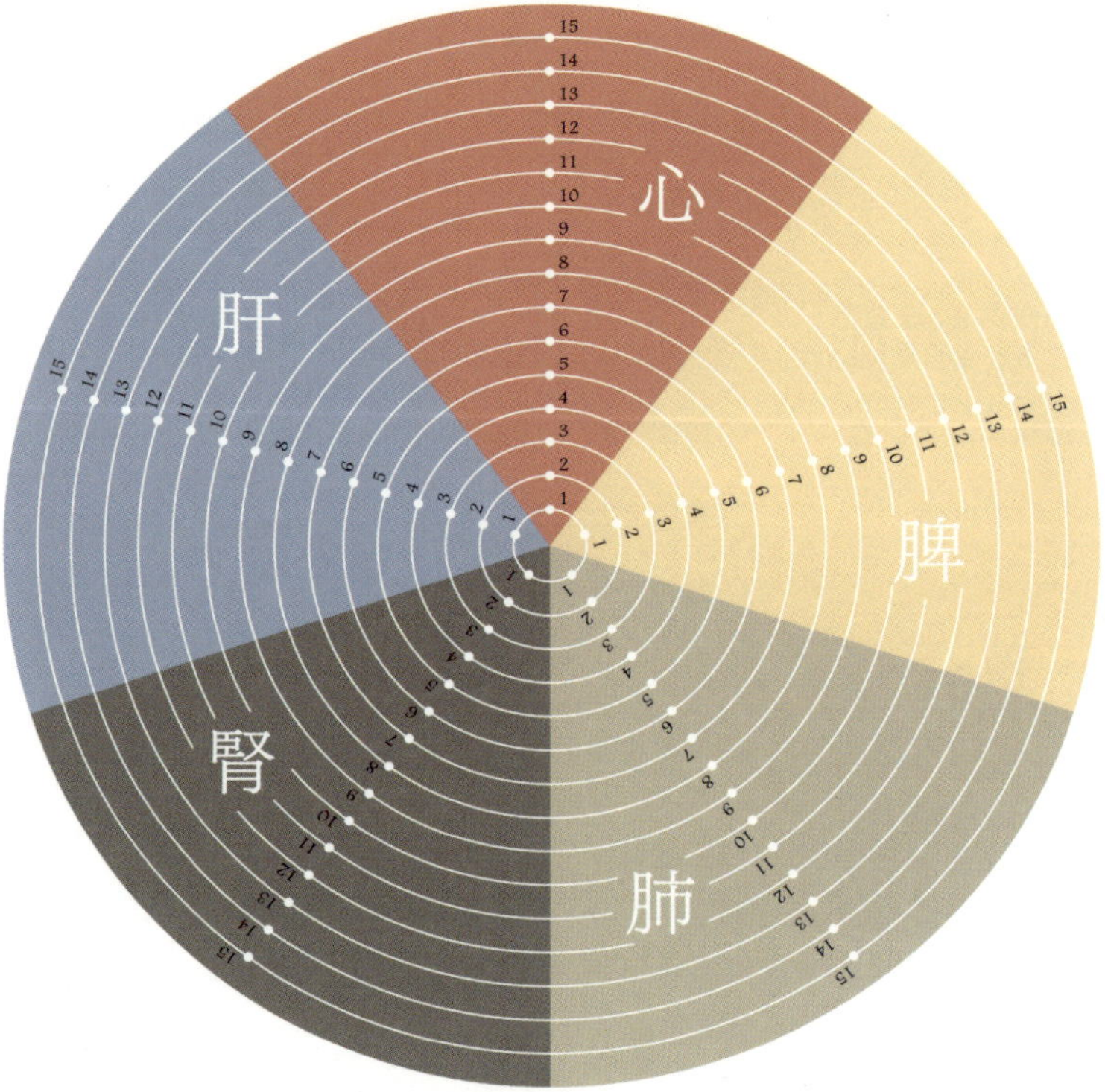

「なんとなく不調」と感じたら、すぐチェック！

チェックの数が多いほど、その体質タイプの傾向を強く持っていることになりますが、実は、ほとんどの人が２つ以上のタイプを併せ持っています。グラフを見て、広いエリアを占めるタイプが複数ある場合は、すべてのタイプについて、CHAPTER 4 の解説ページを参照し、トリートメントを行いましょう。なかでも、もっともチェックの数が多いタイプを重視してください。また、体質は、季節の変わり目や生活習慣によっても変わっていくものです。自分の体調の変化に気づいたら、その都度チェックを行ってください。

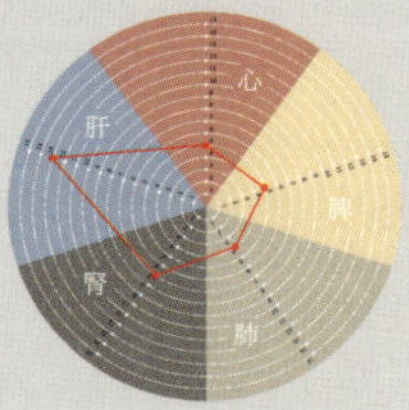

たとえばこの人は"肝"タイプ

各タイプの解説と、おすすめオイル、ブレンドレシピ、
トリートメント法については、CHAPTER 4で詳しく説明します。
タイプ分類の基になる中医学の基本的な考え方については、
CHAPTER 2、CHAPTER 3を参照してください。

肝タイプ

〈特徴〉**ストレスの影響を過剰に受けやすい**
〈基本のお助けオイル〉**「気」のめぐりを良くし、リラックス効果のあるオイル**
◎スイートオレンジ ◎ベルガモット
〈プラスαでそろえたいオイル〉
●グレープフルーツ ●マンダリン ●カモミールジャーマン ●カモミールローマン

→ p87〜111参照

心タイプ

〈特徴〉**心の細やかさが体調に出やすい**
〈基本のお助けオイル〉**「血」の流れを良くし、心を落ち着かせる作用のあるオイル**
◎ラベンダー ◎ローズマリー
〈プラスαでそろえたいオイル〉
●イランイラン ●ジャスミンアブソリュート ●ローズオットー ●ネロリ

→ p113〜137参照

脾タイプ

〈特徴〉**胃腸が弱い人が多いので、食欲不振と食べ過ぎに注意**
〈基本のお助けオイル〉**消化吸収を助けるオイル、胃腸にやさしいオイル**
◎ペパーミント ◎スイートマージョラム
〈プラスαでそろえたいオイル〉
●パチュリ ●レモン ●フランキンセンス ●サンダルウッド

→ p139〜163参照

肺タイプ

〈特徴〉**呼吸器系、皮膚など、体を守るバリア機能が弱っている**
〈基本のお助けオイル〉**抗菌作用があり、体のバリア機能を高めるオイル**
◎ユーカリグロブルス ◎ティートリー
〈プラスαでそろえたいオイル〉
●クラリセージ ●サイプレス ●ニアウリ ●パインニードル

→ p165〜189参照

腎タイプ

〈特徴〉**老化による症状がある。冷えや新陳代謝の衰えに注意**
〈基本のお助けオイル〉**体を温める作用のあるオイル、老化防止作用のあるオイル**
◎ゼラニウム ◎ローズウッド
〈プラスαでそろえたいオイル〉
●ジュニパーベリー ●ジンジャー ●シナモン ●シダーウッド

→ p191〜215参照

“自然の力を感じるコラム①”

大切な人へのマッサージ

子どもの頃、お母さんにお腹をさすってもらうだけで痛みが飛んで行ったり、好きな人と手をつないだだけでうれしくて心（こころ）が温かくなったり、という経験ってありますよね？　アロマセラピーでは「タッチング」といいますが、人は手で触れるだけで、相手をリラックスさせたり痛みを和らげたりできるものなのです。特にアロマオイルを用いたトリートメントでは、直接肌と肌とが触れ合うので、手のやさしい感触や温かさが直接伝わります。オイルを手にとり、ゆっくりと全身に塗ってあげるだけでも、十分にリラックス効果のあるマッサージになります。それだけでなく、人と人との触れ合いは免疫力を高めるという研究結果もあるほどで、私たちにとってなくてはならないものなのです。愛情や「気」がたくさん込められている手のぬくもりは、どんなにすばらしい技術を持ったプロのセラピストのトリートメントよりも、ずっと効き目があります。家族や恋人とのコミュニケーションのひとつにマッサージを取り入れてみてはいかがでしょう。ただ、冷たい手やツメが伸びている手では効果が半減してしまいます。普段からお手入れを心がけ、手を温めてからマッサージをしましょう。

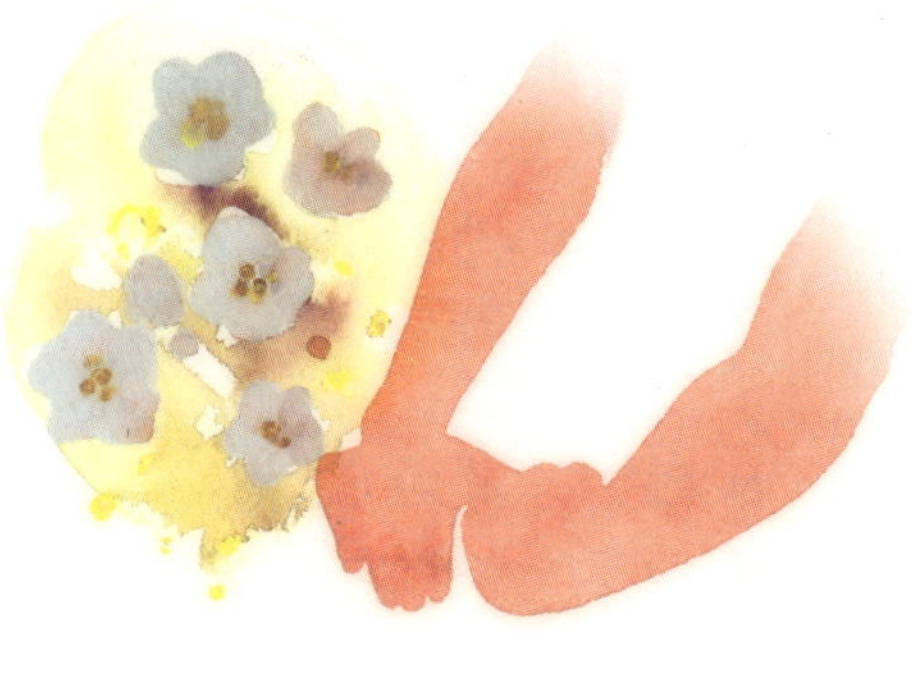

CHAPTER

1

アロマセラピーの オイルトリートメント

Essential oil treatment of aromatherapy

精油を用いる西洋の代表的な植物療法

アロマセラピーの知識を身につけましょう

心身の奥深くまで自然の力を浸透させるため、中医アロマでは、精油を用いたオイルマッサージを行います。

アロマセラピーのおさらい

アロマセラピーは、ハーブや香木、スパイスなどの植物から抽出した精油（エッセンシャルオイル）を使って行う自然療法です。「アロマ」は「芳香」、「セラピー」は「療法」を意味します。精油は１００％天然成分からなり、この成分には、心身をリラックスさせ、自然治癒力を高める作用があります。アロマセラピーでは、中医学と同じように、植物の力を利用して心身の不調を改善したり、病気の予防に役立てたりして、バランスのとれた健康的な心と体を作っていきます。その意味で、中医学とアロマセラピーは、まったく共通の目的を持っているのです。

現代になって開発された多くの医薬品と異なり、アロマセラピーは、古くからの人々の経験により、少しずつ蓄積された証拠に基づいて体系づけられました。

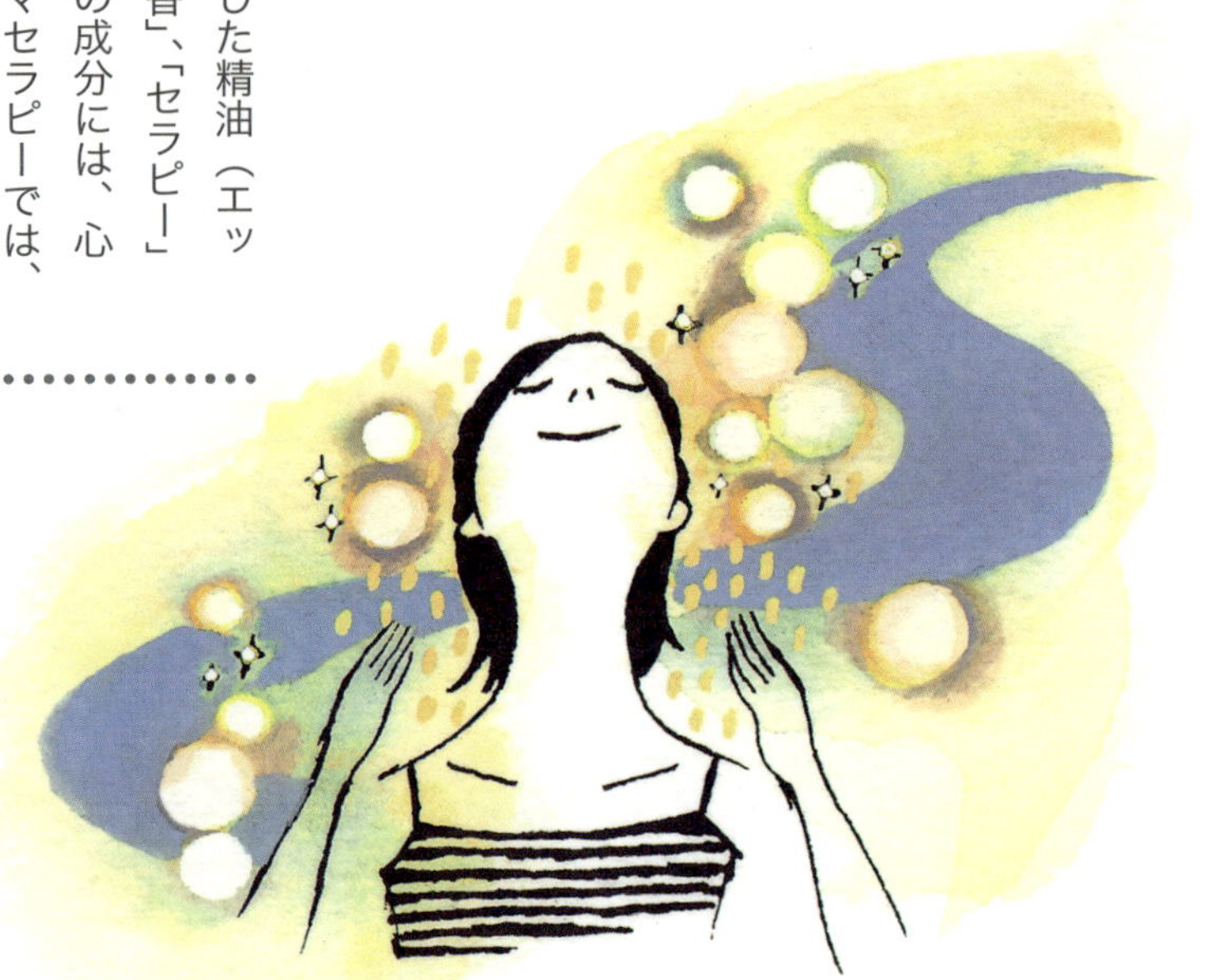

世代から世代へ受け継がれてきたもので、副作用などもほぼ知り尽くされています。この点も、中医学との共通点です。古くはなんと紀元前３０００年頃から、宗教儀式や化粧品、香料などに「香り」の効果が利用されていたことが分かっています（※１）。紀元前5世紀には、現代に通じる医学の基礎を築いたヒポクラテス（※２）が、香油によるマッサージを推奨していました（※３）。

　アロマセラピーでは、主にオイルマッサージによるトリートメントを行います。オイルマッサージは単に心地好いだけでなく、精油の成分が皮膚から血液へと流れ込んで筋肉と骨の癒着を取り、主に関節の可動性を増進させます。また、精油が心（こころ）に染みわたる香りを放ち、精神的、生理的効果を生み出します。中医アロマの場合は、さらに経絡（「気《き》」「血《けつ》」などの生命エネルギーが流れる道）に沿ってマッサージするので、体全体のバランスを取り戻すことができます。

「体の不調はその部分だけの問題ではなく、心も含めた全体的なものである」。これも、中医学とアロマセラピーに共通する基本理念です。

　現代人は、さまざまなストレスを感じながら生きています。ストレスは、実は多くの深刻な病の要因になり得るものですが、だからといって、すべてのストレスを取り除いて生活することができるわけではありません。ストレスが要因で起こる体の不調は多岐にわたるので、ひとつだけ特効薬があるわけでもありません。「なんとなくいつもと違う」「病院へ行くほどではないけれど調子が良くない」といった日常的に起こる症状に対しては、予防法を知り、なるべく薬を使わず、安全で気軽に利用することができる治療を、まず自分の手で行うことができるのが一番です。そうした時にこそ、アロマセラピーは有効なのです。

※１　メソポタミアやエジプトなどでは古くから、薫香や浸剤として香りの作用が利用されていた。

※２　古代ギリシャの名医で、「医学の父」と称される。呪術や迷信に頼らず、臨床を重んじ、科学的医学の基礎を築いた。

※３　植物の薬効が初めて分類されたのは紀元前50～70年頃。「薬学の祖」といわれるディオスコリデスが、薬物誌『マテリアメディカ』において、動物、鉱物とともに約６００種の植物を特徴や薬効により分類。東洋では、２～３世紀頃、『神農本草経』に３６５種の生薬が収載・分類されている。
　アロマセラピーが体系的な学問としてまとめられたのは１９７８年。イギリスのロバート・ティスランドによる。

精油（エッセンシャルオイル）について

精油には、主に、「芳香性（強い香り）」「揮発性（放置しておくと揮発していく）」「親油性（水に溶けにくく、油によく溶ける）」という3つの特徴があります。

精油は、植物の花や葉、果皮からほんのわずかに分泌される有機化合物の集合体で、抽出された状態そのままの100％天然のもの。精油の香りや作用に特徴があるのは、含まれている成分やその分量に違いがあるためです。また、ワインのように、生産地や作り手、その年の天候などによっても微妙な差が出てきます。精油の価格に差があるのは、精油の製造方法や、一定量の原料から抽出される分量に違いがあるからです。たとえば、高価な精油で有名なローズは、1滴の精油を抽出するのに、なんと200本のバラが必要です（※4）。

では、精油はどのように抽出されるのでしょうか。もっともポピュラーな抽出法は「水蒸気蒸留法」。植物の精油成分を水蒸気とともに蒸発させ、気体を冷却して液体に戻します。この液体の上部に浮いた油分が精油で、残りの蒸留水はフローラルウォーターとして用いられます。ラベンダーやカモミール、ペパーミントやユーカリなど、花や葉を用いる精油の多くはこの方法で抽出されます。

また、果実の皮を絞って油胞に含まれる精油を抽出する方法は「圧搾法」。スイートオレンジやベルガモット、グレープフルーツやレモンなど、柑橘類のオイルの多くはこの方法で抽出されます。低温で抽出するので、柑橘類の自然な香りを楽しむことができますが、不純物が混じりやすいため、ほかのオイルよりも劣化しやすい傾向があり、注意が必要です。

※4　花びらを原料とする精油には希少価値の高いものが多く、ローズのほかに代表的なものとしては、ビターオレンジの花びらから抽出されるネロリがあげられる。

精油の名前に〝アブソリュート〟とつくのは、「溶剤抽出法」といって、石油エーテル、ヘキサン、ベンゼンなどの揮発性の溶剤を使って精油を取り出し、後から溶剤を取り除く方法で抽出されたオイルです。花の微妙な香りを出すために用いる方法で、ジャスミンが代表的ですが、溶剤が少し残る場合があるので、皮膚が敏感な人は、事前にパッチテストで皮膚への影響を確かめましょう（※5）。

基材について

精油は100％天然のものですが、それぞれ成分が異なる有機化合物で、成分無調整のため、誰にでも安全とはいえません。また、精油は原液のままでは刺激が強く、香りも濃厚過ぎるので、使用するときには希釈が必要です。さまざまな希釈のための材料があり、それらをまとめて「基材」と呼びます。

マッサージを行うのに使用する基材は、「キャリアオイル」。〝キャリア〟には〝運ぶ〟という意味があるように、精油を体に行き渡らせるための媒体となってはたらくだけでなく、マッサージの動作をしやすくする潤滑剤としてもはたらきます。優劣の差はありますが、軟化作用もあります。

オーデコロンやルームスプレーを作る際に用いるのは、水や精油をよく溶かす「無水エタノール」。化粧水には不純物を取り除いた「精製水」を使用します。この2つは、薬局で購入することができます。ほかに、バスソルトに使われる「塩」、キャンドルやクリームの材料には、ミツバチの巣から採取され、ビーズワックスとも呼ばれる「みつろう（※6）」、また、粘土の一種でミネラルを豊富に含むためパックやスキンケアに用いられる「クレイ（※7）」などの基材があります。

※5　試したい精油をキャリアオイルで希釈して手にとり、腕の内側など敏感で反応の出やすいところに10円玉くらいの大きさで塗布する。一日経ってテストをした部分がかぶれていたり、赤くなっていたりした場合は、その精油は体質に合わないということになる。変化がなければそのオイルを使用してもOK。ただし、体質ではなく体調の変化などによって反応が出ることもあるので、あくまでも目安として考えよう。

※6　黄色いものは、無精製で栄養豊富。白いものは精製済みで、無臭のため、キャンドルなどに適している。

※7　殺菌・抗炎症・消臭作用などがある。

［キャリアオイルいろいろ］

基材となるキャリアオイルについて

キャリアオイルは植物の実や種から抽出された植物油。「ベースオイル」とも呼ばれます。キャリアオイルは、皮膚への浸透性が高いので、精油を皮膚の表皮の下にある「真皮層」まで運ぶ役割をします。精油はそこから血管の中に入りますが、キャリアオイルは精油よりも分子が大きいので、血管には入っていきません。

キャリアオイルは、エッセンシャルオイルと同様、産地や製造方法、管理方法などによって分類されますが、100％天然で、熱処理などによって変質していないものを選びましょう。なお、食用の植物油は、漂白剤、酸化防止剤などの添加物が入っていることが多く、マッサージには不向きです。

ここでは、中医学的な観点からセレクトしたものをいくつか紹介します。植物油は、酸素・湿気・直射日光・高温に弱いので、空気にふれないようにして冷暗所で保管し、早く使い切るようにしましょう。

〈中医アロマおすすめキャリアオイル〉

ホホバ 基本

【学名】*Simmondsia chinensis*　【科名】ツゲ科

南米産の低木である、ホホバの種子から採れる液体ワックス。人間の皮脂の化学構造に似た成分で、栄養素がたっぷりと含まれ、またアレルギーを引き起こしにくいため、もっとも使いやすく、扱いやすいオイルとされている。保湿力と皮脂分泌調整作用を併せ持ち、さらりとした使用感だが、肌をしっとりとさせる効果があるので、乾燥肌からニキビ肌まで使うことができる。鎮痛、美髪、軽い日焼け止めの効果あり。全身のマッサージのほか、フェイシャルマッサージにもおすすめ。また、酸化しにくいのも特徴で、品質が長持ちすることから、精油を使った手作りの化粧品の材料としても、とても使いやすいオイルである。13度以下で凝固する。

＊本書で紹介するトリートメントでは、基本的にこのホホバオイルを使用することをおすすめしています。

グレープシード

【学名】*Vitis vinifera*　【科名】ブドウ科

ブドウの種から作られたオイル。サラッとしていて、オイリー肌にも敏感肌にもおすすめ。アレルギー肌でも使える。ビタミンEを含み、美肌効果あり。酸化しやすいため、ホホバなど、酸化を抑えるオイルと混ぜて使用する。伸びが良いので全身のマッサージに使いやすい。

イブニングプリムローズ（月見草）

【学名】*Oenothera biennis*　【科名】アカバナ科

「王の万能薬」とも呼ばれる月見草のオイルは、女性ホルモン作用や抗アレルギー作用の強いγ－リノレン酸を多く含み、婦人科や皮膚科の疾患に効果がある。月経痛や湿疹にともなうかゆみに有効。フェイシャルマッサージにもおすすめ。酸化しやすいので、ホホバなど安定性に優れたオイルに10％程度でブレンドする。

スイートアーモンド

【学名】*Prunus amygdalus*　【科名】バラ科

スイートアーモンドの種子から作られる。皮膚を軟らかくし、乾燥や皮膚炎の鎮静に効果がある。扱いやすく、すべての肌質に使うことができるので全身のマッサージにおすすめ。ナッツ系の香り。保存性の高いオイルだが、ナッツアレルギーのある人はパッチテストを行うこと。

ローズヒップ

【学名】*Rosa canina*　【科名】バラ科

バラの種子から抽出され、ビタミンC・B・Eを多く含むオイル。組織再生効果や肌の老化防止、美白効果に高い効果を得られる。ホホバとブレンドしてフェイシャルマッサージに。酸化が早いので保存には注意が必要。

セントジョーンズワート

【学名】*Hypericum perforatum*　【科名】オトギリソウ科

キャリアオイルに西洋オトギリ草というハーブを浸け込んだもので、さまざまな痛みに効く。月経痛や筋肉痛、肩こり、腰痛、リウマチのほか、うつや不眠、更年期障害などの精神的な症状にも有効とされる。香りが強いので、ほかのキャリアオイルに対して5％以下で使用する。深紅色のオイルなので衣服に付着しないよう注意。

小麦胚芽油（ウィートジャームオイル）

【学名】*Triticum vulgare*　【科名】イネ科

小麦の胚芽から採れるオイルで、ビタミンEを豊富に含んでいる。血行を良くし、肌荒れや老化を防ぐはたらきがある。ホホバなどの安定性のあるオイルに10％程度ブレンドして使う。小麦アレルギーのある人はパッチテストを行ってから使用すること。

香りのメカニズム

◎鼻から大脳へ

空気中に蒸発した精油の成分を吸い込むと、分子が鼻の奥の深い空洞を通って粘膜に付着し、その情報が嗅細胞に届いて電気信号（神経インパルス）に置き換えられます。この信号は、学習・思考などを営む大脳新皮質が認識する前に、欲求や感情などに深くかかわる大脳辺縁系へ直接伝わり、自律神経系の中枢である視床下部を経て、内分泌系、免疫系にはたらきかけ、心身に影響していきます。

精油の香りは、気持ちを落ち着かせたり、元気を取り戻したりというように、心身のバランスを回復する大きな助けとなります。これは、香りが記憶と結びつき、潜在意識にはたらきかけてヒーリング効果をもたらしたり、精油成分の情報が、脳の神経細胞の、神経伝達物質を放出して興奮や抑制を伝達する活動にかかわったりしていることによる作用だと考えられています。

また、鼻から吸った成分は、ごくわずかですが鼻腔粘膜から血液にも入ります。

◎肺から血液へ

精油の分子は、吸入すると肺にも入り、肺胞の粘膜から血液に入って体内の組織に影響を与えます。ただ、吸入しても呼気としてほとんどがまた出て行ってしまうので、効果としては経皮吸収の10分の1ほどです。精油の成分によっては、気管支から肺の局部で痰を取り除いたり咳を鎮めたりする作用がはたらくものもあります。ユーカリが代表例で、芳香浴で深呼吸するなどして肺へ吸入します。

◎皮膚から血液、リンパへ

キャリアオイルとブレンドした精油を肌に塗布してマッサージしたり、精油を入れたお湯に浸かったり（アロマバス）することで、香りの成分は皮膚の表面から吸収され、皮膚の深部にある真皮まで浸透します。そこからさらに、毛細血管やリンパ管に入って全身をめぐり、各器官に作用します。皮膚には皮脂膜や角質層のバリアゾーンがあるため、通常は簡単に物質を透過させませんが、精油はきわめて小さな分子構造で、脂溶性なので、真皮まで届いていくのです。

また、一部のオイルには、体にとって毒になり得るような成分を含むものもありますが、皮膚には外敵から体を守るバリア機能があるため、有害な成分がある程度シャットアウトされます。一方、たとえば精油を口から摂取すると、その成分を一気に、ほとんどすべて、毒性も含めて吸収してしまうことになり、内臓障害が引き起こされる可能性が高まります（※8）。

このため、アロマセラピーでは、オイルマッサージを行い、皮膚を介して精油を吸収させる方法が、より安全で、もっとも効果的だと考えられているのです。入浴後など、体を温め、肌にしっかり水分補給してからオイルマッサージを行えば、さらに皮膚からの精油成分の吸収を促進させることができます。

◎精油の代謝

血液中に取り込まれた精油の成分は、ほかの化学成分と同様、体内をめぐってさまざまな組織に影響を与えます。最終的には肝臓で分解され、ほとんどが腎臓で濾過されるとされ、尿、汗、呼気、便のなかに排泄されると考えられます。

※8　フランスの一部の医療機関では、内服薬として処方する場合があるが、精油の服用は、ほかのルートと異なり、胃腸や肝臓、腎臓に障害を及ぼす恐れがあるので、専門的な知識を持った医師の指導のもと以外では服用してはいけない。

精油の選び方・使い方

信頼できる精油を選ぶには、まず、以下の４点に注目してみてください。

◎精油の選び方

□１００％天然のオイルかどうか？（人工的な加工がされていないか？）
□化学合成された香料を使用していないか？
□精油名、学名、原産地が書いてあるか？
□輸入元と製造元が明記してあるか？

何十種類ものオイルのなかから、本当に自分に合ったお気に入りのオイルを探すのはひと苦労です。さまざまな効能を持つオイルがありますが、性質や作用が個人の体調や体質などに合わなければ、逆効果になってしまうものもあります。

まずは自分の体調や体質を知ることが重要ですが、あくまでも大切なのは、好きな香りを選ぶこと。ただし、販売されているアロマグッズのなかには、精油によく似たパッケージの合成オイルもあるので注意してください。

◎精油の取り扱いと保存

精油は、植物から抽出した１００％天然のものですが、成分が凝縮されているため、取り扱いや保存の方法を誤ると、副作用を生じる危険なものになりかねません。以下の点に十分注意してください。

［妊娠中は使えない精油］
・クラリセージ
・シナモン
・ジャスミンアブソリュート
・スイートマージョラム
・ペパーミント
・ローズマリー
・ジュニパーベリー
・クローブ
・タイム
・バジル
・フェンネル
・ミルラ

［妊娠６ヶ月までは使えない精油］
・サイプレス

［子どもには使えない精油］
・シナモン
・ジンジャー
・ペパーミント
・ローズマリー
・クローブ
・タイム
・バジル
・フェンネル
・レモングラス

［てんかんの人は使えない精油］
・ローズマリー
・フェンネル

□直接肌につけない　□服用しない
□効能と危険性を知ったうえで使う
□同じ精油を長期間使い続けない
□火気のそばでの使用には注意する
□妊産婦、乳幼児への使用は最善の注意を払う
□敏感肌の人は使用前にパッチテストを行う（23ページ参照）
□使用期限を守る　□冷暗所で保存する
□子どもやペットの手の届かないところに保存する

◎精油の安全性

精油は、植物から抽出した100％天然のものですが、だからといって、100％安全とはいえません。使い方を間違えると、人間にとってマイナスの作用を示すものもあります。精油それぞれが持つ性質と作用を知ったうえで、正しい方法により使用しなければなりません。たとえば、精油によっては、皮膚や粘膜、神経などに対して毒性のあるものや、日焼け・シミの原因になる光毒性があるものなどがあり、妊産婦、乳幼児、てんかん症状や神経障害のある人、高血圧の人などには使用してはならないものもあります（下段注釈参照）。

特に妊婦の場合、受精から8週目までは胚子の細胞分裂が盛んで、精油の影響を受けやすい時期です。妊娠5ヶ月くらいまでは芳香浴のみの使用にしましょう。また、精油の中には通経作用のあるものもあります。5ヶ月以降でも、1％以下の低濃度で用いてください。

［高血圧の人は使えない精油］
・ローズマリー

［敏感肌への使用は注意が必要な精油］
・スイートオレンジ
・シナモン
・ジャスミンアブソリュート
・ジンジャー
・パインニードル
・ペパーミント
・レモン
・クローブ
・タイム
・バジル
・フェンネル
・ブラックペッパー
・ベンゾイン
・レモングラス

［まれに敏感肌に刺激が出る精油］
・イランイラン
・ジュニパーベリー
・スイートマージョラム
・ゼラニウム
・ティートリー
・ベルガモット
・ヤロウ

［光毒性がある精油］
☆肌に使用後、12時間は紫外線を避ける。
・ベルガモット
・グレープフルーツ
・レモン

精油のブレンド方法

精油には、それぞれ異なった性質があり、個性の強いものもあれば、ほかとバランスをとってくれるものもあります。単独で用いても効果はありますが、相性の良いいくつかのオイルを組み合わせることにより、シナジー（相乗）効果が生まれ、より高い効果が期待できます。本書では、体質と症状別におすすめのブレンドレシピを紹介していますが、慣れてきたら、ぜひ、自分にぴったりのオーダーメードオイルのブレンドにも挑戦してみましょう（※9）。

ブレンドの順序は、以下のとおりです。

❶ 体質タイプチェックに基づき、自分に合ったオイルを見つける

体の不調の原因はひとつでないことが多く、体質タイプも複数にわたることがありますが、それぞれのタイプのおすすめオイルを上手くブレンドすれば、複合的な作用を期待できます。CHAPTER 4をよく読んでブレンドを行ってください。

❷ 主役になる精油を決める

メインになる1本は、好きな香りの精油にしましょう。せっかく症状に合った精油を選んでも、気に入らない香りでは効果は半減してしまいます。香りを試す際は、瓶から鼻を離して嗅いでみるか、試香紙にとって嗅いでみると良いでしょう。コーヒー豆を嗅いで鼻をリセットしながら試すのもひとつの方法です（※10）。

※9　しっかり体質を見極めてからオイルを選ぶことが大切。事前に14ページの体質タイプチェックを必ず行うこと。

※10　中医アロマにおける精油の選び方の詳細はCHAPTER 3を参照。

※11　ノートとは、精油の揮発速度のこと。「トップ」は最初に匂いたち、はかなく消える香り。「ミドル」はトップノートの次に匂い立つ香り。「ベース」は時間が経ってからほのかに匂い、長続きする香り。オイル別のノートは、CHAPTER 4のオイル解説ページ参照。

※12　ブレンドファクターは、香りの強さを表す数値。1がもっとも強く、数字が増えるほど弱くなる。オイル別のブレンドファクターは、CHAPTER 4のオイル解説ページに記載。

※13　ブレンドオイルの濃度と精油の滴数の目安

	敏感肌用	フェイス用	ボディ用
キャリアオイル	0.5%	1%	2%
10ml	1滴	2滴	4滴
20ml	2滴	4滴	8滴
30ml	3滴	6滴	12滴

③ ブレンドするほかの精油を決める

ノートのバランスを考えて選ぶと、香りの幅が出て長続きします（※11）。通常は、2～4種類くらいのオイルをブレンドします。

④ 香りの印象を試す

ブレンドする精油のボトルをすべて手に持ちます。鼻から15センチくらい離し、円を描くようにボトルを回して香りを嗅ぎます。

⑤ 精油の滴数を決める

ブレンドする精油が決まったら、ブレンドファクター（※12）の数字を基に精油の滴数を決めます。バランスの良い香りにするには、香りの強い精油は滴数を少なく、弱い精油は滴数を多くします。ブレンドファクターの数値と滴数はほぼ比例すると考えてOK。好きな精油は滴数を増やしてアレンジしてもかまいません。ただし、定められたブレンドオイルの濃度を必ず守るようにしてください（※13）。

⑥ キャリアオイルとブレンドする

キャリアオイルで希釈してマッサージオイルを作ります。キャリアオイルは肌質で選ぶのがベストですが、本書では、どんな肌質にも合いやすく、扱いやすいホホバオイルを特におすすめしています。作ったオイルは冷暗所で保管し、2週間以内に使い切るようにしてください。ただし、ホホバオイルは冷蔵庫に入れると固化してしまうので、注意しましょう。

「自分の体質タイプに合ったオイルをブレンドして使いましょう」

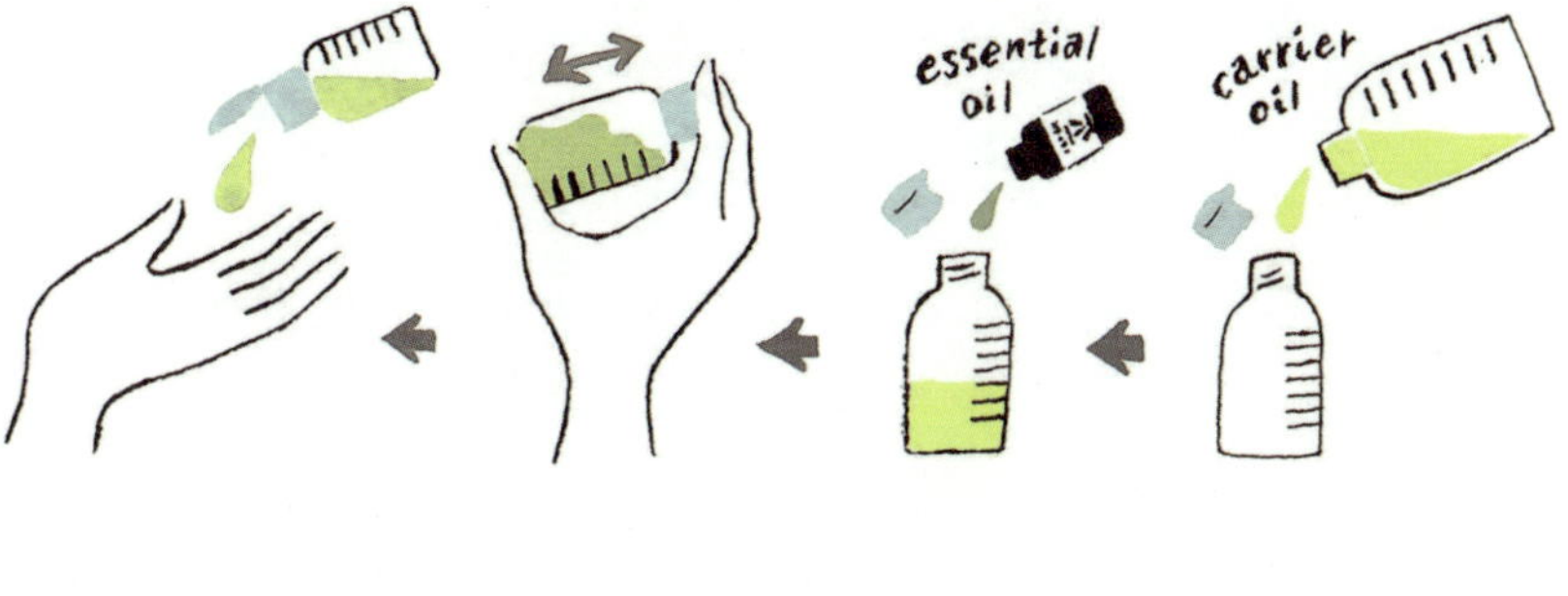

“自然の力を感じるコラム②”

中医学でみる女性の一生

約2000年前に書かれた中国最古の医学書『黄帝内経《こうていだいけい》』には、「女性は7の倍数で節目を迎える」と記されています。この7という数字は、実は女性ホルモンによる月経や妊娠、更年期のサイクルとほぼ一致しています。まず、7歳頃、乳歯が永久歯へ生え変わり、髪の量が増え、14歳頃に初潮が訪れ、生殖系統の発育が盛んになり、21歳頃から女性の成熟期に入ります。そして、身体機能、性機能ともにピークを迎えるのが28歳頃。この後、35歳頃を境に少しずつ体の衰えが始まります。このピークの間は「腎」のエネルギーが高く、子どもを授かれば体が強くて賢い子が産まれるともいわれています。42歳頃からは女性ホルモンの分泌量が減少し始め、白髪や抜け毛などが目立つようになってさらに老化が進み、49歳頃、閉経を迎えます。中医学では、基本的な女性の養生法を、10代は腎を補って生命力を高め、20代から30代は「肝」の「気」「血」の流れを良くし、40代から50代は衰えてきた腎を補うこととしています。特に、流行りの美容法やダイエット法がすべての女性にとって効果的とは限りません。今の自分に合った養生法で、楽しくすてきに年齢を重ねていきましょう。

【7の倍数で変わる女性のリズム】

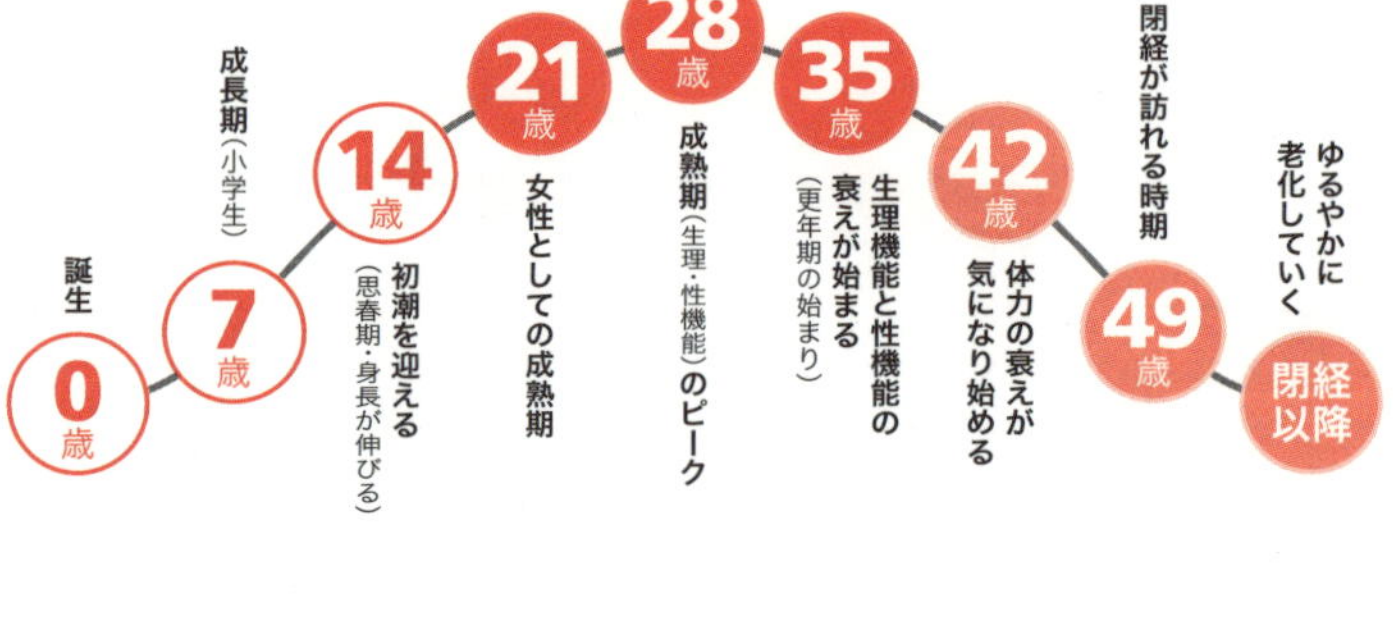

0歳
誕生
7歳
成長期（小学生）
14歳
初潮を迎える（思春期・身長が伸びる）
21歳
女性としての成熟期
28歳
成熟期（生理・性機能）のピーク
35歳
生理機能と性機能の衰えが始まる（更年期の始まり）
42歳
体力の衰えが気になり始める
49歳
閉経が訪れる時期
閉経以降
ゆるやかに老化していく

CHAPTER

2

中医学で体質を見極める

Analyze yourself with the traditional Chinese medicine

予防医学の考え方を理解しましょう

中医学では、人間も大自然の一部ととらえ、体に備わる自然な力で、病を予防・改善していきます。

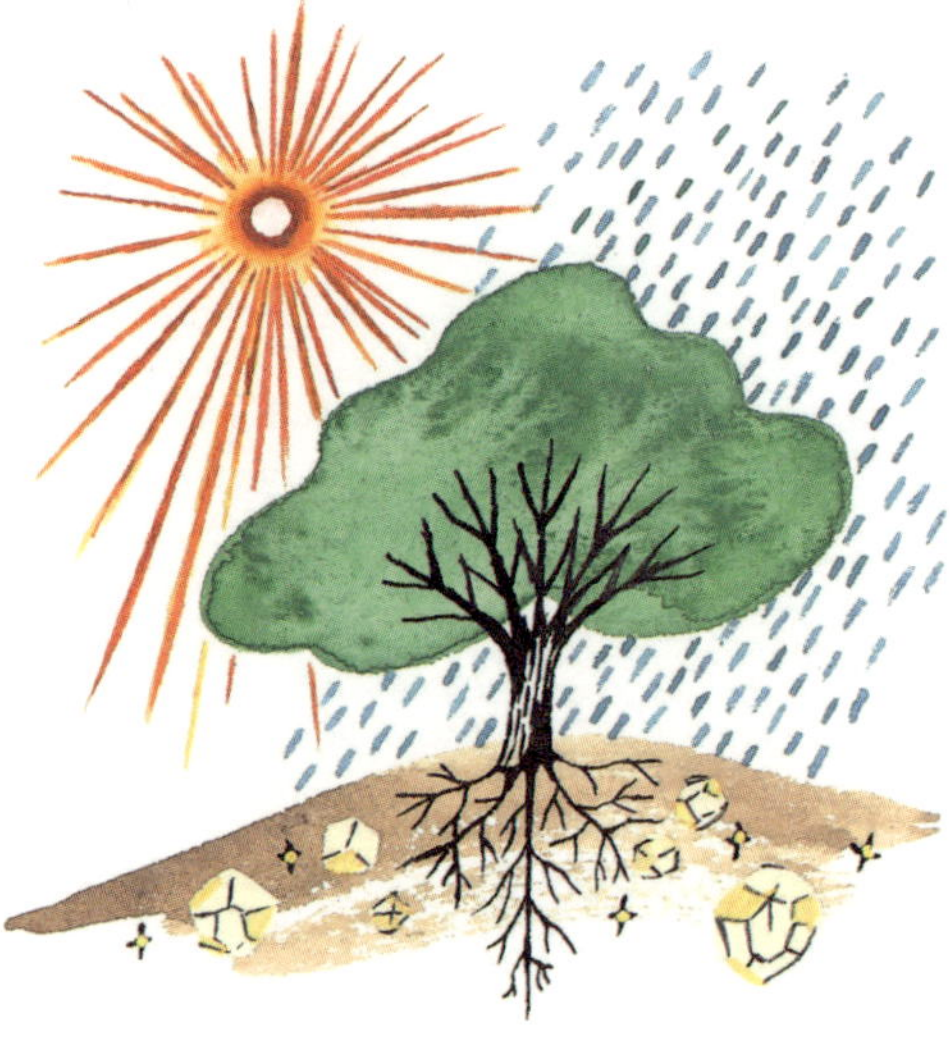

本当は難しくない中国伝統医学

中医学は、現代中国で行われている伝統医学のことですが、みなさんには「漢方（※1）」というほうがなじみがあるでしょう。ただ、漢方と聞いて多くの人がまず思い浮かべるのは、苦い漢方薬のことかもしれません。あるいは、難しくてよく分からないものというイメージかもしれませんね。たしかに、漢方薬には苦いものがありますし、中医学の理論には複雑なところがあります。日本には、江戸時代中期以降、西洋医学が深く根づいてしまったので、中医学の基本的な考え方を知っていないと、分かりにくいと感じてしまうのも無理はないと思います。

でも、本当は、中医学の「基本的な考え方」って、それほど難しいものではないのです。まず、人間は絶えず変化していく自然の一部であるということ。そし

※1　ただし、中医学と日本で独自に発展したいわゆる「和漢方」とは、大きな違いがある。和漢方は、数多くの処方のなかから、ある症状や体質に対してひとつの処方を選び、その処方が一致すれば病は治るという考え方に基づく。一方、中医学は、症状や体質を分析して病の根本的な要因を突き止め、全身のバランスを整えて体質を改善することで症状を改善しようと考える。漢方薬を処方する点では同じだが、両者は似て非なるものといえる。

て、人間の体は、自然界のあらゆる生物と同じようにひとつの有機体であるということ。この2点が中医学の理論の核になっています。豊かな自然に恵まれ、四季を重んじる暮らしのなかで文化を育み、引き継いできた私たち日本人にとっては、それこそごく〝自然〟なことで、受け入れやすい考え方ではないでしょうか。

不調の根本要因を、体全体を調べて突き止めます

こうした〝自然〟な考え方を理解できれば、「病気を治す」とはどんなことなのか、おのずと分かってくるでしょう。人間の体は機械のような部品の集まりではありません。口や鼻から吸った空気や血液などが、全身をめぐっているのです。

中医学では、体の一部に表れた異常を、体全体の問題ととらえ、全身をめぐるエネルギーのバランスが、体のなかのどこかで崩れてしまったために起こるものだと考えます。病の根本の要因は、多くの場合、異常が見られる場所自体にあるわけではありません。だとすれば、要因を突き止めるには、すべての可能性を念頭において、異常のある場所と関係の深いそのほかの部分がどうなっているのかを、徹底的に調べる必要があります。中医学が複雑なのは、そのためです。

でも、根本の要因を突き止めることができれば、それを改善していくことで、次なる病を未然に防ぐことができるようになり、さらには、病にかかりにくい体をつくっていくことも可能になります。だから中医学は、「未病先防《みびょうせんぼう》」の予防医学なのです。「未病」とは、病気が本格的に発症する前の状態のことをいいますが、病が未病のうちに対処することはもちろん、それ以前に、病の要因をつくらないよう、体質改善を図り、自然な状態を取り戻すことが中医学の真の目的です。

未病を防ぐのが、西洋医学との違いです

病気が病気でないうちに、その要因にまでさかのぼってはたらきかける中医学は、ちょっとした体調の変化を見過ごしません。たとえば、「最近食欲がない」「このところいつも不安でよく眠れない」「この頃ニキビがいくつもできる」「冬はいくら着込んでも足腰が冷える」などといった変調があっても、病院に行く人はあまりいませんね。行ったとしても、たいていは「不定愁訴《ふていしゅうそ》（※2）」と言われ、安定剤を処方されて家に帰されてしまいます。でも、中医学ではこうした症状を、未病が病気になる前のサインととらえます。病気に侵されようとしている体がすでに闘いを始めている証拠と考え、その闘いを助けるための治療を行うのです。これが、中医学と西洋医学との、もっとも大きな違いです。

体が自分で病気を治す力を助ける治療を行います

人間に限らず、自然界の生物は、外敵から身を守ったり、傷や病気を治したりするための成分を体内に蓄えていて、損傷を受け、機能が衰えると、その成分をはたらかせて自ら回復していく力を発揮します。この力を「自然治癒力」といいます。中医学では、自然治癒力を十分発揮させるための治療として、漢方薬や鍼《しん》灸《きゅう》、推拿《すいな》、薬膳などを用います（※3）。心（こころ）の安定も体調や体質の変化に深くかかわっていると考えるので、精神的なストレスを取り除いたり、規則正しい生活習慣をこころがけたりすることも大切な治療になります。

一方、西洋医学では、病気になってから薬を投与したり、手術したりして治療

※2　原因を特定できないが、体の不調を訴えている状態をいう。

※3　鍼灸は、針を打ったり灸をすえたりして疾病を改善する療法。推拿は、多種多様な手技により疾病を改善する療法。薬膳は、「薬と食物との間に垣根はなく、食物には体を健康にする効能がある」という「薬食同源」の思想に基づいた食事療法。

する対症療法が中心です。眼科、耳鼻科、皮膚科といった具合に、体のなかの器官をひとつひとつ部品として考え、どれかに異常がある場合、基本的にその部品を修理する治療を行います。日本でも、熱には解熱剤、頭痛には痛み止め、下痢には下痢止めというように、病気になったらそれを抑えるための薬を飲み、症状が治まれば「病気が治った」と考えることが、いつしか当たり前になってしまいました。しかし、ひとりひとり異なる体質や、症状の根本的な要因に配慮しないこの方法では、薬が体に合わず副作用が起こったり、ひとつ症状が治まっても、またすぐに違う症状が出てきたりして、かえって具合が悪くなり、全身のバランスが崩れ、自然な状態を取り戻すことが難しくなってしまうこともあるのです。

西洋医学は、検査結果の数値を指標にします。しかし中医学では、病の根本的な要因は体全体の問題で、発端となるのは、多くの場合、生活や環境、季節の変化などによる体質の変化であると考えます。毎日の生活リズムや仕事の大変さ、人間関係、好きなものや嫌いなものなど、あなたを取り巻くあらゆる事柄があなたの体に与えている影響を、数字で計ることができるでしょうか? 人の一生は、つねに変化している複雑なものです。その複雑さを見ずに、結果だけを数字で表して理解しようとしても、根本的な解決にはつながらないのではないでしょうか。

自然の力を借りて、病気になりにくい体をつくります

人間は自然の一部。だから、崩れてしまった心身のバランスを元に戻すには、自然の力を借りるのが〝自然〟な方法です。漢方薬は、薬効のある植物の種子や根、花、動物の角や貝殻、鉱物といった生薬《しょうやく》（※4）をいくつか組み合わせたも

※4　たとえば、生姜やゴマ、山椒、ナツメ、小麦など食材としてもなじみ深いものから、牡蛎（ぼれい〈カキの貝殻〉）、石膏（せっこう〈天然の含水硫酸カルシウム〉）、牛黄（ごおう〈牛の胆嚢のなかに生じた結石〉）、鹿茸（ろくじょう〈鹿の角〉）、熊胆（ゆうたん〈ヒグマの胆汁を乾燥させたもの〉）といったものまで含まれる。

の。多くの生薬は、原料を乾かして粉砕するといったシンプルな加工が施されただけのもので、すべて自然の素材です（※5）。

2世紀に編纂された『神農本草経』は、中国で生薬を分類したもっとも古い書物で、植物252種、動物67種、鉱物46種、計365種の生薬の薬効と使用法が記載されています。それ以前に人々が体験してきた多種多様な症状と、それらに対する治療経験の蓄積が基になりました（※6）。中国伝統医学は、こうした蓄積を3000年以上も積み重ねるうちに生まれた、さまざまな理論や考え方を組み合わせて体系立てられたものです。今では生薬の種類は数千種にのぼり、その性質や薬効について、さらに細かい分析が進められています。こうした生薬のなかには、アロマセラピーで用いる精油の原料と同じ植物も多数含まれています。

目の薬が、むくみにも効く？

さて、漢方薬を正しく使うには、生薬の性質や効能について知っておく必要があります。中医学では、それぞれの生薬の性質や効能の違いを、いくつかの基本的な理論に基づいて分類したうえで使い分けています。中医アロマで用いる精油も同じように、その原料となる植物について知ることが大切です。精油の分類と選び方については、CHAPTER 3で詳しく解説しますが、基にあるのは生薬と同じ考え方です。必ずこれから説明する内容を読んでから、先へ進んでください。

生薬の性質や効能や使い方は、中国の人々が、長い歴史のなかで経験を積み重ね、少しずつ知識を得ていくなかで明らかとなり、場合によっては毒薬として使う方法も習得されてきました。生薬は、ある人に良い効果があっても、別の人に

※5　生薬は、そのまま煎じて飲むこともあるが、現在は、多くの場合、飲みやすいように糖分やでんぷんを加えて固められた丸剤（錠剤）や散剤（粉末剤）などで処方される。一方、西洋医学の薬は、化学合成された成分であるため、賦形剤（乳糖など）を使って固形化し、さらに安定させるための保存料や着色料などを添加している。

※6　『神農本草経』より以前の紀元前2～1世紀に編纂された『黄帝内経』が、今日の中医学の礎となった中国最古の医学書とされる。

は効果が見られず、逆にマイナスの作用がはたらいてしまうこともあります。しかし中医学では、生薬を単に効能だけでなく、さまざまな体質や症状に対して相性の良いものと良くないものとで使い分けるので、副作用が起こりにくいのです。

たとえば、仕事で長時間パソコンに向かうので、いつも目が疲れていて、目薬が欠かせないという人、いますよね。もし私がその人に漢方薬を選ぶとしたら、菊花《きっか》や枸杞子《くこし》などの生薬（※7）のエキスを含む「杞菊地黄丸《こぎくじおうがん》」を勧める可能性が高いでしょう。この薬の説明書には、「疲れやすくて、顔・手足がほてり、尿量減少し、又は多尿で、ときに口渇があるものの次の諸症：かすみ目、つかれ目、のぼせ、頭重、めまい、排尿困難、頻尿、むくみ」とあります。まず、どのような体質の傾向がある人に効果があるのかが書いてあります。そして、排尿困難やむくみといった、疲れ目とはあまり関係のなさそうな症状まで書いてあります。「肝腎要」という言葉がありますが、実は、疲れ目の症状がある人は「肝」の体質とともに「腎」の体質も併せ持つことがあり、その場合はほかにも表示のような症状が表れることが多いのです。つまりこの漢方薬は、西洋医学の薬とは違い、ひとつの目的に効くだけでなく、「肝」「腎」をともに強めて全体的に体質改善を図るための処方といえます。

自分の体を観察・分析してみましょう

漢方薬の処方は、中医師や薬剤師（※8）が、「四診（※9）」と呼ばれる診察方法にのっとり、ひとりひとりの体とじっくり向き合って、体質と症状の関連を見極めていくことで決定します。実は、体の不調は病院で行う検査の数値には表

※7　菊花は、キク科のキクの花で、目の症状のほか、風邪の初期の発熱や頭痛、のどの痛みにも使われる。枸杞子はナス科のクコの果実を乾燥させたもの。視力アップや頭をすっきりさせる効果のほか、肝臓と腎臓を丈夫にするので精力減退にも用いられる。

※8　中国には「中医師」という国家資格があり、中医学を専門とする医師がいるが、日本をはじめ多くの国には中医師資格が存在しない。そのため中国政府は、それに準じた知識と経験を持つ者を「国際中医師」として認定する検定機関を設けている。ただ、日本では国際中医師の資格保持者は医療行為を行うことができないため、薬剤師として薬局で漢方相談を受ける。ちなみに日本で「医師」と名乗ることができるのは医学部を卒業して医師免許を取得した西洋医学の医師のみ。

※9　望診（ぼうしん）・聞診（ぶんしん）・問診（もんしん）・切診（せっしん）をまとめて四診という。望診は、顔色や表情、舌の色などを目で見て情報を集める方法。聞診は、声や呼吸の音などを耳で聞いたり、体臭などを鼻で嗅いだりして情報を集める方法。問診は、病状や既往症、ライフスタイルなどを質問して情報を集める方法。切診は、脈や熱、皮膚の感触などを触って確かめ、情報を集める方法。

れないことが少なくありません。一方で、ある症状は体全体の問題と考えると、皮膚の色や舌の色、心理状態や睡眠の状態、食生活などのライフスタイル、そのほかにも、声の大きさや体臭、脈、尿、月経の状態など、全身のあらゆる状態が、その症状の根本的な要因を探る手がかりになります。

14ページの体質タイプチェックリストにあげられている項目は、実際に、薬剤師が薬局での相談の際にチェックするものばかりです。たとえば「肝」のタイプでは、「イライラして怒りっぽい」「目が疲れやすく視力が良くない」「ツメが欠けやすく縦に線が入っている」と、あまり関連のなさそうな項目が並んでいます。しかし中医学では、これら3つの症状は同じ要因で起こる可能性があり、この場合は共通して「肝」の機能に問題があるからだと判断します。

また、中医アロマでは、精油を使い、ツボや経絡《けいらく》（経絡は、全身をめぐる生命エネルギーである「気《き》」「血《けつ》」の通り道。ツボはその上の反応点）に沿ってマッサージを行いますが、体の不調は、そのツボや経絡にも表れることがあります（※10）。誰でもきっと、背中や腕などが痛くなったり、こったりして、無意識に手で揉んだりさすったりしていることがあるはずです。多くの場合、その場所にあるツボや経絡が、不調の原因を示すと考えて良いでしょう。ツボや経絡はそれぞれ特定の臓腑に属し、その臓腑のはたらきに関係しています。その臓腑に異常があると、痛くなる場合もあれば、赤くなったり黒ずんだりして、目で見て分かることもあります。触ってみるとしこりがあることもあります。こうしたことからも、正しい知識があれば、目・耳・鼻・触覚などの感覚をフル活用して、自分の体を自分で分析できるということが分かりますね。

※10 体質によって関連の深い経絡が異なるので、詳しくは CHAPTER 4 の体質タイプ別解説ページを参照のこと。

中医学の基本は「陰陽《いんよう》学説」と「五行《ごぎょう》学説」

中医学における体質と症状の分析・分類法は、「陰陽学説（42ページ）」「五行学説（60ページ）」「気血津液《きけつしんえき》理論（49ページ）」「五臓六腑理論（61ページ）」などといったいくつかの重要な考え方が基になっています。生薬の分類や使い分けも、これらに基づいて行われます。ただし、重要なのは分類を覚えることよりも、その考え方をしっかり理解すること。これらの考え方は、人間の体のなかがどうなっていて、何がどんなはたらきをしているのかを説明するものだからです。

まず、中医学の土台になるのは、陰陽学説と五行学説です。陰陽学説は、自然界に存在するあらゆるものを「陰」「陽」に分け、これをすべてのものの根幹にあるしくみであると説きます。中医学では、人間の体も陰陽のバランスで健康を保っていると考え、8つの指標を用いて体質や症状を分析し、陰陽のバランスを判定することにより、適切な治療法を導き出します（※11）。一方、五行学説は、自然界に存在するあらゆるものを5つに分類し、それらの相互関係を説明します。

気血津液理論は、陰陽学説に基づき、全身をめぐり、生命を維持するために欠かせない基本的な物質のはたらきと、そのバランスの重要性について説明しています。五臓六腑理論は、五行学説を人体に応用し、生理機能の特徴から臓腑を分類して、それらの相互作用について説明しています。中医アロマの5つの体質タイプ分類は、この五臓六腑理論に基づいています。次のページからは、まず陰陽学説と気血津液理論について詳しく見ていきます。五行学説と五臓六腑理論についてはCHAPTER 3を参照してください。

※11　8つの指標による体質や症状の判定方法を「八綱弁証（はっこうべんしょう）」という。病気を見立てるための目盛りになるもので、陰陽学説に基づいて、病気の位置・性質・勢いを見極める。詳しくは46ページを参照。

全身をめぐるエネルギーバランスを重視します

中医学はバランス医学
～陰陽学説と「気」「血」「水」～

足りないものを補い、過剰なものは排除する。バランスを整えることで、心身の健康を保ちます。

自然界のすべては、「陰《いん》」と「陽《よう》」に分けられます

中医学の土台にあるのが、「陰陽学説」と「五行《ごぎょう》学説」という古代中国で形成された哲学思想です。なんだか難しそうに思えますね。でも実は、そう思っているあなたも「陰陽五行」の世界にいるのです。なぜなら陰陽五行は、自然界そのもののことだからです。

自然界に存在するものは、すべて陰と陽に分けられます。それらをさらに「木《もく》・火《か》・土《ど》・金《ごん》・水《すい》」という5つの材（五材）に分けたものが五行です。五材のバランスが崩れると病気になると考え、それを元に戻すには、不足しているものを補い、過剰なものを排除するという方法をとります。中医学の最大のポイントは、このバランス。症状だけにとらわれず、根本的にバランスを整えていくこ

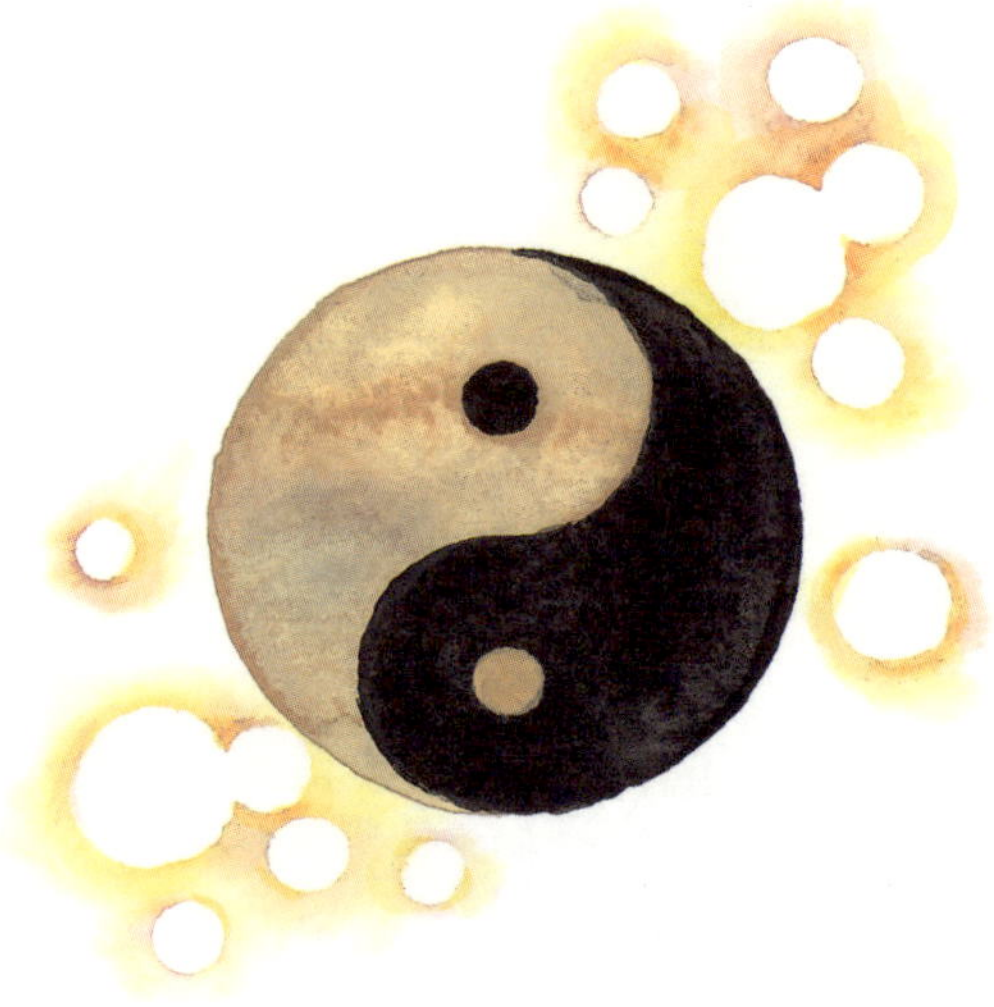

とが大切なのです。ここではまず、陰陽学説について見ていきます。

陰陽のバランスが健康のバロメーターです

右ページのような図を知っていますか？　勾玉が2つ組み合わさっている？　中国料理の火鍋の形？　2匹の魚が重なっている？　たしかにそんなふうに見えますね。「太極図《たいきょくず》」と呼ばれるこの図には、陰陽学説の4つの意味が込められています。まず、世の中のすべてのものは、男と女、昼と夜のように陰と陽に分けられるということ（陰陽対立）。次に、陰のなかにも陽があり、陽のなかにも陰があり、どちらかひとつでは完成せず、相手がいて初めて世界が成立するということ（陰陽互根）。お互いの力関係はつねに変動しているということ（陰陽消長）。そして、あるタイミングで陽が陰に、陰が陽に変わるということ（陰陽転化）。

陰陽学説は、自然界のあらゆることを、「陰」と「陽」の2つのはたらきによって理解していきます（※1）。たとえば、夜が「陰」で昼は「陽」、月が「陰」で太陽は「陽」と区別して、両者を対立する関係とみます。しかし、昼と夜はどちらか一方だけでは成立せず、相手との対比でその違いが明らかになることから分かるように、陰陽は互いに切り離すことができない関係です。また、四季の移り変わりによって昼と夜の時間が長くなったり短くなったりするように、お互いの関係はつねに流動的で、変化し続けます。そして、太陽が沈むと月が出て、太陽が出ると月が沈み、一日の始まりと終わりで両者が逆転するように、陰陽の関係も逆転することがあります。

大切なことは、陰陽の分類よりも、その考え方です。相反するものがただ対立

※1　陰陽の関係

陰	内	静	暗い	寒涼	夜	月	女
陽	外	動	明るい	熱温	昼	太陽	男

しているのではなく、依存し合いながら、力のバランスを変え、互いに転化し流動しているものなのだという基本の考え方を理解しておくようにしましょう。

　では、陰陽の関係性を人間の心身に当てはめて考えてみます。中医学では、心身の陰陽のバランスが、保たれていれば健康、崩れていれば病気と考えます。体の部位や機能、病気の症状などを陰陽に分けると次のようになります。

【陰】

●体の内部、腹部、下半身
●血液、体液、肉体、器質
●筋、骨
●生命エネルギー
●欠乏
●抑制する機能、体や機能の衰え
●冷え、冷やす機能

【陽】

◎体の表面、背部、上半身
◎器官の機能、はたらき、栄養素
◎皮膚、毛髪
◎心（こころ）、精神
◎過剰
◎興奮させる機能、高ぶらせる機能
◎熱、温める機能

次に、心理的な性質を陰陽に分類してみます。

【陰】

●感情的、感覚的、自発的
●感受性が高い、情緒豊か
●消極的、穏やか、おとなしい

【陽】

◎思慮深い、論理的、計画的
◎能弁、表現力が豊か
◎積極的、明るい、にぎやか

◉許容力がある、順応性が高い
◉安心感

◎堅実、ひたむき
◎自信

あなたは陰陽どちらのタイプ？

体質は、まず陰陽どちらの傾向があるのかによって大きく二分されます。ただし、体質は、あるときは一方の性質を強く持っていても、環境や体調の変化などが要因となって、もう片方の性質へ傾いたり、また元へ戻ったりしていくものだということを覚えておいてください。

また、男女を陰陽で分けると、女性が「陰」、男性が「陽」となり、肉体的にも精神的にも、陰の性質が女性らしさの象徴とされます。心身のバランスが崩れると、女性は陰が不足しがちになります。特に月経トラブルや肌荒れ、乾燥、更年期障害といった女性特有の症状の多くは、血液の量や流れ、体内の水分代謝、冷えなどが原因になるので、〝陰を補う〟治療が改善につながることが多くなります。

では、〝陰を補う〟、あるいは〝陽を補う〟とは、どのようなことをいうのでしょうか。中医学では、陰が不足して、陰の力が足りないことを「陰虚《いんきょ》」、陽が不足して、陽の力が足りないことを「陽虚《ようきょ》」といいます。陰虚の場合は、基本的に熱を冷ますことができず、潤いが不足して、ほてりの症状が出てきます。陽虚の場合は、体を温めることができず、冷えの症状が強く出てきます。それぞれ特有の症状を分類すると、次のようになります。

◉陰が不足しているとき【陰虚】

のぼせ、手足のほてり
寝汗、口のなかが乾く
落ち着きがない
脈が細い
舌が薄くなり深紅色になる

◎陽が不足しているとき【陽虚】

疲れやすい、気力がない
顔面蒼白
尿の量が多い、便が軟らかい
脈が出にくくて遅い
舌の色が淡い

足りない力を補うためには、次のような対策をとります。中医アロマのトリートメントで用いるオイルについては、56ページの表も参照してください。

◉陰が不足しているとき【補陰】（※2）

冷やす
鎮静する、抑制する
血液など体内の水分を増やす
眠りを促す
リラックスさせる

◎陽が不足しているとき【補陽】（※3）

温める
活性化する
刺激を与える
目覚めさせる
リフレッシュさせる

陰陽に基づく病気の判定法を「八綱弁証《はっこうべんしょう》」といいます

健康は、陰陽の対立と調和によって保たれていますが、陰陽のバランスが崩れてしまうと、体の不調や病気が発生してきます。中医学では、このバランスの崩

※2
【陰のオイル】
ゼラニウム、ローズウッド、イランイラン、ローズオットー、ネロリ など
【陰の生薬&食材】
西洋人参（せいようにんじん）、桃、牡蠣 など

※3
【陽のオイル】
ローズマリー、スイートマージョラム、ジンジャー、ティートリー、ジュニパーベリー など
【陽の生薬&食材】
生姜（しょうきょう）、唐辛子、にんにく など。

れを把握するために、「八綱弁証」という方法で、8つの指標にそって症状を分析します。まず、病気の位置（病位）、病気の性質（病性）、病気の勢い（病勢）の3つのポイントについて、それぞれ陰の傾向が強いのか、陽の傾向が強いのかを調べます。最後に、全体のバランスを陰陽で判定して、病気を見立てます。この方法で分析・判定された病気の状態を「証《しょう》」といい、「表証《ひょうしょう》」「裏証《りしょう》」「寒証《かんしょう》」「熱証《ねっしょう》」「虚証《きょしょう》」「実証《じっしょう》」というように言い表します。八綱弁証によって判定される「証」についてまとめると、次のようになります。

◉ **「裏証」** …… **病気の位置(病位)が深い**（※4）

【主な症状】腹痛、腹部の膨満感、便秘、下痢、排尿異常、など

【特徴・治療法】病気が進行して体表部（表）から内臓など深部（裏）に達し、過剰な冷えか、逆に過剰な熱が発生した状態。急性か慢性的な疾患で、病に体が強く反応し、排除しようとしているので、体の深部で病気を攻撃して追い出す治療を行います。中医アロマでは、熱性なら体の芯の熱を冷ます精油や利尿効果のある精油を、冷えなら体を温める効果の高い精油を用います。

◎ **「表証」** …… **病気の位置(病位)が浅い**（※5）

【主な症状】悪寒、発熱、頭痛、発汗、関節痛、神経痛、むくみ、など

【特徴・治療法】病気はまだ初期の段階で体表部（表）にあり、内部（裏）まで達していません。汗で病気を外へ出す治療を行います。中医アロマでは体を温める精油で発汗を促します。

※4 **［裏証に効くオイル］**
ペパーミント、ジュニパーベリー、サイプレス など
［裏証に効く生薬&食材］
薄荷（はっか）、米、山芋 など

※5 **［表証に効くオイル］**
ジンジャー、シナモン、ティートリー など
［表証に効く生薬&食材］
桂枝（けいし）、ネギ、しそ など

◉「**熱証**」……**病気の性質(病性)が熱性**（※6）

【主な症状】暑がり、顔色が紅潮する、口が渇く、便秘、尿が少ない、発熱、ほてる、胸焼け、手足が痛む、黄色っぽい痰や鼻水　など

【特徴・治療法】体内で何らかのエネルギーが過剰になって熱が発生している状態。とにかく、体を冷ましてあげる治療が必要です。中医アロマでも、特に体の熱を冷ます作用のあるオイルを選びます。

◎「**寒証**」……**病気の性質(病性)が寒性**（※7）

【主な症状】寒がり、顔面蒼白、手足の冷え、軟便、頻尿、咳、関節のこわばり、白または無色でさらさらの痰や鼻水　など

【特徴・治療法】体内のエネルギー不足または寒さにより体を温められず、冷えによる症状が強く出ている状態。とにかく温める治療が必要です。中医アロマでも体を温める効果の高い精油を選びます。

◉「**実証**」……**過剰な興奮や緊張、栄養の蓄積や老廃物がある**（※8）

【主な症状】声が大きくて明瞭、胃腸が強い、便秘がち、など

【特徴・治療法】エネルギーが強過ぎて過剰に興奮してしまいがちなので、精神を落ち着け、不要なものを排泄する治療を行います。中医アロマでも、デトックス作用のあるオイルなどを選び、強めの刺激でマッサージを行ってバランスを整えます。

◎「**虚証**」……**病気の勢い(病勢)に対し抵抗する体力が不足している**（※9）

※6
【熱証に効くオイル】
ペパーミント、ラベンダー など
【熱証に効く生薬&食材】
黄連（おうれん）、梨、スイカ など

※7
【寒証に効くオイル】
ローズマリー、ジンジャー、シナモン、スイートマージョラム など
【寒証に効く生薬&食材】
乾姜（かんきょう）、唐辛子、らっきょう など

※8
【実証に効くオイル】
ジュニパーベリー、サイプレス、グレープフルーツ など
【実証に効く生薬&食材】
大黄（だいおう）、レタス、レモン など

※9
【虚証に効くオイル】
ラベンダー、イランイラン、ゼラニウム など
【虚証に効く生薬&食材】
鹿茸（ろくじょう）、アワビ、胡桃 など

【主な症状】筋力が弱い、声が小さくて不明瞭、胃腸が弱い、腹壁が軟弱、疲れやすい、など

【特徴・治療法】体に必要なエネルギーが不足しているので、精力をつけて元気を与え、血流量を増やす治療をします。中医アロマでは、補うパワーのあるオイルを選び、時間は短めに、弱めの刺激でマッサージを行ってバランスを整えます。

体のなかをめぐる「気《き》」「血《けつ》」「水《すい》」のエネルギー

こうして、陰陽学説を基にした病気の分析の方法を見ていくと、「証」の判定には、体内で行われているさまざまなはたらきにおける、エネルギーのバランスが判断材料になっていることが分かります。「エネルギーが足りなくて冷える」「エネルギーが足りないので胃腸が弱い」「エネルギーが過剰なので冷ますことができずに発熱する」「エネルギーが強過ぎて精神を落ち着けられない」といった具合です。また、それぞれの「証」に対する治療法を見ていくと、冷えた体を温めるか、熱を冷ますか、あるいは、力を補うか、過剰なものを排除するか、という二つに一つの対策で体内のエネルギーのバランスをとり、それによって体が自然と元の機能を回復するような方法をとっています。

では、体内のエネルギーとは、どんなもののことをいうのでしょうか?

中医学では、「気」「血」「水」「精《せい》」（※10）という4つの基本的物質から生まれたエネルギーが、全身をめぐり、お互いに助け合い、コントロールし合いなが

※10　精は、生命エネルギーや生殖エネルギーの源泉。ホルモンなども含まれる。

ら、体のあらゆる生理機能を正常に保っていると考えます。生理機能とは、血液循環や呼吸、栄養分の消化吸収・運搬、新陳代謝、体温調節、生殖機能、免疫機能、精神活動といったもの。要するに、体が生命を維持するために行っているすべての機能です。つまり、この４つの基本的物質からなるエネルギーこそ、生命の構成要素であると考えるのです。ここでは、「精」を除いた「気」「血」「水」（※11）について詳しく見ていきましょう。「気」「血」「水」のバランスは、陰陽で二分された体質を、さらに細かく分析していく材料になります。

元気の「気」は、体をめぐるエネルギーです

「気」は、体のはたらきや機能、またはそれを支える栄養素を表します。目に見えないので、内臓のはたらきや機能そのものが気であるということになります。気は生命活動のもっとも基本にあり、主に次の５つの作用を持つと考えます。

○血液循環など、体の生理作用を推進するはたらき
○体温を正常に保つはたらき
○外界から病因が体内に侵入するのを防ぎ、体を守るはたらき。体のバリア機能
○血液や汗、尿、便などが体の外へ漏れるのを防ぐはたらき
○体の新陳代謝や尿の生成などを促すはたらき

これらの気のはたらきが不足しているのか、過剰なのかによって、体質を2つに分類することができます。不足している場合は「気虚《ききょ》」、過剰になって気が滞っ

※11　全身をめぐる生命の構成要素

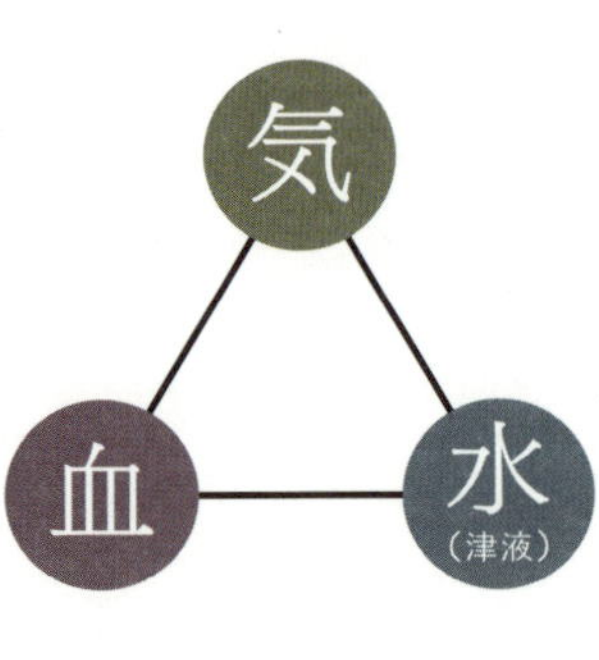

ている場合は「気滞《きたい》」と呼ばれ、病的な状態が表れますが、以下のように、それぞれ治療法が異なります。中医アロマのトリートメントで、それぞれの場合に用いるオイルについては、57ページの表も参照してください。

●気が不足している場合【気虚】（※12）

【主な症状】元気がなく疲れやすい、体がだるい、風邪をひきやすい、冷え性、息切れする、月経がだらだら続く、下痢をしやすい、汗が漏れる、微熱が出る、舌の色が薄い、など

【特徴・治療法】気の5つのはたらきが上手くいかず、新陳代謝が悪くなった状態。睡眠不足や不規則な生活などが原因で体力が消耗しているので、食生活改善や適度な運動、規則正しい生活や睡眠を十分とるなどの対策をします。中医アロマでは、体力を補い、体に力がみなぎるような精油を選んでトリートメントを行います。

◎気が滞っている場合【気滞】（※13）

【主な症状】イライラ、うつ、情緒不安定、自律神経失調症、血行障害、肩こり、頭痛、げっぷやおなら、便秘と下痢を繰り返す、肌荒れがひどい、月経の前に胸が張り気分がいらつく、など

【特徴・治療法】ストレスがたまることにより、体内の気のめぐりが悪くなり、滞ってしまった状態です。ストレスを受けやすく、不眠や胃腸障害も起こしやすいので、ストレスを発散し、高いリラックス

※12
【気を補うオイル】
スイートオレンジ、ラベンダー、パチュリ、ティートリー、ゼラニウム など
【気を補う生薬&食材】
朝鮮人参（ちょうせんにんじん）、米、ぶどう など

※13
【気を流すオイル】
ベルガモット、クラリセージ、カモミールローマン、ラベンダー、ペパーミント など
【気を流す生薬&食材】
柴胡（さいこ）、しそ、山椒 など

効果を期待できる精油を選んでトリートメントを行います。

「血」は血液だけでなく、肉体そのものです

「血」は、血液そのものだけでなく、中医学的には、体内に蓄えられた栄養物や、肉体や器質もすべて含みます。血は肉体や内臓そのものでもありますから、ほとんどの病気にかかわってきます。また、中医学では、血は精神活動にも深くかかわり、精神の安定や充実などの役割もあると考えます。

血のはたらきが足りないのか、過剰なのかによっても、体質を2つに分類することができます。不足している場合は「血虚《けっきょ》」、過剰になって血の流れが滞っている場合は「瘀血《おけつ》」と呼ばれます。どちらも病的な状態が表れますが、以下のように治療法が異なります。中医アロマのトリートメントで、それぞれの場合に用いるオイルについては、57ページの表も参照してください。

◉血が不足している場合【血虚】（※14）

【主な症状】もの忘れ、不眠、冷え性、貧血、肌のツヤがない、肌がカサつく、髪に元気がない、月経が遅れ気味、月経血の量が少ない、記憶力低下、めまい、動悸　など

【特徴・治療法】体の栄養が足りない状態です。血を補うには、規則正しく栄養のある食事をとることが一番です。また、「気は血の帥」といわれ、血は気のはたらきによって活性化されるので、中医アロマでは、気を補うオイルで血も補うことができると考えます。

※14
【血を補うオイル】
ラベンダー、ゼラニウム、ローズマリー、スイートマージョラム、スイートオレンジ など
【血を補う生薬&食材】
当帰（とうき）、竜眼（りゅうがん）、セロリ など

◎**血の流れが滞っている場合【瘀血】**（※15）

【主な症状】眼の下のクマやシミ、頭痛、肩こり、月経不順、月経痛、高血圧、高脂血症、舌の色が紫色、舌の裏に紫色の静脈が出ている、顔にシミができたり黒ずんだりする　など

【特徴・治療法】いわゆる血行不良が起きている状態です。軽いものから重症のものまで、さまざまな段階の症状が起こり得るので、つねに予防をこころがけることが大切です。中医アロマでは、血の流れを良くする作用のあるオイルを使います。

「水」は体を潤す若さの源です

「水」は、正しくは「津液《しんえき》」といって、体内の水分の総称ですが、主に血液以外の体内の水分（体液）を表します。体液は、生命の維持に欠かせないものですが、肌や筋肉、粘膜を潤す役割や、便通を良くする役割もあります。また、人の体の70％を占める水分は、体内で発生した熱を冷まし、体温調節を行っています。特に、人の体は、年をとるにつれてだんだんと乾燥していく傾向があります。体内の水分が不足していくと、口のなかや肌が乾燥し、体を冷ます力が弱まり、手足がほてったりのぼせたり、午後になると微熱が出たりします。

体液が不足しているのか、過剰なのかによっても、体質を2つに分類することができます。不足している状態は「津液《しんえき》不足《ふそく》」といいますが、特に水は陰の性質を強く持つものであるため、慢性的な場合は陰の不足（陰虚）とみなされます。

※15
【血行を改善するオイル】
ベルガモット、サイプレス、カモミールローマン、フランキンセンス、ローズオットー など
【血行を改善する生薬&食材】
丹参（たんじん）、田七人参（でんしちにんじん）、たまねぎ など

急性の場合は脱水症状になります。一方、多過ぎて滞っている状態は「水液停《すいえきてい》滞《たい》」と呼ばれ、病的な症状が表れます。それぞれ治療法が異なるので、57ページの表も参照し、適切なオイルを選んで使用してください。

●体内が乾燥してカラカラになっている場合【津液不足】（※16）

【主な症状】体が熱っぽい、のぼせる、ほてる、特に夕方から微熱がある、夜中にひどく発汗する、口が渇く、舌に亀裂が入る、目が乾燥する、急激な脱水症状がある、など

【特徴・治療法】陰が不足している「陰虚」（46ページ）の人に多く見られる症状で、治療法も同様です。心身の過労や老化によって体液が消耗している状態です。中医アロマでは、体に潤いをプラスする作用のある精油を選んでトリートメントを行います。

◎体内に余分な水分が溜まっている場合【水液停滞】（※17）

【主な症状】寒性の場合は、全身のだるさ、むくみ、軟便、白いおりもの、厚く白い舌苔 など

熱性の場合は、排泄物や口臭の臭いがきつい、吐き気、おりものが黄色い、舌に黄色く厚い苔がつく など

【特徴・治療法】水分代謝が上手くいかず、体内に余計な水分がたまった状態ですが、原因が冷えによるものと、暴飲暴食などにより発生した熱によるものとで、治療法は大きく異なります。寒性の場合は

※16 「水」が不足している場合は、「陰」の不足と考えられるので、「陰のオイル（56ページ）」を使用してトリートメントを行う。

※17 「水液停滞」の場合は、冷えの症状が出ている場合と、熱性の症状が出ている場合とで、処方が異なる。

【水と冷えを取り除くオイル】
ジュニパーベリー、シダーウッド、ローズマリー、ジンジャー、ユーカリグロブルス など

【水と冷えを取り除く生薬&食材】
桂枝（けいし）、藿香（かっこう）、しそ、香菜 など

【水と熱を取り除くオイル】
サイプレス、グレープフルーツ、レモン、サンダルウッド、ゼラニウム など

【水と熱を取り除く生薬&食材】
黄連（おうれん）、山梔子（さんしん）、冬瓜、きゅうり、ハトムギ など

生ものや冷たいもののとり過ぎに注意。熱性の場合は甘いものやお酒の飲み過ぎに注意。それぞれ使用する精油も異なります。

「気」「血」「水」のバランスで体質を見極めます

気、血、水のうち、気は陰陽の分類では陽に属し、血と水は陰に属します。気はエネルギーで目には見えませんが、肉体や器質がそれぞれの機能を果たすための原動力であり、気の存在はそれらのはたらきによって分かります。血は血液だけでなく、体の内部に栄養を貯蔵し、さまざまなはたらきをする肉体や器質そのものです。気と血のはたらきにより、人間が人間らしく生きるための精神活動も行われます。水は、体内で気のエネルギーによって活性化した血のはたらきをスムーズにするための、潤滑油としての役割を果たします。また水分は、体温調節に欠かせないもので、体に潤いを与える若々しさの源でもあります。

このように、体の生理機能は、気、血、水の3つが相互に助け合い、コントロールし合い、密接にかかわり合うことによって営まれています。中医学では、それぞれ不足しているものを補充し、過剰なものの流れが滞らないようにすることで、体全体のバランスを改善していきます。中医アロマでは、気、血、水、それぞれにはたらきかけるオイルを選び、3つのバランスが保たれるよう促します。

3つの要素のバランスは、体質の見極めにおいても大変重要なポイントです。14ページの体質タイプチェックリストの多くは、気、血、水のバランスを確かめるためのものなのです。あなたの気、血、水は、バランスがとれていますか？

オイルを使い分けて全身のバランスをとりましょう

陰陽と「気《き》」「血《けつ》」「水」のオイル分類

もっともシンプルなオイル選びの基準になるのが、陰陽による分類。ほかに、「気」「血」「水」のバランスによる分類も可能です。CHAPTER 3で解説する五行別の分類は、ここで紹介する４種の分類法が基礎になっています。

陰のオイル

◉ゼラニウム　◉ローズウッド
◉イランイラン　◉ローズオットー
◉ネロリ など

陰

【性質・効能】

・鎮静作用　・熱を冷ます
・リラックス作用
・潤いを与える

陽のオイル

◎ローズマリー　◎スイートマージョラム
◎ジンジャー　◎ティートリー
◎ジュニパーベリー など

陽

【性質・効能】

・強壮作用　・活性化作用
・体を温める
・リフレッシュ作用

気

気を流すオイル

◎ベルガモット　◎カモミールローマン
◎ラベンダー　◎クラリセージ
◎ペパーミント など

【性質・効能】

・抗けいれん作用
・抗ストレス作用
・「肝」の「気」の流れを良くする

気を補うオイル

◎スイートオレンジ　◎ラベンダー
◎パチュリ　◎ティートリー
◎ゼラニウム など

【性質・効能】

・エネルギーを補う
・強壮作用
・揮発性が高い

血

血の流れを改善するオイル

◎ベルガモット　◎カモミールローマン
◎サイプレス　◎フランキンセンス
◎ローズオットー など

【性質・効能】

・血行改善作用
・鎮痛作用　・鎮痙作用
・「気」の流れも良くする

血を補うオイル

◎ラベンダー　◎ゼラニウム
◎ローズマリー　◎スイートマージョラム
◎スイートオレンジ

【性質・効能】

・精神を安定させる
・滋養作用
・「気」も補う

水

余分な水と「熱」を取り除くオイル

◎サイプレス　◎グレープフルーツ
◎レモン　◎サンダルウッド
◎ゼラニウム など

【性質・効能】

・利尿作用
・デトックス作用
・清熱作用

余分な水と「寒」を取り除くオイル

◎ジュニパーベリー　◎シダーウッド
◎ローズマリー　◎ジンジャー
◎ユーカリグロブルス など

【性質・効能】

・利尿作用
・デトックス作用
・発熱発散作用

※「水」が不足している場合は、「陰」の不足と同じ状態と考えられるので、「陰のオイル」を使用してトリートメントを行います。

“自然の力を感じるコラム③”

月経周期別オイル選び

女性の体は、卵胞ホルモンと黄体ホルモンのバランスにより、28日周期でバイオリズムが変化していきます。中医学では、月経周期のうち、月経から排卵までの約14日間を「陰」の期間、排卵後から次の月経までの約14日間を「陽」の期間としています。女性ホルモンのバランスが崩れると、陰陽のバランスも崩れ、「気」や「血」にも影響して月経リズムが乱れてしまうため、PMSや月経痛など、心（こころ）と体にさまざまな不調を及ぼします。精油には、女性ホルモンのバランスを整えるはたらきがあるものもたくさんあります。それらのなかから、陰陽それぞれの期間に合ったものを選んでトリートメントを行えば、陰陽のバランスが改善され、正常な月経リズムを取り戻すことができるでしょう。不妊症で悩んでいる人も、まずは月経のリズムを整えて、子宮環境を整えることから始めてみてはいかがでしょうか。

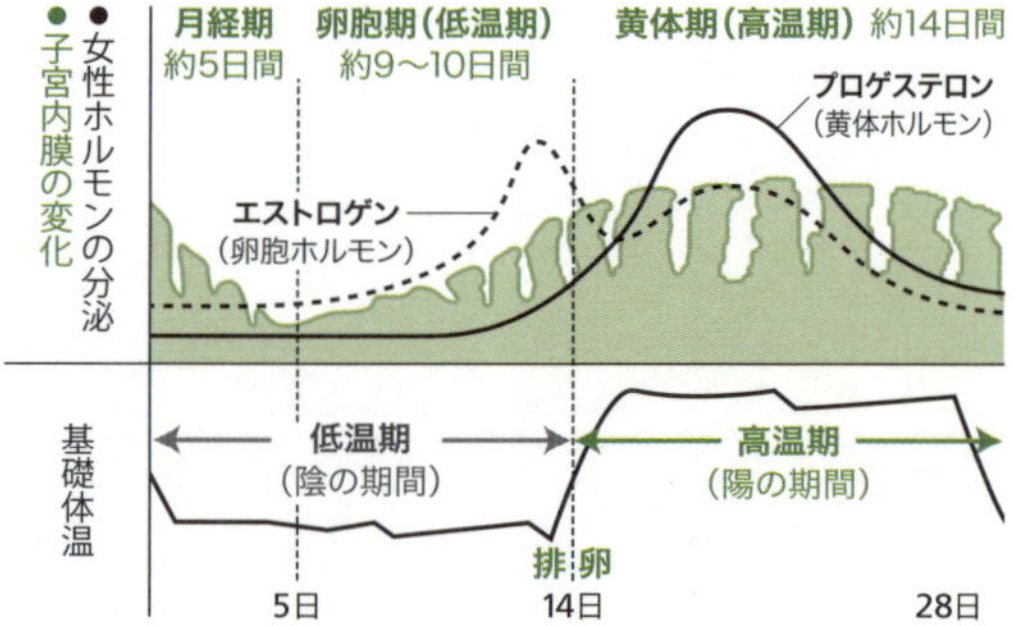
●女性ホルモンの分泌
●子宮内膜の変化
月経期
約5日間
卵胞期（低温期）
約9〜10日間
黄体期（高温期） 約14日間
プロゲステロン
（黄体ホルモン）
エストロゲン
（卵胞ホルモン）
基礎体温
低温期
（陰の期間）
高温期
（陽の期間）
排卵
5日
14日
28日

《月経周期別おすすめオイル》

◉陰の期間
〈月経期〉カモミールローマン／ベルガモット
〈卵胞期〉スイートオレンジ／ローズマリー

◎陽の期間
〈黄体期〉ゼラニウム／グレープフルーツ

CHAPTER

3

五行でアロマオイルを選ぶ

Choose the best essential oils for you according to the five phases

オイル選びの基本となる考え方を身につけましょう

五行でみる体と心(こころ)
～五行学説と五臓六腑理論～

互いに助け合い、抑制し合う五臓の関係が、5つの体質タイプとオイル分類の基になっています。

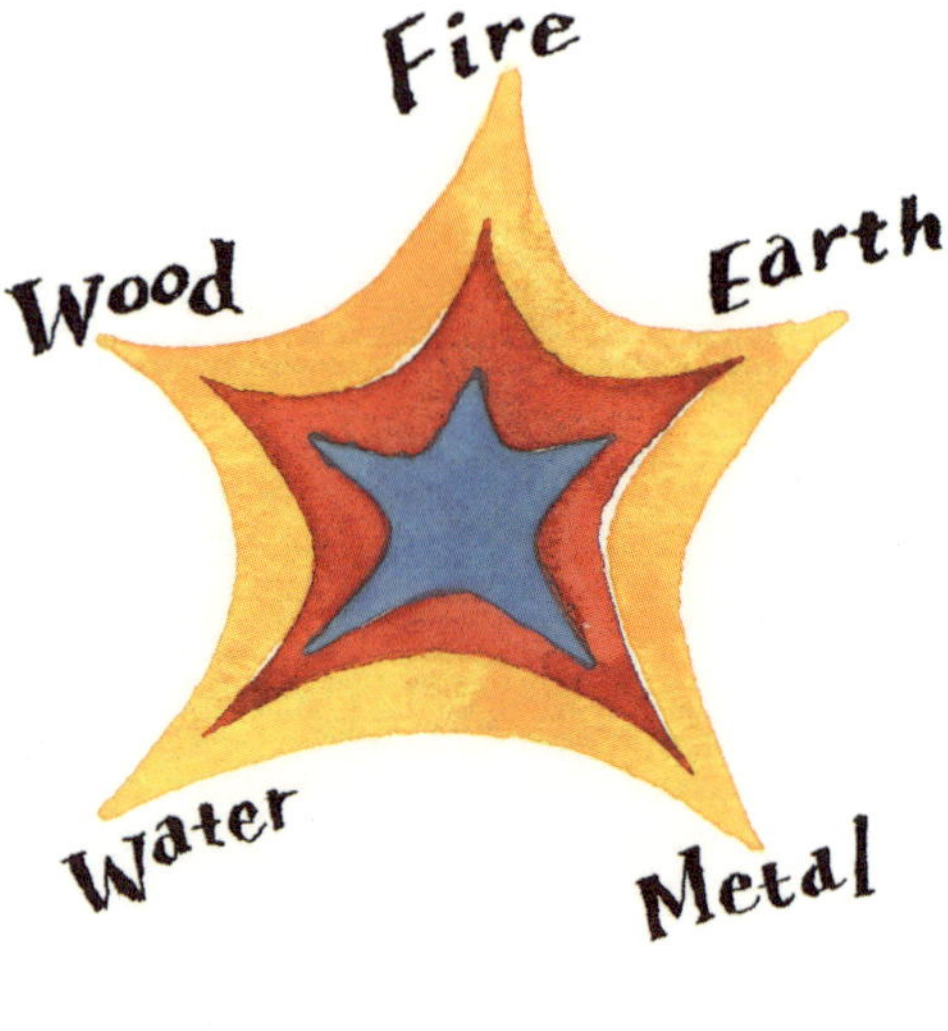

自然界の5つの分類が、人の体にも対応します

「五行《ごぎょう》学説」は、CHAPTER 2で解説した「陰陽《いんよう》学説」とともに、中医学の理論を支えるもっとも重要な考え方で、自然界に存在するすべてのものを5つに分類し、あらゆるものの相互関係を説明したものです。五行の「五」は「木《もく》・火《か》・土《ど》・金《ごん》・水《すい》」といって、「五材」と呼ばれる5つの生活必須物質からなり、「行」には「めぐる」という意味と、「秩序」の意味があります。

五行学説は古くから政治や哲学などで用いられてきましたが、医学でも、現存する中国最古の医学書である『黄帝内経《こうていだいけい》』（※1）に、基本的な考え方のひとつとして記載されています。中医学では、五行学説は、人体の臓腑間の相互関係を明らかにするものとして用いられます。「木」は「肝《かん》」、「火」は「心《しん》」、「土」は「脾《ひ》」、

※1　紀元前2～1世紀頃、前漢の時代に編纂された医学書。「未病（みびょう）」という言葉を初めて使用した書物とされる。

「金」は「肺《はい》」、「水」は「腎《じん》」と分類され、下の図のように（※2）、互いに関連し合うものと考えます。5つの臓をまとめて「五臓」と呼びます。

五臓のバランスが、健康を保つ秘策です

五行の相互関係には、「相生《そうせい》」と「相克《そうこく》」とがあります。相生関係は、お互いに助け合う関係。木が燃えて火を生み、火は土を生じ、土から金属（鉱物など）が採れ、金属の表面に水が凝集し、水は木を養うという、物事の発生から発展をうながす関係です。火は木の子、土の親というように、母子関係で言い表すこともあります。相克関係は、相手の過剰を抑制・制約する関係。木は土から養分を奪い、土は水の流れをせき止め、水は火を消し、金属は斧となって木を切り倒すというように、抑制し合うことでバランスを保つ関係です。

この五行の関係性は、五臓にも当てはまります。下の図は、体と心（こころ）のさまざまなはたらきが、どのように作用し合い、抑制し合ってバランスをとり、健康を保っているのかを説明しています。中医アロマでは、これを基に体質を5つに分類し、「肝タイプ」「心タイプ」「脾タイプ」「肺タイプ」「腎タイプ」として、それぞれの体質に合わせたトリートメントを行います。使用するエッセンシャルオイルにも五行学説を応用し、原料となる植物の性質や効能によって五行に分類したなかから、体質タイプや症状に対応するものを選んでブレンドします（※3）。

五行の性質は、自然の循環を表しています

五材の性質と五臓のはたらきとのつながりをまとめると、次のようになります。

※2 五臓の相生相克図

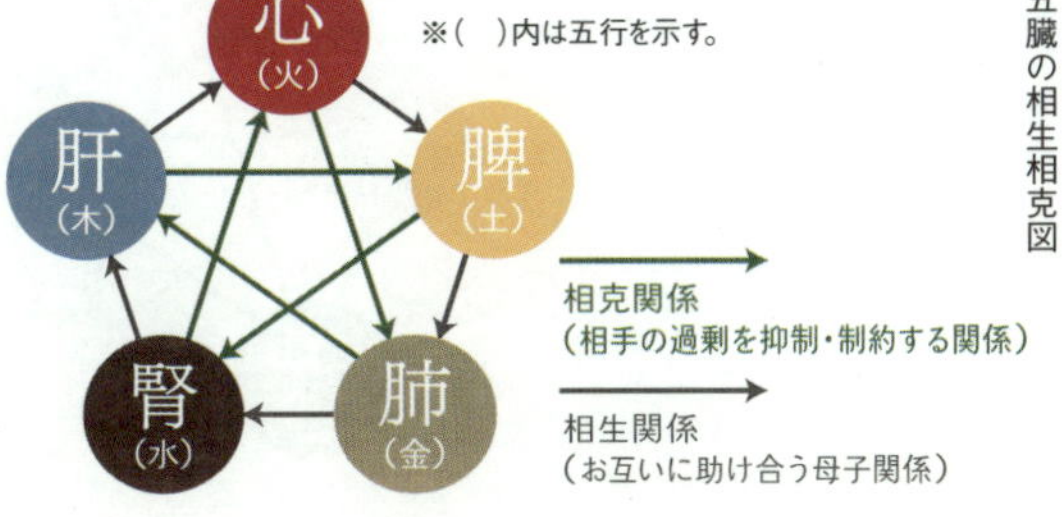

※3 74～75ページ「五行別 エッセンシャルオイル一覧」を参照。

[木]

樹木は屈曲しながら、しかしのびのびと、根や幹、枝葉を伸ばしながら風にそよいでいて、圧迫を嫌がる性質があります。水によって養われ、また水を蓄え、燃えて火を起こします。土から養分を吸い取り、金属によって切り倒されます。

◑

[火]

火が燃えてものを温めたり、炎上したりしている様子を表します。火は木が燃えて生じ、残った灰が土を肥やします。金属を溶かし、水によって消されます。

◑

[土]

種をまく、収穫するなどのイメージ。新しい生命を育み、死を受け入れる場所で、人類や生物にとって母のような存在です。火が燃えた後の灰によって肥沃になり、金属を産出し、水をせき止め、木に養分を奪われていきます。

◑

[金]

金属は堅いが鋳型に合わせて変形し、叩くと響きます。五色では「金」ですが、ゴールドではなく白で表され、清潔なものというイメージがあります。土から産まれ、冷えると表面に水を凝集させ、木を切り倒し、火によって溶かされます。

◑

[水]

水は上から下に流れ、潤したり、冷やすはたらきをします。水は水色ではなく、五色では深い海のような水の色と考え、「黒」で表します。水は冷えた金属の表面に生じ、木を生長させ、火を消し、土によってせき止められます。

[五行の相生相克図]

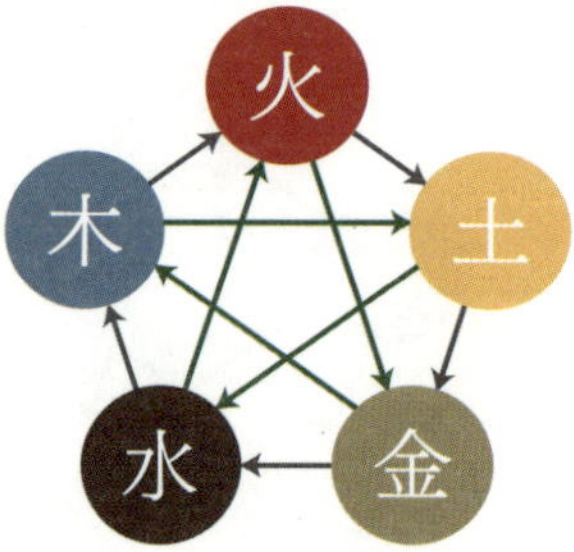

［肝］

肝は「血《けつ》」を貯蔵します。また、「気《き》」「血」（CHAPTER 2参照）を体にめぐらせる役割があり、これにより、筋肉に栄養を送り、しなやかな動きを可能にし、自律神経系などにおける精神活動をスムーズに行っていると考えられています。

［心］

活発な循環器のポンプ機能のはたらきで、ほかの臓器を温めます。休まずはたらいて火熱を生むので、火の臓といわれます。また、脳に血液を送り、中枢神経系や脳に栄養を行き渡らせます。心（こころ）の宿る内臓でもあります。

［脾］

「気」や「血」を作り、全身へ供給し、食べ物の消化をつかさどる消化器系のはたらきをします。また、臓器を持ち上げて下垂を起こさないようにしています。血液が血管の外に漏れ出さないよう監視するのも重要な役割です。

［肺］

外部の清らかな空気を体のなかに取り込み、不要なガスを外に排泄します。体表面の水分調整や体温調整にかかわり、体のバリア機能に深い関係があります。

［腎］

肺からの「気」を吸引し、それを体内に蓄える作用を持っています。また、水液の貯留や排泄もつかさどります。骨や歯を育み、ホルモン調整を行うなど、生殖機能や成長発育、免疫や老化とも関係し、一生をコントロールしています。

［五臓の相生相克図］

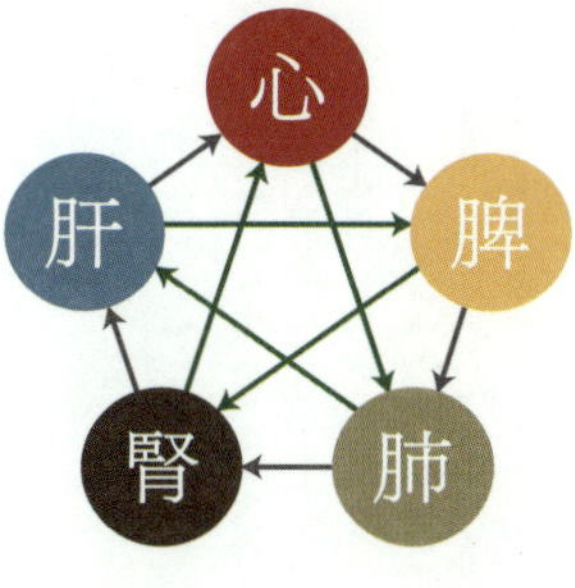

「五臓六腑」は臓器ではなく、機能による分類です

「五臓六腑理論」は、ここまで見てきた五行と五臓の関係を論じたもので、やはり、中医学における基本的な考え方です。五行学説を人体の臓腑の生理・病理の特徴に応用し、「陰陽学説」「八綱弁証《はっこうべんしょう》」「気血津液理論《きけつしんえき》」（CHAPTER 2参照）などを組み合わせることで、体質や症状を分析し、総合して診断能力を高めています。数千年にわたる中国の医療経験の財産ともいえるもので、複雑多岐にわたる不快な症状や、難治性といわれる病気の解決のカギになると考えられています。

「肝・心・脾・肺・腎」というと、肝臓、心臓、肺、腎臓、といった臓器を思い浮かべますが、中医学でいう五臓は、西洋医学でいう臓器よりも広い意味を持ちます。中医学では、体質の分析や病気の要因を判断するにあたって、臓器を個別に分割して機能を調べることはしません。それよりもう少し幅広く、循環器系、呼吸器系、消化器系といった器官全体のはたらきや、新陳代謝、免疫機能といった生理機能も併せて五臓六腑に含めてとらえようとします。

五臓は、「気」「血」「水」の貯蔵庫で、それらを活用する内臓です。これらが、肝と胆、心と小腸、脾と胃、肺と大腸、腎と膀胱というふうに、「五腑（※4）」と表裏一体、対になって作用しています。これに「三焦腑《さんしょうふ》」（※5）が加わると「五臓六腑」になります。五臓六腑はネットワークをつくって連携し合い、影響し合いながら健康的なバランスを保っています。ただ、どこかひとつでも弱いところや、強過ぎるところがあると、バランスが崩れ、不快な症状や病気などが起こるのです。

※4　「五腑」は「胆・小腸・胃・大腸・膀胱」。主に飲食物の消化吸収と排泄にかかわる内臓。

※5　三焦は、体を3つに分けた「上焦（じょうしょう・頭から胸まで）」「中焦（ちゅうしょう・胸からおへそまで）」「下焦（かしょう・おへそから足まで）」の総称で、主に水分のめぐりをコントロールすることによって体の上中下の三部分の調和をはかる作用を持つとされる。個別の臓器名ではないので、通常は「五臓五腑」の関係で考える。ほかにも、やはり実体はないが「心」の保護をつかさどるとされる「心包（しんぽう）」と呼ばれる「臓」があり、三焦と心包は、経絡の上では対になって作用している。

五臓の「気」「血」「水」のバランスに注目しましょう

体が体を正常に動かすためのエネルギー源が「気」「血」「水」です。五臓には、この3つの要素が貯蔵され、五臓はこれらのエネルギー源を活用して、それぞれのはたらきを行っています。CHAPTER 2で見てきたように、体の不調は、気、血、水が、環境や体調の変化などによって不足または衰弱したり（「気虚《ききょ》」「血虚《けっきょ》」「津液不足《しんえきふそく》」）、過剰になって滞ったり（「気滞《きたい》」「瘀血《おけつ》」「水液停滞《すいえきていたい》」）することで表れるものです（※6）。不足や衰弱が原因の不調をまとめて「虚証《きょしょう》」といい、過剰な蓄積による停滞が原因の不調をまとめて「実証《じっしょう》」といいます。一般的には、内臓のはたらきは強ければ強いほど良いと考えられがちですが、中医学ではそうは考えません。全体的なはたらきのバランスを調整することが、より自然な状態を取り戻すために必要なことだと考えるのです。

ただし、気に関しては、不足しているにもかかわらず、滞ってしまうことがあります。その場合は、気を補いながら、同時に滞っている気を流す対策も必要になります。中医アロマでは、気を補うオイルと、気を流すオイルを同時に使用してトリートメントを行います。

虚証か？ 実証か？ 体質体質タイプはさらに2分化されます

五臓六腑理論は体質を5つに分けて考えますが、このとき、五臓のなかの気と血と水のバランスをみることで、該当する五臓の力が不足しているのか、弱っているのか、逆に強過ぎるのかを判定することができます。

※6 詳しくはCHAPTER 2の49〜55ページを参照のこと。

実は、この判定がなければ、本当に自分の体質に合った治療法を選ぶことはできません。不足しているから補うのか、過剰だから取り除くのかでは、まったく治療法が反対になるからです。中医アロマにおいても、精油はその性質や効能によって、どちらか一方にはたらくものです。逆の作用のものを使用してしまうと、症状をさらに悪化させてしまうことになりかねないので、十分注意してください。

14ページの体質タイプチェックを基にトリートメントを行う際は、必ずCHAPTER 4にある五行別の解説ページをよく読んで、自分が不足・衰弱タイプなのか、過剰な蓄積・停滞タイプなのかを判定してから行うようにしましょう。

たとえば、肝タイプの人なら、まず「あなたはどっち?」のページ(88ページ)を参照し、自分がどちらに当てはまるのかを判定します。不足・衰弱タイプは「TYPE1 肝の力不足または肝が弱い」、過剰な蓄積・停滞タイプは「TYPE2 肝が強くなり過ぎている」と表現してあります。それぞれのタイプによく見られる症状が書いてありますので、自分の症状と照らし合わせてみてください。おすすめのオイルも2つのタイプに分類されていますので、自分に合ったものを選んで使うようにしましょう。

ただし、腎タイプについてだけは、例外です。実は、腎の機能は衰弱していくばかりで、過剰になることがなく、どちらも不足・衰弱タイプに相当します。腎のタイプ分類は、腎の活力が衰えて冷えの症状が起こっているのか、逆に、水分や老廃物の代謝が悪くなってほてりの症状が起こっているのかをみて判定します。

体質が分かったら、3方面から対処します

中医学でも、中医アロマでも、五臓のなかでトラブルを抱えている内臓系を特定して体質を見極めたら、次の3つの方面から対策を考えます。まず、ひとつ目は、その特定された内臓を直接治療する方法。二つ目は、相生関係を考え、その内臓と親子関係にある内臓から治療する方法。三つ目は、相克関係を利用し、その内臓を抑制するはたらきのある内臓から治療する方法です。ひとつの方法だけを使うこともあれば、2つ、3つの方法を組み合わせて行うこともあります。

○アンバランスな内臓系に直接アプローチ

その内臓系を整える治療法をとります。たとえば、不眠の多くは「心」のトラブルと考え、中医アロマでは、心に作用するラベンダーを処方して、心の経絡を中心に流していきます。

○相生関係（母子関係）にある内臓系からアプローチ

母に当たる内臓を整えることで、子に当たる内臓も整えられていきます。不眠の場合、心の母である「肝」のトラブルが症状を引き起こしている可能性があるので、肝を守るための治療法をとります。中医アロマでは肝に作用するカモミールを処方し、肝の経絡を中心に流していきます。

○相克関係（抑制関係）にある内臓系からアプローチ

抑制する関係にある内臓系から治療し、根本的な原因を突き止めていく方法。たとえば老人の不眠では、「腎」が衰弱して心を抑制しにくくなって眠れなくなることがあるので、腎を守る治療法をとります。中医アロマでは、腎に作用するローズウッドを処方し、腎の経絡を中心に流していきます。

色も味も季節も喜怒哀楽も、五臓と関係しています

14ページの体質タイプチェックリストを、左ページの表と見比べてみてください。五行学説では表のように、色、季節、味、人の感情、音など、自然界のあらゆるものを5つに分けます。中医アロマで体質タイプを分類する際は、該当するタイプの五行に属するこれらの要素も同時にトリートメントに取り入れます。

たとえば、肝タイプの人は、季節では春に体調を崩しやすいと考え、特にこの時期は酸っぱいものを意識して食べるようにすすめます。心タイプの人は興奮しやすい傾向があると考え、精神を落ち着かせるようなトリートメントを行います。脾タイプの人は湿度に弱く、胃を壊しやすい傾向があると考え、体内の余計な水分を外に出す効果のあるオイルを選びます。肺タイプの人には白髪や抜け毛、髪のツヤがないなどの悩みがあることが多いので、ヘアケアにも精油を取り入れるようすすめます。顔色が黒ずんでいる人は腎タイプの可能性が高く、寒さに弱い傾向があるので、特に体を温めるためのトリートメントを行います。

このように、中医学では、人の体は、季節の移り変わりによる環境の変化や、喜怒哀楽のような心理の変化、食べものの味や、色彩などにも影響を受けると考えます。ですから、中医アロマにおいても、トリートメントをより効果的にしていくためには、普段の生活習慣に五行を取り入れていくことが大きな助けになります。どうすればいいの？　と思われるかもしれませんが、もともと私たちには、

寒い季節には体の温まる食べものを、暑い季節には体を冷やす食べものをとる習慣が身についていますよね。また、イライラするときは酸っぱいもの、思い悩んでいるときには甘いものを自然と食べたくなります。実は、日常の生活そのものが中医学の世界なのであって、私たちは知らず知らずのうちに、五行を生活のなかに取り入れているのです。オイルでマッサージをしていれば大丈夫、と思わずに、日常生活すべてが中医アロマのトリートメントと考え、楽しく、規則正しい毎日を過ごしましょう！

五行	木	火	土	金	水
五臓	肝	心	脾	肺	腎
五腑	胆	小腸	胃	大腸	膀胱
五志	怒	喜	思	悲	恐
五悪	風	熱	湿	燥	寒
五色	青	赤	黄	白	黒
五味	酸	苦	甘	辛	鹹
五根	目	舌	口	鼻	耳
五華	爪	顔	唇	体毛	髪
五液	涙	汗	涎	鼻水	唾
五体	筋	血脈	肌肉	皮毛	骨髄
五季	春	夏	土用	秋	冬
五音	宮	商	角	徴	羽
五方	東	南	中央	西	北

(※7)

※7　五行はほかにも上の表のようにさまざまなものと相関している。

[五臓]　内臓のはたらきを5つに分類
[五腑]　五臓とともにはたらき、飲食物の通過する内臓
[五志]　五臓とつながる感情
[五悪]　五臓を犯す気象現象
[五色]　五臓と関係する顔や肌の色
[五味]　五臓と関係する味覚
[五根]　五臓とつながる感覚器
[五華]　五臓の精気の発するところ
[五液]　五臓と関係する液体
[五体]　五臓が養う部位
[五季]　五臓が病気を起こしやすい季節
[五音]　五臓にはたらきかける音
[五方]　五悪と関係する方位

中医学的に精油を選べるようになりましょう

どちらも天然100％精油の選び方は生薬と同じです

生薬の分類はとても精密です。基準が明確だから、確実な効果を期待できます。

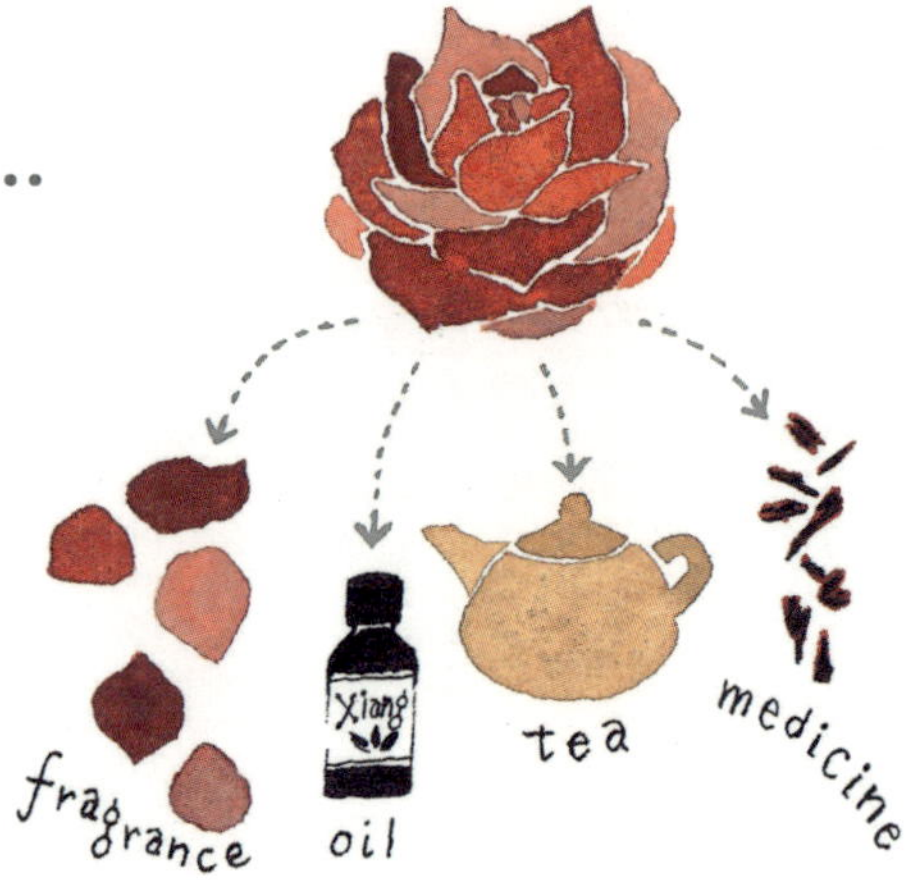

アロマと中医アロマ、どこが同じで、どこが違う？

中医アロマでは、中医学で使う漢方薬の代わりに、精油を使います。ラベンダーやティートリーなど、一般的にアロマセラピーで用いる精油と同じで、アロマショップなどで購入できるものです。精油のブランドによっては生薬のオイルを取りそろえているところもありますが、この本では、安全で、実用性が高く、手軽に手に入りやすい精油を紹介していきます。

ただ、通常のアロマセラピーと大きく違うのは、精油の選び方です。中医アロマでは、中医学の考え方に基づいて、できるだけ正確に体質を見極めて、中医学における生薬の分類法にのっとって選んだ精油を使います。ひとつの症状に対してオイルを選ぶのではなく、体全体を見て、体質を診断したうえでオイルを選ぶので、ひとりひとりの体質に合ったオイルの選択ができるというわけです。

たとえば、肩が痛いときは、単に鎮痛効果のある精油を選ぶだけではなく、なぜ肩が痛いのか、原因を突き止めてから、体に足りないものを補ったり、過剰なものを取り除いたりするための精油も選んで、世界にたったひとつのブレンドオイルを作ります。そのときその場での肩の傷みだけでなく、その原因も一緒に摘み取るケアを行うことで、また再び同じ症状が出ないよう体質改善を目指します。また、関連する別の症状が出るのを防ぐこともできるので、今まであなたを悩ませていたあらゆる症状が改善するということも夢ではありません。

なぜ、精油が使えるの？

漢方薬の苦いイメージと、精油の香りの華やかさや爽快感といったイメージとでは、ちょっとギャップがあるかもしれません。でも、原料はどちらも自然の素材で、植物の根、花、葉、実など、使う部位まで同じものもあります（※1）。

中医学で使用する生薬と西洋で使用するハーブは、植物としての共通点が多く、その性質や効能によってさまざまな用途に用いられています（※2）。生薬を配合した漢方薬の代わりに、それと似た効能効果を持つハーブから抽出した精油を使うことは、それほど意外なことでも、不自然なことでもないのです。

苦い薬は苦手で漢方薬には抵抗があるという人でも、心地好い香りなら、きっと嫌いではないでしょう。「イヤだなあ」と思いながら飲む薬より、良い香りの精油のほうが、体はよりスムーズに受け入れてくれるはずです。

また、特定の疾患がある場合は、漢方薬と併用することもできます。漢方薬の

※1　たとえば、生薬の桂皮（けいひ）は精油のシナモン、生薬の陳皮（ちんぴ）は精油のスイートオレンジ、生薬の菊花（きっか）は精油のカモミールと、それぞれ同種。使う部位も、樹皮、果皮、花と共通している。

※2　たとえばバラは、つぼみが生薬の玫瑰花（まいかいか）になり、花びらから精油のローズが抽出されるほか、香水やポプリ、ローズティーなどさまざまな用途に使われる。同様に、ハッカの葉からは精油のペパーミントが抽出されるほか、生薬の薄荷として、またハーブティーやフレグランスにも利用される。さらに、そのメントール成分を利用して冷湿布がつくられる。

内服によって体の内側から、中医アロマのマッサージによって体の外側から、両方でアプローチすることができるので、より確実に治療効果を実感することができるでしょう。

生薬の分類法「四気《しき》」「五味《ごみ》」「帰経《きけい》」

漢方薬で使われる生薬は、植物の性質や効能によってとても細かい分類がなされ、しっかり体系立てられています。ある薬草が体のどの部位に対してより効果を示しやすく、どのようにはたらくのかが明記されています。一方、西洋のハーブの分類では、効果や効能はそれぞれに書かれてありますが、全体的に見ると、ひとつひとつがほかと比べてどうなのかが明確には分からないことが多いのです。そのため、個別の植物の性質に沿った使い方が主流で、対症療法になりがちです。

つまり、中医アロマの精油の選び方は、これまでのアロマセラピーにおける精油の選び方に比べて、選ぶ基準がより明確だということ。中医学の診断方法と生薬の分類を根拠に加えることで、体を部分的にではなく、全体的にとらえ、症状を和らげたり、予防したりすることができるのです。

中医学で漢方薬を使用する際に基本となるのは、次の3つの考え方です。下の表も参考にしてください。(※3)。中医アロマでも、これらの考え方を精油に応用します。精油の分類は、74ページの「五行別 エッセンシャルオイル一覧」を参照してください。

○「五味」 生薬が持つ5つの味を五行に配当

四気	寒	涼	平	温	熱
食材	スイカ ゴーヤ	豚肉 豆腐	大豆 米	生姜 ういきょう	唐辛子 シナモン

五味	酸	苦	甘	辛	塩辛い(鹹)
帰経	肝	心	脾	肺	腎

※3 (上) 四気と四気に分類した食材
(下) 五味と五味の帰経

○「四気」　生薬の性質により体を温めるものと冷やすものとを5つに細分化
○「帰経」　生薬の成分が各経絡を通じて作用する臓腑を分類

生薬も精油もそれぞれ性質や効能があり、中医学では陰陽学説（※4）に基づき、体を温めるものと熱を冷ますもの（寒熱《かんねつ》）、体の機能を補うものと余分なものを排除するもの（虚実《きょじつ》）、潤いを与えるものと乾燥を進めるもの（陰陽）といった違いがあると考えます。なかでも、体を温めるものは程度によって「温性」と「熱性」に、体を冷やすものは「涼性」と「寒性」に分類します。どちらの性質もないものは「平性」とします。本書で紹介する五行別のおすすめオイルの性質や効能については、各体質タイプの解説ページに詳しく書いてあります。

また、薬の味がその効能と関係があるというのは意外なことかもしれませんが、右ページの表にもあるとおり、五味の作用は薬膳（「薬食同源」の思想に基づく中医学の食事療法）でも取り入れられています。しかし、五味もバランスが重要。とり過ぎると対応する五臓に悪影響を与えることがあるので、あくまでも薄味を基本にしましょう。

精油の場合は、定められた濃度を守ってブレンドすることが重要です。また、いろいろな味を混ぜると味がよく分からなくなってしまうように、精油も、たくさんの種類のオイルを使い過ぎると香りのバランスが悪くなります。精油の種類を増やせばその分たくさんの症状が緩和されるというわけでもありません。複数の体質タイプを持っている場合も、３つ以上のタイプからオイルを選ぶのは避けましょう。

※4　詳しくはCHAPTER 2を参照。

中医学的に精油の特徴・効能を分類します

五行別 エッセンシャルオイル一覧

エッセンシャルオイルの原料となる植物について、それぞれが長い時間をかけて育んできた性質を中医学的に分類すると、その特徴や効能は大きく5系統に分けられます。

各オイルについての詳しい解説は、CHAPTER 4へ。

特徴・効能	タイプ
・「気血」のめぐりを良くする ・自律神経系にはたらきかける ・ストレスを和らげる ・肝機能を高める・解毒作用 ・酸味のある柑橘系やキク科のオイル	肝 タイプのオイル Wood
・血液循環を良くする ・中枢神経系に作用する ・心を落ち着かせ安らかにする ・美肌効果・催淫作用 ・花弁から抽出されたオイル	心 タイプのオイル Fire
・消化吸収を助ける ・精神的な基盤をつくる ・胃腸を温める ・健胃・通便作用 ・「湿」を取り除く	脾 タイプのオイル Earth
・呼吸器系に作用する ・「気」を補う ・殺菌・抗菌作用 ・皮膚を清浄にする ・免疫力を高める	肺 タイプのオイル Metal
・体の根本から活力を与える ・老化を防ぐ ・ホルモンバランスを調整する ・生殖機能を高める ・利尿作用	腎 タイプのオイル Water

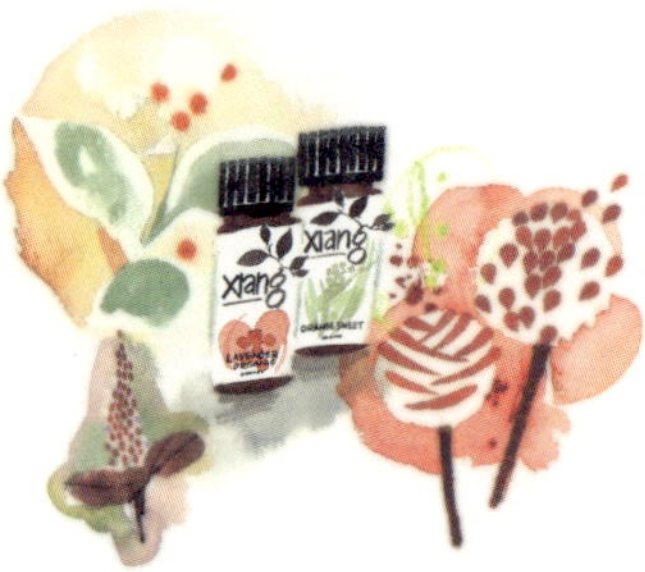

	プラスαでそろえたいオイル	基本のお助けオイル
94〜97ページ参照	肝 グレープフルーツ、マンダリン、カモミールジャーマン、カモミールローマン	肝 基本 スイートオレンジ、ベルガモット
120〜123ページ参照	心 イランイラン、ジャスミンアブソリュート、ローズオットー、ネロリ	心 基本 ラベンダー、ローズマリー
146〜149ページ参照	脾 パチュリ、レモン、フランキンセンス、サンダルウッド	脾 基本 ペパーミント、スイートマージョラム
172〜175ページ参照	肺 クラリセージ、サイプレス、ニアウリ、パインニードル	肺 基本 ティートリー、ユーカリグロブルス
198〜201ページ参照	腎 ジュニパーベリー、ジンジャー、シナモン、シダーウッド	腎 基本 ゼラニウム、ローズウッド

"自然の力を感じるコラム④"
中医学でみる男性の一生

　中医学では、男性は「8の倍数」で体のバイオリズムが変化していくと考えます。「7の倍数」で変化していく女性は35歳頃から老化が始まるとされていますが、男性の場合は、それより少し遅れて40歳頃から老化が始まります。ただ、女性の老化が緩やかに進むのに対して、男性の老化はスピードが速く、一気に下降していくイメージです。性機能の衰えは40代前半から、48歳頃からは排尿機能にも支障をきたすようになり、更年期が始まります。更年期障害は女性だけの症状と思われがちですが、実は、男性にも女性と同じように、不安や不眠、精力減退、体力や気力の減退など、心（こころ）と体にさまざまな不調が表れるようになるのです。女性とは違って閉経のような明らかなサインがないので、症状が出てきても、なかなか本人が更年期と自覚することがありませんが、こうした症状は放っておくと進行してうつ病などに罹患してしまう恐れがあります。そうなる前に、変化に気づいてあげたいですね。男性更年期には、「腎」の「精」を補うシダーウッドやローズウッド、サンダルウッド、イランイランなどのオイルをシャンプーに1～2滴混ぜて頭のマッサージをすると良いでしょう。

【8の倍数で変わる男性のリズム】

- 0歳：誕生
- 8歳：成長期（小学生）
- 16歳：思春期
- 24歳：男性としての成熟期のピークを迎える
- 32歳：ピークが続く
- 40歳：白髪や抜け毛が気になり始め、衰えが始まる（更年期の始まり）
- 48歳：性機能や排尿機能の低下
- 56歳：不眠やもの忘れなどで老化が本格化する
- 64歳：ゆるやかに老化していく

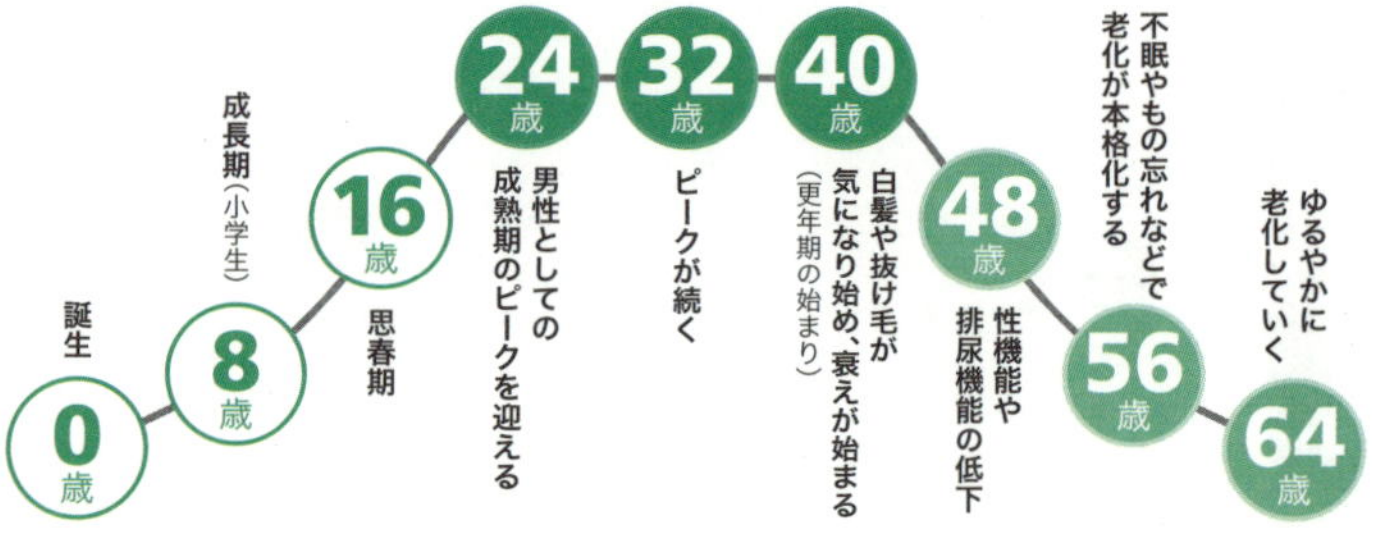

CHAPTER

4

五行体質タイプ別トリートメント

Treatment methods according to the five phases

CHAPTER4の使い方

肝・心・脾・肺・腎、5つの体質タイプ別に
オイルを選び、毎日、自分でトリートメント。
日々の積み重ねで、体のなかから美しくなりましょう。

体質タイプチェック（14ページ）

↓

中医アロマの理論を学ぶ

CHAPTER1 アロマセラピー
CHAPTER2 中医学
CHAPTER3 エッセンシャルオイル

※時間をかけて少しずつ理解していきましょう。

↓

CHAPTER4

自分の体質タイプを知る

↓

オイルを選ぶ・ブレンドする

↓

傾向と対策マッサージ

※改善されたかどうか、季節や体調によって体質が変わっていないか、繰り返しチェックしましょう。

体質タイプチェックの結果は?

14ページの体質タイプチェックの結果、あなたはどのタイプと判定されましたか?

CHAPTER 4では、5つの体質タイプ別に、根本的な体質改善に向けて、おすすめのエッセンシャルオイルを使った「傾向と対策マッサージ」を伝授します。

体質タイプは、季節や体調によっても変化します。「なんとなく不調」と感じたときや、季節の変わり目など、折々に体質チェックを行ってみましょう。毎回、同じ結果が出るとは限りません。

また、自分だけでなく、家族や恋人など、大切な人の体質もチェックすることができますから、本書をいつも手にとりやすいところに置き、どうぞ、いつでも活用できるようにしておいてください。

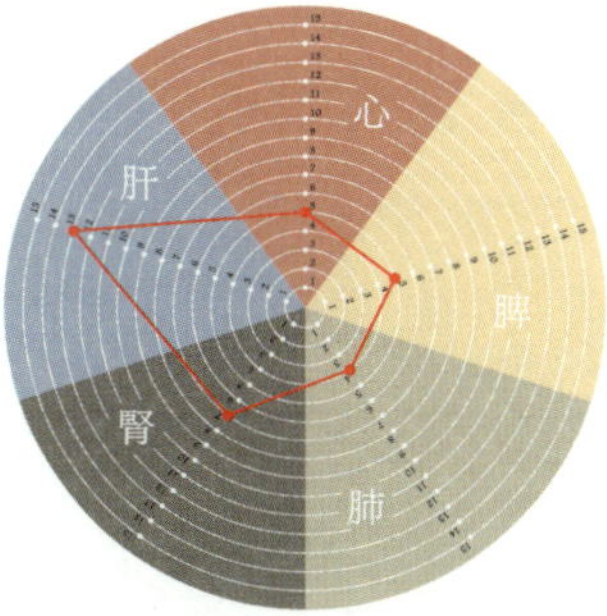

たとえばこの人は"肝"タイプ

自分の体質を知りましょう

自分の体質タイプが分かったら、その体質をよく理解しましょう。「肝《かん》・心《しん》・脾《ひ》・肺《はい》・腎《じん》」の「五臓」は、それぞれが役割を持ち、互いに影響し合っています。どれかの力が不足していたり、弱っていたり、逆に強くなり過ぎていたりすると、全体のバランスが崩れ、さまざまな症状が表れます。自分の体のなかのアンバランスなところを知っていれば、異変を感じたときの対処法が分かります。

CHAPTER 4では、各タイプについて、左記のような流れで自分の体質の傾向と対策を明らかにします。

- 弱いのか? 強過ぎるのか? 症状別にさらにタイプを2分化
- どんな性質の人が当てはまるの?
- 「臓」のはたらきと体質改善法
- そのほかの4つの臓との関係

これらの分析は、「陰陽《いんよう》学説」「五行《ごぎょう》学説」「気血津《きけつしん》液《えき》理論」「五臓六腑理論」といった中医学の基礎理論に基づいています。CHAPTER 2でやさしく解説してありますので、時間のあるときに繰り返し目を通して、少しずつでも理解していくようにしてください。

ツボ・経絡《けいらく》を覚えましょう

次に、それぞれの体質タイプに関係の深い「ツボ」と「経絡」を覚えます。経絡は、生命エネルギーである「気《き》」と「血《けつ》」の流れる道で、全身をめぐっています。ツボは経絡上にある反応点で、ほぼ左右対称に全身に分布しています。五臓のうちのどこかで「気」や「血」が不足したり、流れが滞ったりすると、体全体のバランスが崩れ、異常のある「臓」に属する経絡上にしこりができたり、ツボが黒ずんだり赤くなったり、ザラついたり、などといった反応が出ます。

中医アロマのトリートメントは、ツボや経絡を刺激して全身のバランスを整えるマッサージです。自分の体質タイプに属する経絡が通るラインを覚えておきましょう。ツボの名前や正確な場所をすべて覚えるのは難しいですが、必要に応じて本書を見返して、正しいマッサージができるようにしてください。

なお、顔のツボと、体の各器官や内臓につながる足裏反射区については、経絡とは別に、84～85ページで紹介します。トリートメントの際に参照してください。

オイルを選びましょう

本書では、体質タイプごとに6種類のおすすめエッセンシャルオイルを紹介しています。そのうち、最低限、特におすすめの2種「基本のお助けエッセンシャルオイル」さえ用意できれば、この本で解説するトリートメントを行うことができるようになっています。

残りの4種「プラスαでそろえたいオイル」は、余裕があれば少しずつそろえていきましょう。オイルには、原料となる植物の性質や効能によって、ひとつひとつ異なる香りや作用があります。選択肢が増えれば、ブレンド次第でより豊かな香りを楽しむことができ、さまざまな症状に対応しやすくもなります。

オイルの選び方について、詳しくはCHAPTER 3で解説していますが、中医アロマでは、エッセンシャルオイルを中医学の理論に基づいて5つに分類して考えます。ここが、通常のアロマセラピーとの違いです。

なお、アロマセラピーについては、CHAPTER 1を読み、基本的な知識をおさらいしておきましょう。

傾向と対策マッサージでケアしましょう

中医アロマは全身のトリートメントを基本としていますが、本書では5つの体質タイプにつき、6つずつ、腕、脚、顔、頭など、自分の手で気軽に毎日行うことができる「傾向と対策マッサージ」を紹介します。

6つのマッサージは、誰もが気になるちょっとした体の不調や美容の悩みを、毎日のケアで少しずつ、体のなかから改善できるように考えられています。必ず14ページの体質タイプチェックを行ってから、自分に合ったマッサージを選んで行ってください。

体質タイプに関係なく、季節や体調によってさまざまな症状が表れることもありますから、気になる症状があれば、巻末の索引からマッサージの種類を検索することもできます（216～217ページ）。

マッサージの工程を説明する写真や図には、ツボの印や経絡を示すライン、マッサージをする方向を示す矢印などが入っているので、それらに従ってください。

ブレンドレシピについて

マッサージには、体質タイプ別のおすすめエッセンシャルオイルをキャリアオイルとブレンドして使用します。オイルにはほかにも多くの種類がありますから、お好みのものを選んで加えることも可能です。

本書では、マッサージごとにおすすめのブレンドレシピを紹介していますので参考にしてください。レシピの見方は次のページで図説しています。なお、レシピにあるオイルがすべてそろっていなくても心配はいりません。オイルの数にかかわらず、ブレンドオイルの濃度が変わらないよう、キャリアオイルの総量と、エッセンシャルオイルの合計滴数を守れば大丈夫。ボディ用オイルは2%、フェイス用のオイルは1%の濃度が最適です（右表参照）。

ただし、エッセンシャルオイルは種類によって香りの強さが異なるので、それぞれのオイルのブレンドファクター（香りの強さを示す数値）には留意する必要があります。詳しくは各タイプのおすすめオイル解説ページを参照してください。

ブレンドオイルの濃度と精油の滴数の目安

	敏感肌用	フェイス用	ボディ用
キャリアオイル	0.5%	1%	2%
10ml	1滴	2滴	4滴
20ml	2滴	4滴	8滴
30ml	3滴	6滴	12滴

おすすめレシピの見方

例1） 心タイプ「顔を明るく元気に見せるマッサージ」(p.124)

- 心タイプの「プラスαでそろえたいオイル」
- 心タイプの「基本のお助けオイル」

おすすめレシピ

Essential Oil
- 心 ラベンダー **2滴** 基本
- 心 ローズオットー **1滴**
- 心 ネロリ **1滴**

計 4滴

Carrier Oil
- ホホバ **10ml** 基本
- ローズヒップ **10ml**

計 20ml

基本のキャリアオイル（全タイプ共通）

加えれば、より豊かな香りと高い効果を期待できるオイル

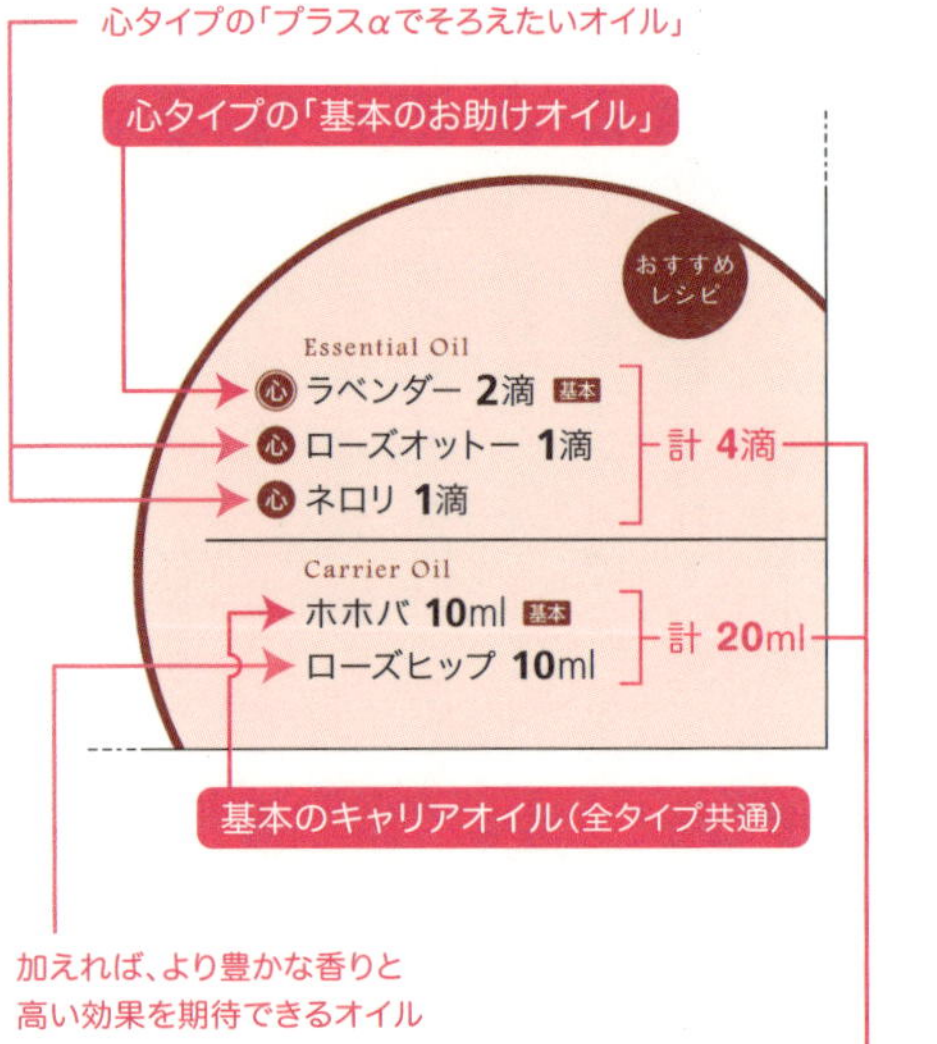

「基本のお助けオイル」＋ ホホバのみの場合

おすすめレシピ

Essential Oil
- 心 ラベンダー **4滴** 基本
- 心 ローズオットー
- 心 ネロリ

Carrier Oil
- ホホバ **20ml** 基本
- ローズヒップ

総量を守ること ※

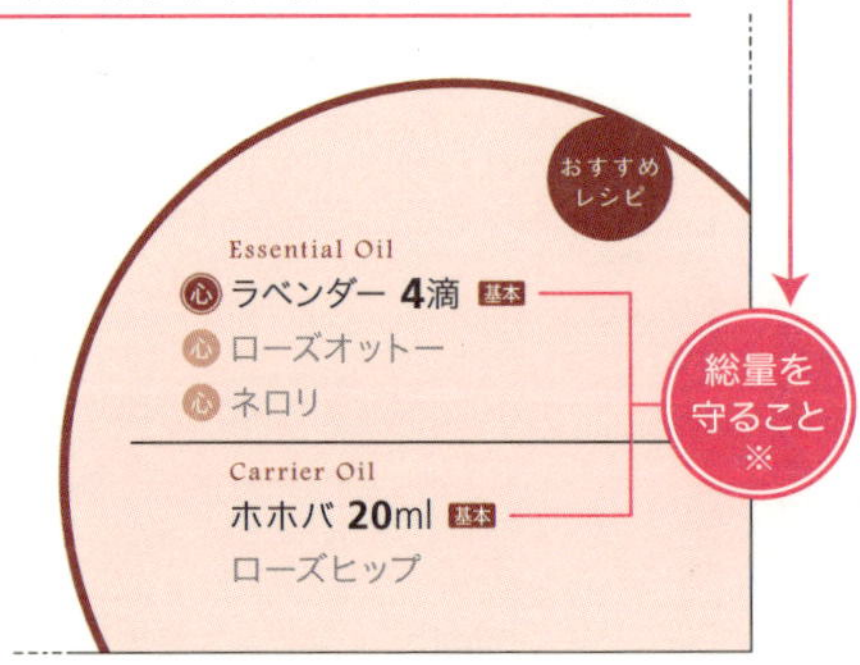

※ただし、オイルによっては香りや刺激が強くなり過ぎるので、ブレンドファクター（各タイプのオイル解説ページを参照）の滴数を目安に、それを超えないようにしてください。

トリートメントの注意点は？

トリートメントは、作ったブレンドオイルがなくなるまで、できるだけ毎日繰り返し行い、14ページの体質タイプチェックでその効果を確かめます。

マッサージをするときは、体を温め、汚れてもよい服装に着替えてから行いましょう。入浴後か、足だけでも温めておいてください。「気」や「血」のめぐりが良くなり、筋肉の緊張や疲れも取れやすくなります。ツボ押しやマッサージの力加減は、自分が心地よいと感じる程度にするのがベストです。ツボの押し過ぎや時間のかけ過ぎは良くありません。

マッサージをすると水分代謝が活発になるので、水分補給はこまめに行います。食事の前後や飲酒後のトリートメントは避けてください。トリートメント後の飲酒は普段より酔いやすくなるので注意しましょう。

CHAPTER 4 の使い方

養生法はほかにもあります。

中医学には、漢方薬による療法のほかにも、さまざまな養生法があります。なかでも、もっとも身近で、普段の生活に取り入れやすいのが、「薬膳」です。中国では古くから、薬物治療の前に、食物を正しく摂取することが体を養い、健康を維持するために必要であると考えられてきました。本書では、5つの体質タイプごとに、その体質の弱い部分を補うための食材と、簡単レシピを紹介します。

さらに、マッサージ以外のアロマオイルの応用法や、特効ツボ、体質改善に効果的な運動、生薬やハーブのお茶、また、体質別のおすすめ音楽も紹介します。

症状がひどい場合や、改善が見られない場合、また、マッサージ中に異常を感じた場合は、すぐにマッサージを中止し、医師などの専門家に相談しましょう。

例2） 肝タイプ「月経トラブルのためのマッサージ」(p.102)

— 肝タイプの「プラスαでそろえたいオイル」
— 肝タイプの「基本のお助けオイル」

おすすめレシピ

Essential Oil
- 肝 ベルガモット 4滴 基本
- 肝 カモミールローマン 2滴 ┐ 計8滴
- 腎 ゼラニウム 2滴 ┘

Carrier Oil
- ホホバ 10ml 基本 ┐ 計20ml
- イブニングプリムローズ 10ml ┘

基本のキャリアオイル（全タイプ共通）

加えれば、より豊かな香りと高い効果を期待できるオイル

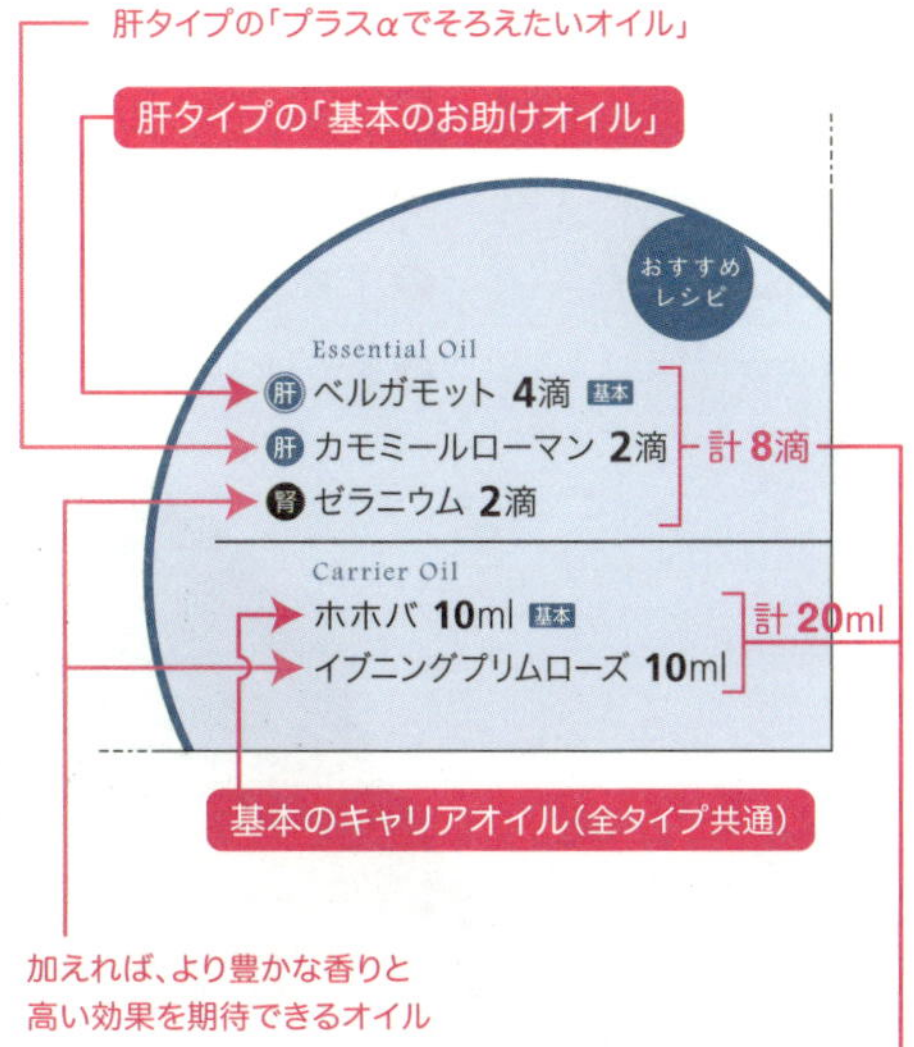

「基本のお助けオイル」＋「プラスαオイル」
＋ ホホバのみの場合

おすすめレシピ

Essential Oil
- 肝 ベルガモット 5滴 基本
- 肝 カモミールローマン 3滴
- 腎 ゼラニウム

Carrier Oil
- ホホバ 20ml 基本
- イブニングプリムローズ

総量を守ること※

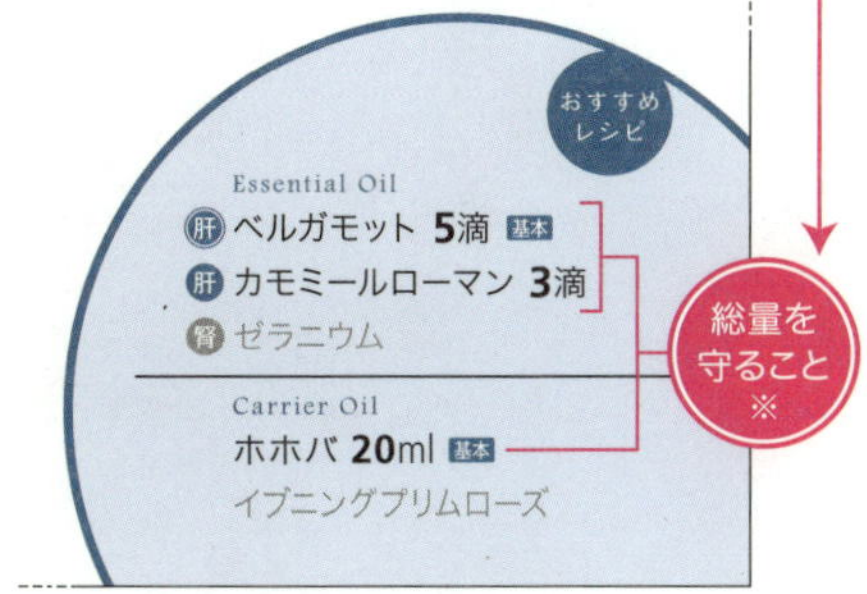

※ただし、強い香りのオイルを増やし過ぎないこと。
ブレンドファクター（各タイプのオイル解説ページを参照）の滴数を目安に、それを超えないようにしてください。

【CHAPTER 4】五行体質タイプ別トリートメント —— CHAPTER 4 の使い方

おさえておきたい顔のツボ

顔にはたくさんのツボがあり、内臓の不調は顔にも表れます。CHAPTER 4 で紹介するトリートメントには顔のマッサージがたくさん出てきます。このページを参照し、正しいツボの位置を確認しましょう。顔ツボの刺激とマッサージは、濃度 1%以下のブレンドオイルを使い、ソフトタッチで行います。

1. 承漿（しょうしょう）
2. 大迎（だいげい）
3. 頰車（きょうしゃ）
4. 地倉（ちそう）
5. 迎香（げいこう）
6. 巨髎（こりょう）
7. 下関（げかん）
8. 聴会（ちょうえ）
9. 四白（しはく）
10. 承泣（しょうきゅう）
11. 睛明（せいめい）
12. 攢竹（さんちく）
13. 魚腰（ぎょよう）
14. 絲竹空（しちくくう）
15. 太陽（たいよう）
16. 瞳子髎（どうしりょう）

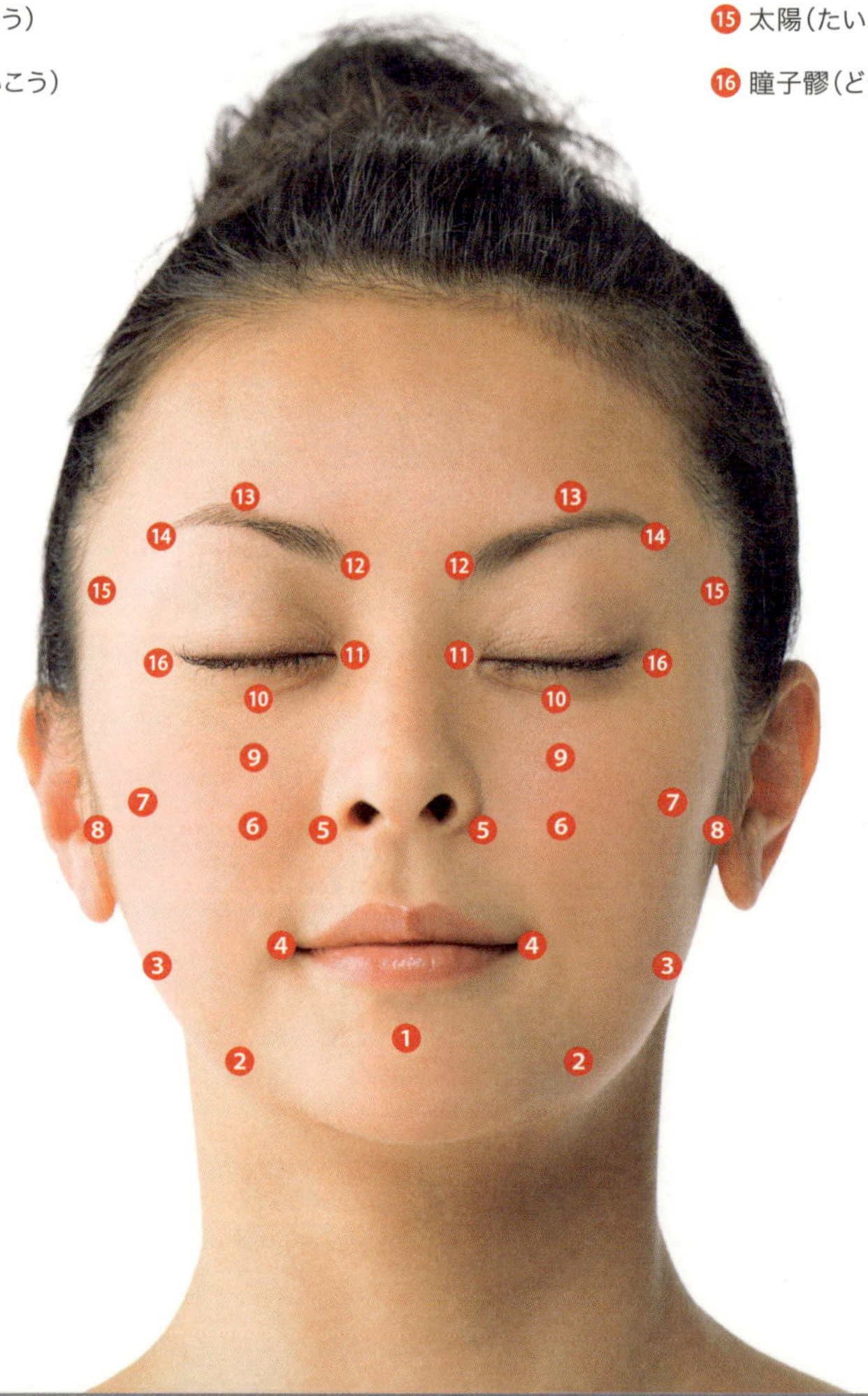

役立つ足裏の反射区

足裏には、体の各器官や内臓につながるとされる末梢神経が集中する「反射区」があります。体質別トリートメントには、反射区を刺激するものもいくつかあるので、このページを参考にしてください。なお、反射区には、左右対称のものと、左か右に単独で位置しているものがあります。

【CHAPTER 4】五行体質タイプ別トリートメント ── Chapter 4の使い方

右足裏の反射区（外側から内側へ）:
副鼻腔／耳／耳（扁桃腺）／肩／副腎／胆嚢／腎臓／横行結腸／上行結腸／膝・尻／盲腸／痔

右足裏の反射区（内側）:
目／リンパ腺／僧帽筋／右肺／右気管／肝臓／小腸

中央（右足と左足の間）:
頭部／松果体／脳下垂体／鼻／側頭／首（のど、血圧）／甲状腺／食道／心臓／太陽神経叢／胃／膵臓／十二指腸／尿管／膀胱／尾骨（仙骨）／生殖器／坐骨神経

左足裏の反射区（内側）:
目／リンパ腺／僧帽筋／左肺／左気管／脾臓／小腸

左足裏の反射区（外側）:
副鼻腔／耳／耳（扁桃腺）／肩／心臓／副腎／腎臓／横行結腸／下行結腸／膝・尻／S状結腸・直腸／痔

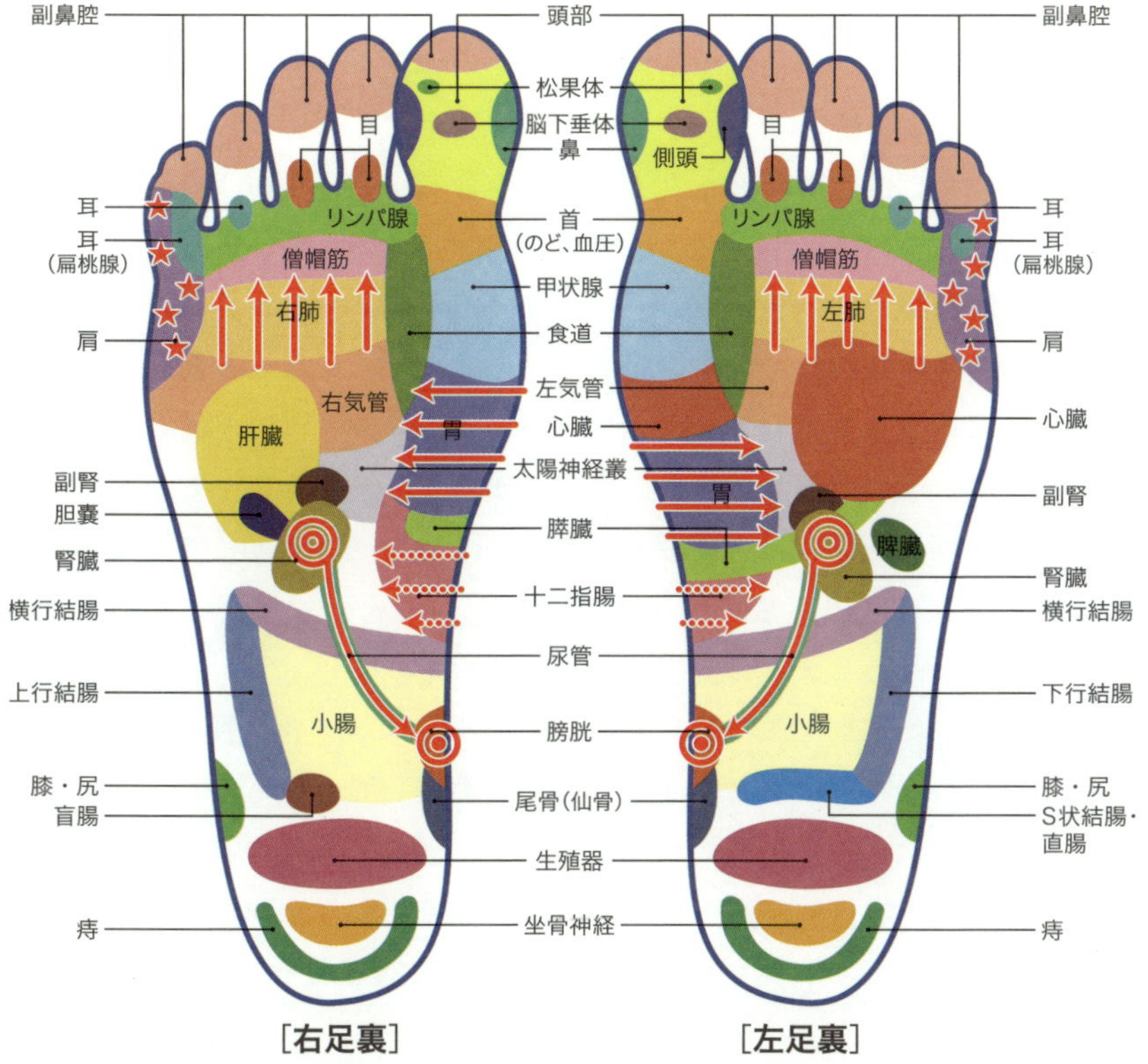

[右足裏]　[左足裏]

- ↑ 肺の反射区 ………… 親指の腹で指先に向かって刺激する。
- ★ 肩の反射区 ………… 親指の腹で圧迫する。
- ← 胃の反射区 ………… 親指の腹で外側から内側へ向かって刺激する。
- ⬅ 十二指腸の反射区 … 親指の腹で外側から内側へ向かって刺激する。
- ◎ 腎臓の反射区 ……… 親指の腹で、尿管の反射区を通り、膀胱の反射区の方へ押し流す。
- ◎ 膀胱の反射区 ……… 腎臓の反射区、尿管の反射区から続けて親指の腹で圧迫する。

"自然の力を感じるコラム⑤"

漢方薬局の利用の仕方

何となく調子が悪い、病院へ行くほどでもない。そんなときにも漢方薬局では、ていねいなカウンセリングにより症状や生活習慣に関する情報を集め、体質を見極めて最適な処方を選びます。西洋医学では原因が特定できない症状でも、中医学では病気の原因となる根本的な体質を突き止め、全体的な体のバランスを整えることで体の不調を改善していきます。

漢方薬は即効性がないというイメージがありますが、風邪など急性の症状には数回の服用で効果的なものもあります。根本的に体質を改善していくためには、3ヶ月〜1年以上必要な場合もあるので、慢性病には焦らずゆっくりと向き合っていきましょう。お薬代は、症状や薬の種類にもよりますが、1日500円から800円くらいです。病院や調剤薬局では医療保険がきく場合もありますので、医師に相談してみましょう。漢方薬局では、粉末剤、顆粒剤、丸剤、錠剤、シロップ剤、煎じ薬のなかから、希望に沿った種類のものを調剤してもらえます。

なお、病院で処方されている薬や市販の医薬品、健康食品を服用中の場合は、飲み合わせを確認してもらうようにしてください。漢方で末永く健やかな体と心(こころ)を保ちましょう。

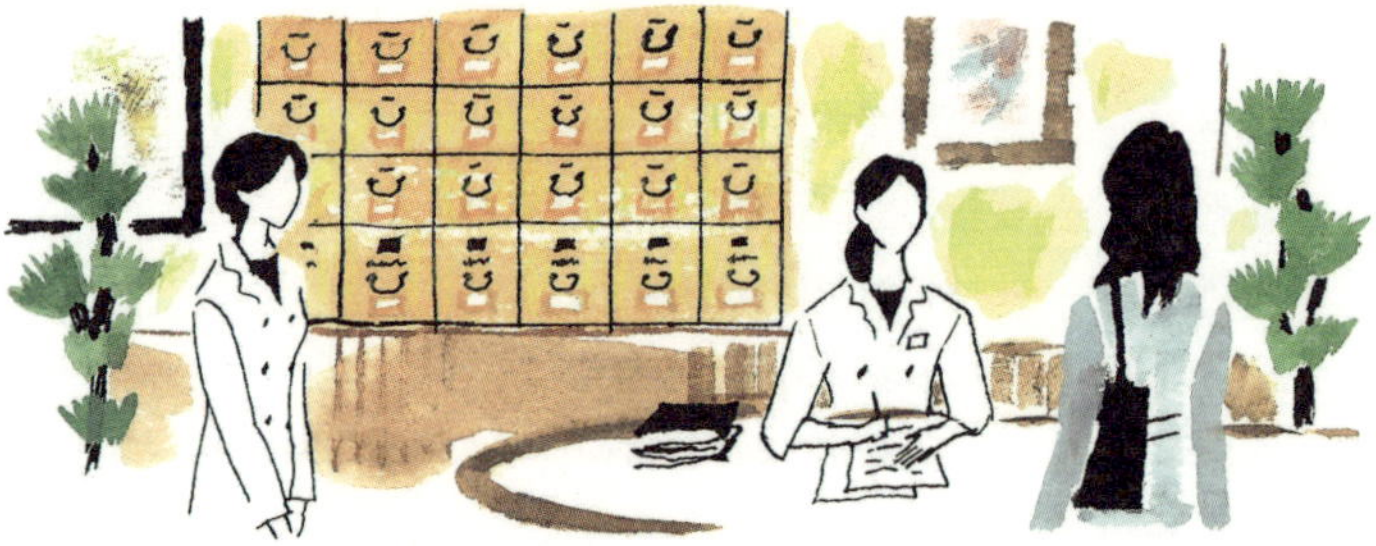

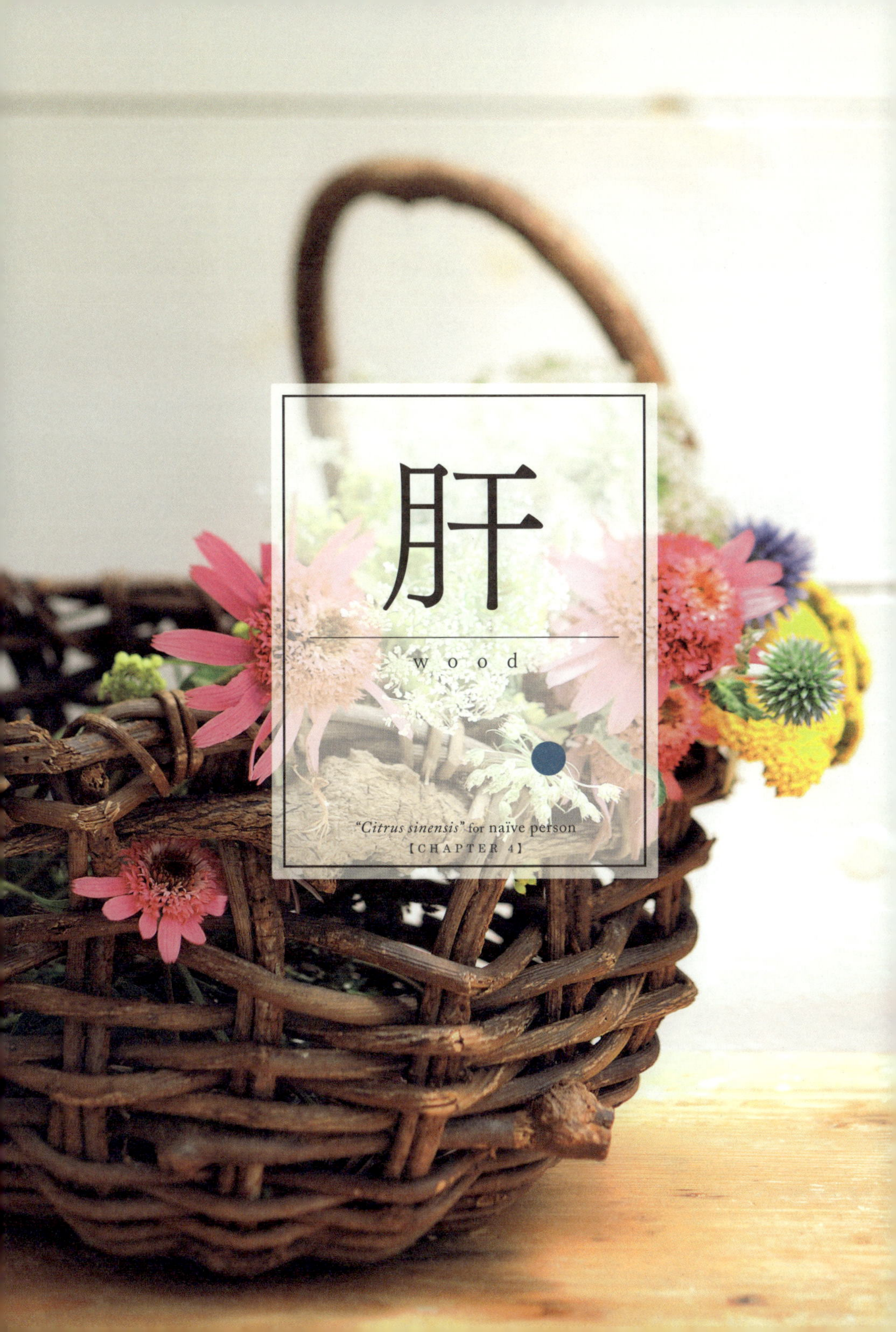

肝

wood

"Citrus sinensis" for naïve person

【CHAPTER 4】

>>> 肝 タイプを細かく分析します。

あなたはどっち？

どちらのタイプもストレスに弱くて感情の起伏が激しく、月経のトラブル（PMS・月経痛・月経不順）や目・ツメの症状、季節では春に症状が出やすいといった共通点がありますが、根本の要因や治療法は異なります。この後の解説をよく読んで、自分のタイプに合ったトリートメントを行ってください。

TYPE-1

肝の力不足または肝が弱い

○ 顔が青白い
○ 筋肉の発達が悪い
○ 神経質になりがち
○ 無気力で鈍くなる
○ うつっぽくなる
○ 貧血気味
○ 目がぼんやり・かすみ目

〈おすすめオイル〉

・スイートオレンジ
・グレープフルーツ
・マンダリン

→ 94〜97ページ参照

TYPE-2

肝が強くなり過ぎている

○ 青い血管が浮き出ている
○ 眉間に怒りシワがある
○ 筋肉が締まって、体力がある
○ 食欲旺盛
○ イライラ
○ 肩こり
○ 月経前に胸が張る
○ 目が充血する

〈おすすめオイル〉

・ベルガモット
・カモミールローマン
・カモミールジャーマン

→ 94〜97ページ参照

| 肝 wood | 心 fire | 脾 earth | 肺 metal | 腎 water |

【CHAPTER 4】五行体質タイプ別トリートメント〈肝〉

こんな人は"肝"タイプ

芯が強く見えて、実はナイーブ

ストレスに弱く、
まっすぐな性格で、
感情のコントロールが苦手。
視力低下、疲れ目の傾向も。

生き生きとした樹木は、土から水を吸い上げ、上へ上へ、または外へ外へと枝葉を広げ、太陽の光をめいっぱい吸収しようと成長していきます。その様子は、エネルギーをたくさん抱えた成長期の子どものようにたとえられ、抑えつけられるのを嫌がる性質があります。

ストレスフルな現代社会には、このタイプの人は意外に多いのです。普段は、仕事もプライベートも予定がぎっしりで、周囲からの信頼もあり、積極的な人と思われているかもしれません。でも、だからこそ、大きなプレッシャーを感じていて、ひとりになると精神的疲労に気づく、あるいは、たまに、身近な相手に限って、突然怒鳴り散らしてしまう。そんな人は、きっと肝タイプです。

このタイプのなかで、筋肉質な体形で体力があり、食欲が旺盛で意思が強い人は、「肝」が強過ぎる場合が多く、イライラして怒りっぽくなりがちです。一方、筋肉が少なく体力がなさように見える割に体が丈夫な人は、普段は穏やかなのに、「肝」が弱ってバランスが崩れると、些細なことで過度に心配するようになり、やがて気力が失せてしまいます。また、パソコンを使う仕事で毎日目を酷使している人や、よく夜更かしをしてしまう人も、「肝」に負担をかけていることになるので要注意です。

5つのタイプのなかでももっとも感情に左右されやすいのがこのタイプ。精神的に大きなストレスを感じているうちにイライラして怒りっぽくなり、周りの人を困らせてしまう。あるいは、気分が落ち込んで突然泣いてしまう、約束を急にキャンセルする、なんてことはないでしょうか？

肝タイプは、五行では「木」に対応するグループです。このタイプの人は、木のようにまっすぐな性格を持つ人が多く、ストレスの影響を受けやすいといわれています。

肝臓の機能アップがストレスフリーへの近道

「肝」は、体のなかの血液を蔵するところ。しかし、西洋医学でいう「肝臓」とは少し意味合いが異なります。実際には肝にトラブルが発生していても、病院で行う血液検査値には異常が出ないことが多くあるので注意してください。

肝には、「気（生命活動のもっとも基本にあるエネルギー）」や「血（血液のほか肉体の器質や蓄えられた栄養物）」を体中にめぐらせるはたらきがあります。これにより、筋肉に栄養を送りしなやかな動きを可能にしたり、目がよく見えたり、自律神経系における精神活動をスムーズに行ったりすることができます。また、怒りの感情、目やツメ、筋（筋肉の繊維）、体液のうち涙とのかかわりなどもあります。

肝のはたらきをまとめると次のようになります。

- ○ **血液を貯蔵しています**
- ○ **新陳代謝・解毒・栄養配布を行います**
- ○ **目と深いつながりがあります**
- ○ **筋肉、腱、ツメを養っています**
- ○ **「心」を守ります**
- ○ **「腎」と一体となってはたらきます（肝腎同源）**
- ○ **「脾」を抑制します**

病院の検査よりも、むしろ、日頃の食生活や、時間的にも精神的にもメリハリをつけた生活をこころがけることが重要です。特に、ゆっくりと良い睡眠をとるようにしてください。肝臓に血液が戻り、血液の浄化が行われる深夜23時〜3時の間は、しっかり肝を休めて明日に備えたいものです。

中医アロマでは、酸っぱい味のものや柑橘系・キク科のオイルなど、気のめぐりを良くし、自律神経系にはたらきかけて精神的な疲れを和らげてくれるオイルを使用します。ストレスやこりを解消し、のびのびとしたライフスタイルを目指しましょう。

肝とそのほかの五臓との関係は？

肝は心の母、腎の子、脾の見張り役

中医学はバランス医学。症状は単独の臓腑が原因で表れることも多いので、いくつかのほかの臓腑とのバランスが崩れて起こることも多いので、それぞれに対して適切な改善策をとる必要があります。

[肝と心]

肝は「心」とともに精神的なはたらきや「血」に関して協調して作用しています。ストレスなどにより肝が血量調整できなくなると、心の血が不足します。するとさらに、肝が血を蓄えられずに血液循環が悪くなり、全身に栄養が行き渡らなくなります。肝だけでなく心の血も補い、潤いを与えてくれるオイルは、ベルガモットやカモミールローマンなどです。

[肝と脾]

肝は「気」「血」の流れを良くすることで、消化吸収して栄養を全身に届ける「脾」の機能を助け、脾はそれによって肝の機能を助けます。肝に異常があると脾が犯され、消化吸収も上手くいきません。ストレスによる胃痛や、お腹がゴロゴロするといった症状が代表例です。ベルガモットやスイートオレンジは、肝だけでなく脾も補ってくれるオイルです。

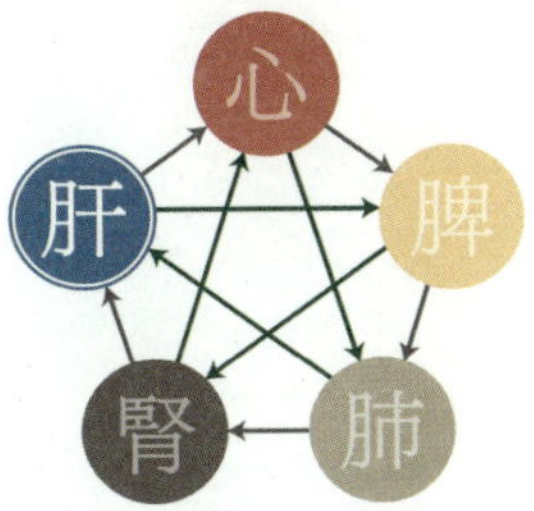

[肝と肺]

「肺」には本来、ストレスなどで興奮しやすい肝の「気」を抑制するはたらきがあり、気の機能の調節はこの関係で成り立っています。怒りや緊張などで肝が異常に興奮すると、肺の機能が低下して熱を持ち、痰や咳、胸やわき腹が熱く痛むなどの症状が出てきます。カモミールジャーマンやベルガモットなどのオイルが肝の火を消し、肺の熱を取り除いてくれます。

[肝と腎]

肝の「血」が腎の「精（生命エネルギー）」を養い、腎の精が肝を養います。「肝腎同源」といいますが、ストレスにより肝が傷ついたり、肉体疲労などで腎が消耗したりすると、肝の血が不足したり、腎は精を貯蔵できにくくなり、体や目が潤い不足になります。双方の熱をとり、潤いを与えてくれるのは、カモミールローマンやカモミールジャーマンなどのオイルです。

【CHAPTER 4】五行体質タイプ別トリートメント〈肝〉

肝 wood
心 fire
脾 earth
肺 metal
腎 water

肝タイプの経絡

「気」「血」のめぐる道

【胆経《たんけい》】

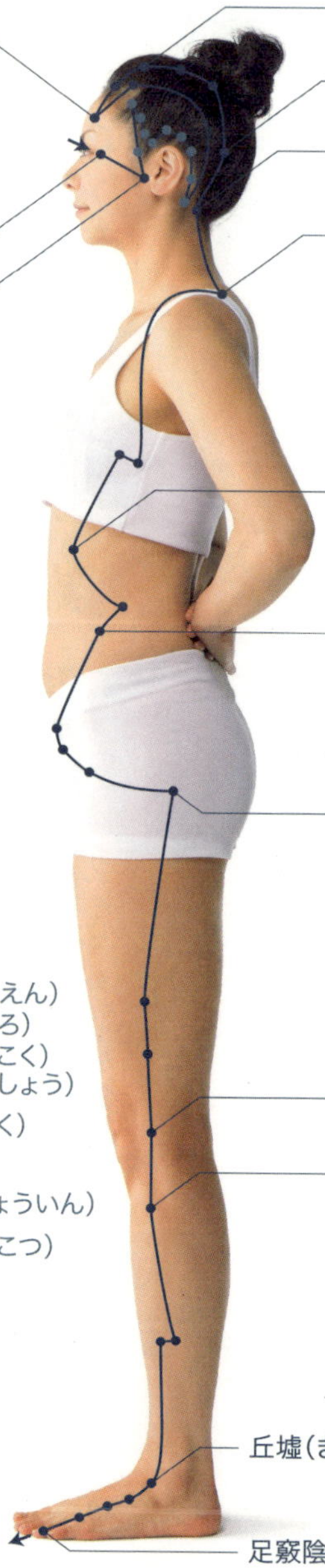

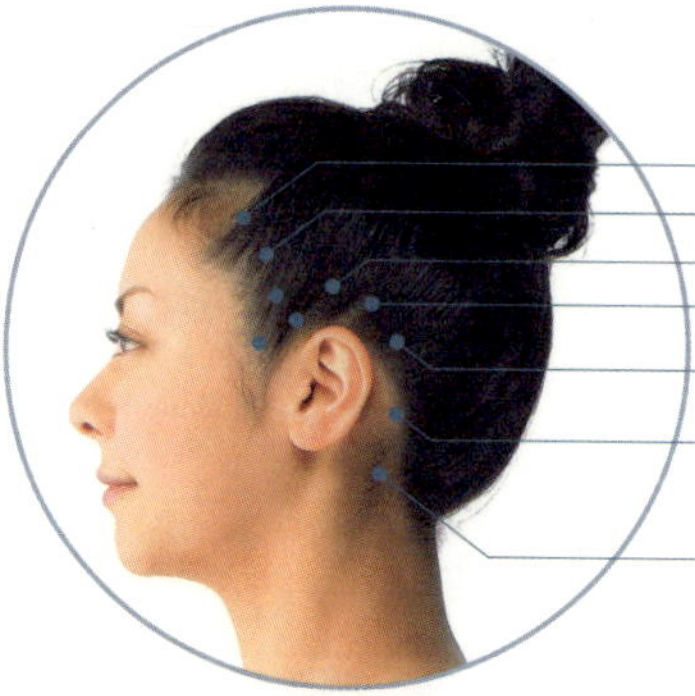

［胆経］ 目尻から始まり、特に頭のツボが多い経絡。刺激すると緊張性のストレスに効果があります。足先で表裏関係にある「肝経」と連なります。

【肝経《かんけい》】

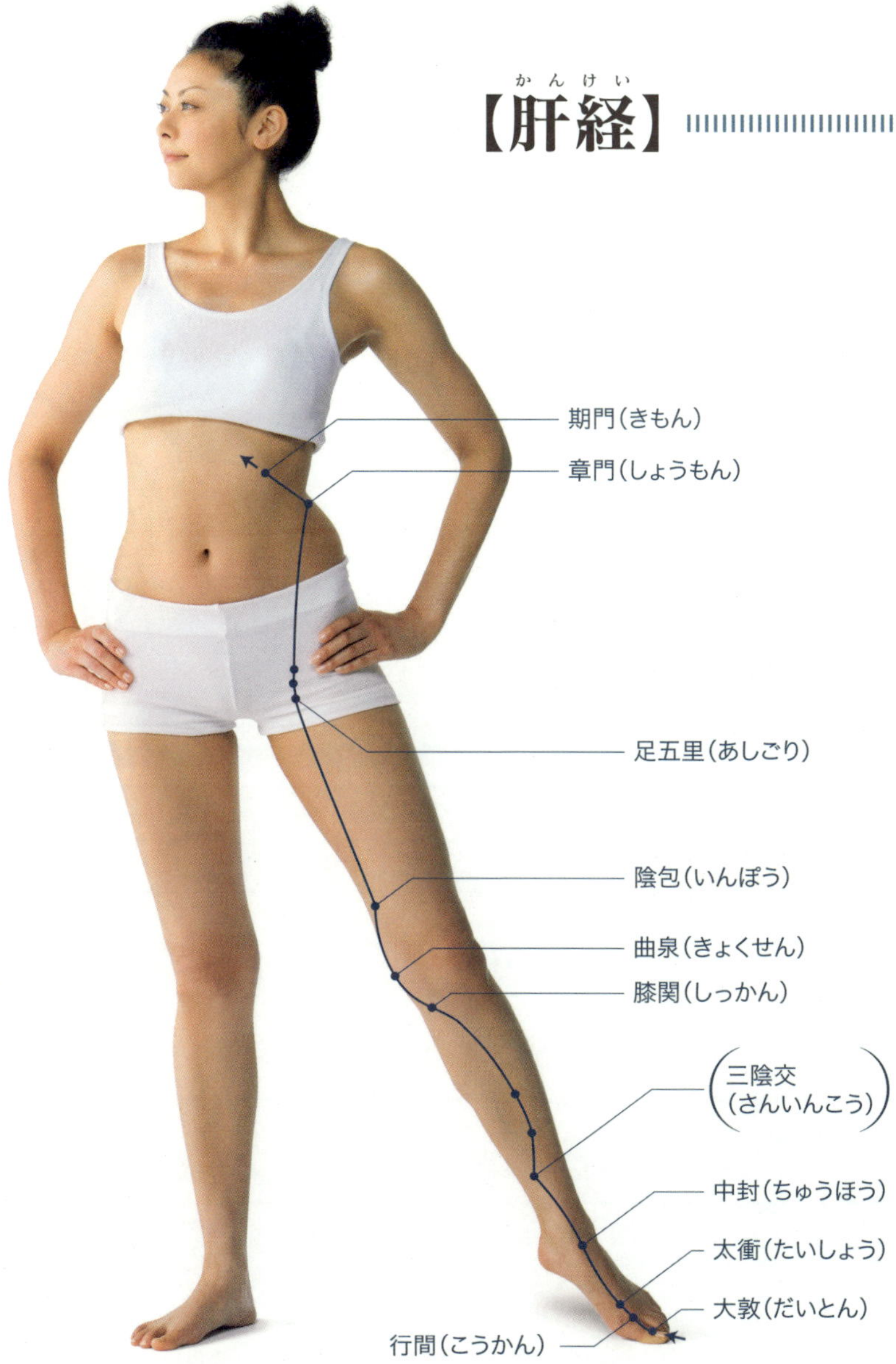

[肝経] 「気」や「血」の流れ、自律神経をつかさどる経絡。生活が不規則なとき、精神的な疲れやストレスがあるときに刺激すると効果的。胸で「肺経」に連なります。

TYPE-1 基本

スイートオレンジ

活力を与える・リフレッシュ・消化促進

甘くフレッシュな香りで誰もが大好きなオイル。元気が足りないとき、気分をリフレッシュしたいときに、ぜひ使ってみてください。作用も穏やかで、子どもや妊婦さん、高齢者にとっても使いやすい一本です。ビターオレンジほど刺激が強くなく、光毒性もないので安心ですね。もともとオレンジは、中国やインドで栽培されていて、17世紀末にヨーロッパに伝わったといいます。特に中国では、古くから、健胃薬や「気」のめぐりを良くする生薬(「枳殻《きこく》」「陳皮《ちんぴ》」)として治療に役立てられてきました。それから、オレンジには抗菌・消毒作用があり、お掃除のお助けアイテムにもなります。雑巾や掃除機のペーパーバッグに1滴たらしてみてください。

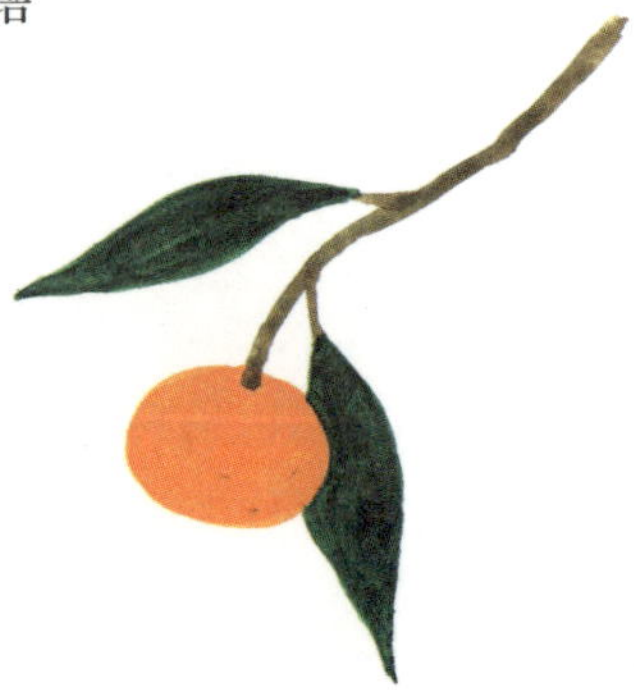

学名	*Citrus sinensis*	原産地	中国
科名	ミカン科	蒸留部位	果皮
採油方法	冷圧搾法	ノート	トップ
香りの強さ	穏やか・揮発性高	ブレンドファクター	4
香りの特徴	甘くてフレッシュ。弾けるような柑橘系の香り		
相性の良い エッセンシャルオイル	柑橘系の各種オイル、ネロリ、ローズマリー、ユーカリグロブルス、シナモンなどスパイス系オイル、フランキンセンス、ラベンダー など		
中医学的観点	「気」を補い、流す作用で精神を落ち着けてリフレッシュさせ、肝を強くする。消化促進作用もあり「脾」に入って胃腸を健康にする。体を温め血行を促進させるので、寒い時期に使うと良い。お酒をよく飲むなど、普段から肝臓に負担をかけている人、緊張しやすく便秘や下痢になりやすい人などには特におすすめ。【帰経】肝・脾【性質】平性〜温性		

TYPE-2. 基本

ベルガモット

抗うつ・鎮静・抗菌

アロマセラピーになじみのない人でも、実はこのオイルの香りをよく知っているはず。初めてアールグレイティーを飲んだとき、甘くフローラルな香りにホッとしたのを覚えていませんか？　その香りが、実は、製茶の際に香りづけされるベルガモットの香りなのです。私も、ちょうど社会人になった頃にこのお茶が好きになりました。多分、ストレスをため込んでいたのでしょう。鎮静効果が高く、気をめぐらせてくれるベルガモットの香りを、体が欲していたのだと思います。「ベルガモ」はイタリアの地名。16世紀以降、イタリアを中心に解熱薬として使われていましたが、ナポレオンの時代に香水の原料としても使われ始め、今なお男女を問わず人気の高いオイルです。

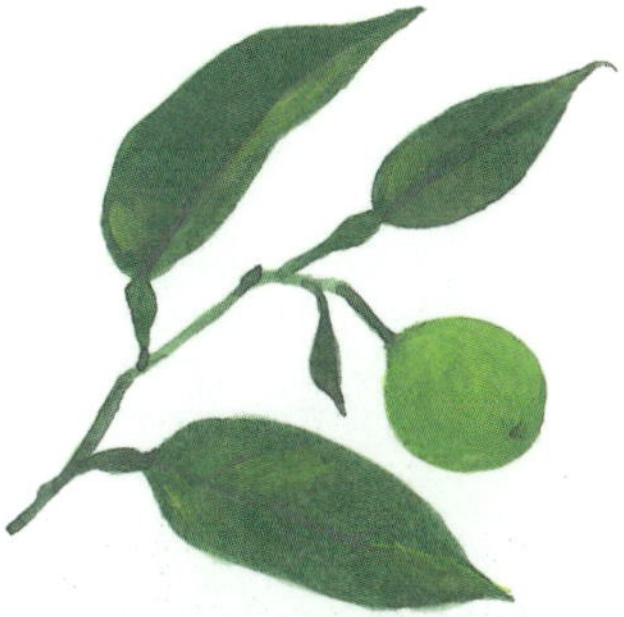

学名	*Citrus bergamia*	原生地	イタリア
科名	ミカン科	蒸留部位	果皮
採油方法	冷圧搾法	ノート	トップ
香りの強さ	穏やか・揮発性やや高	ブレンドファクター	4～6
香りの特徴	すがすがしい柑橘系。甘酸っぱさのなかにビターな大人の香りも		
相性の良い エッセンシャルオイル	ローズマリー、クラリセージ、ラベンダーなどのハーブ系、 パイン、サイプレス、ゼラニウム　など		
中医学的観点	リラックス効果や清熱作用がもっとも高い柑橘系オイル。滞った「気」を流して抑圧された感情を解きほぐし、「心」を鎮めて情緒を安定させる。ストレスによる胃腸障害や皮膚病にも効果あり。不眠の人は夜寝る前に用いると良い。【帰経】肝・心・脾【性質】涼性　<u>※光毒性あり。塗布後、12時間はシミ・しわの原因になるので紫外線に当たらないこと。</u>		

グレープフルーツ

TYPE-1

リフレッシュ・ダイエット・抗うつ

学名	*Citrus paradisi*	原産地	西インド諸島
科名	ミカン科	蒸留部位	果皮
採油方法	冷圧搾法	ノート	トップ
香りの強さ	やや弱い・揮発性やや高	ブレンドファクター	4
香りの特徴	甘くフレッシュだが少し苦味もある柑橘系の香り		
相性の良い エッセンシャルオイル	柑橘系の各種オイル、ゼラニウム、ラベンダー、ジュニパーベリー、サイプレス、ローズマリー など		
中医学的観点	「肝」の「気」を滞りなく流して精神を落ち着かせ、元気を与える。清熱作用があり、肝に熱がこもり興奮したとき、暴飲暴食、消化不良のとき効果を発揮。利尿作用により老廃物を流すのでダイエットやセルライトに有効。【帰経】肝・脾【性質】涼性 ※光毒性があり、シミ・しわの原因に。塗布後12時間は紫外線に当たらないこと。		

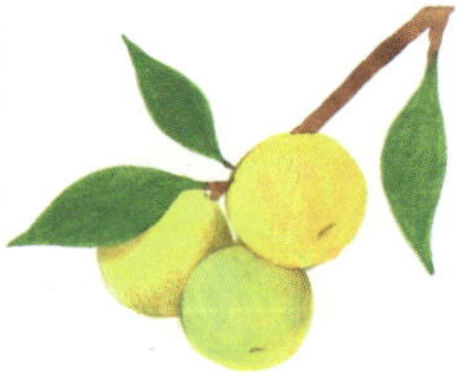

マンダリン

TYPE-1

鎮静・消化促進・抗不安

学名	*Citrus reticulata*	原生地	イタリア
科名	ミカン科	蒸留部位	果皮
採油方法	冷圧搾法	ノート	トップ
香りの強さ	弱い・揮発性やや高	ブレンドファクター	4～6
香りの特徴	フローラルな基調で繊細な甘い柑橘系の香り		
相性の良い エッセンシャルオイル	柑橘系・スパイス系の各種オイルのほか、ローズウッド、ネロリ、イランイラン、ローズオットー など		
中医学的観点	安全性が高くてやさしい香りで、子ども、妊婦、高齢者にも安心して使用できる。「肝」の「気」の滞りを良くして、うつを解消。体を温める性質で、冷えの症状に効果的。精神的にも、冷え込んで閉ざされたこころを解きほぐす。このオイルには光毒性がなく肌の弱い人にも使用できる。【帰経】肝・脾【性質】温性		

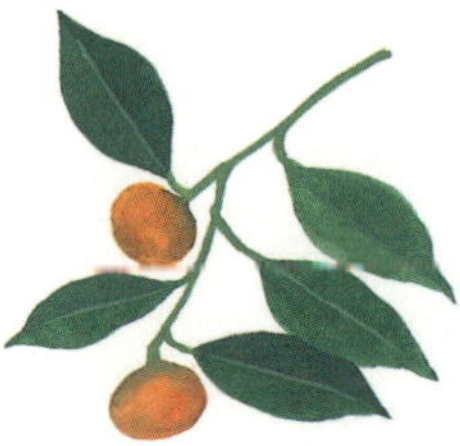

カモミールジャーマン

TYPE-2.

清熱・鎮痛・抗炎症・かゆみに

学名	*Matricaria chamomilla*	原生地	ヨーロッパ・西アジア
科名	キク科	蒸留部位	花
採油方法	水蒸気蒸留法	ノート	ミドル
香りの強さ	力強い	ブレンドファクター	1～3
香りの特徴	甘苦い干し草のようなハーブ系の香り		
相性の良いエッセンシャルオイル	柑橘系の各種オイル、ラベンダー、ローズウッド、ペパーミント、ティートリー、サンダルウッド など		
中医学的観点	アズレン色素による濃い青色が特徴。「肝」の「気」の流れを良くし、こもった熱を冷ます。カモミールローマンよりやや強い香りで効果も高い。肩こりや腰痛などの鎮痛効果あり。アトピーの熱を持ったかゆみや炎症には、高濃度で、局所使用で用いると良い。【帰経】肝・心・脾【性質】涼性 ※青色が衣服に付着しないよう注意。		

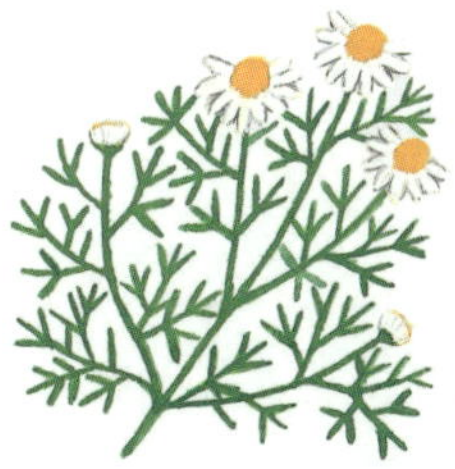

カモミールローマン

TYPE-2.

鎮静・晴目・抗うつ

学名	*Anthemis nobilis*	原生地	地中海沿岸
科名	キク科	蒸留部位	花
採油方法	水蒸気蒸留法	ノート	ミドル
香りの強さ	強い	ブレンドファクター	1～3
香りの特徴	甘く温かい、青りんごのようなハーブ系の香り		
相性の良いエッセンシャルオイル	柑橘系・フローラル系の各種オイルのほか、スイートマージョラム、クラリセージ など		
中医学的観点	「肝」の「気」の滞りを解消し、肝の「血」を補う。全身に栄養を行き渡らせ、肌を潤す効果あり。また、PMSや月経痛を取り除く効果もある。こころを鎮めて落ち着かせてくれるほか、晴目作用に優れ、目の疲れや視力減退にも効果があるので、パソコンを使う人には特におすすめ。【帰経】肝・心・脾【性質】平性		

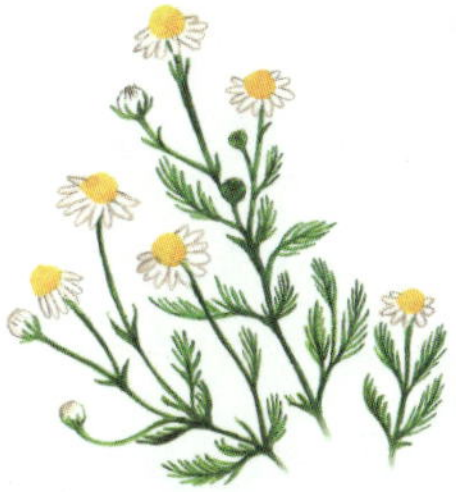

指先美人のためのマッサージ

美人は指先まで手入れが行き届いているもの。「肝」のトラブルはツメに出やすいと中医学では考えます。ツメが欠けやすい人や二枚ヅメ、縦に筋が入っている人は要注意。

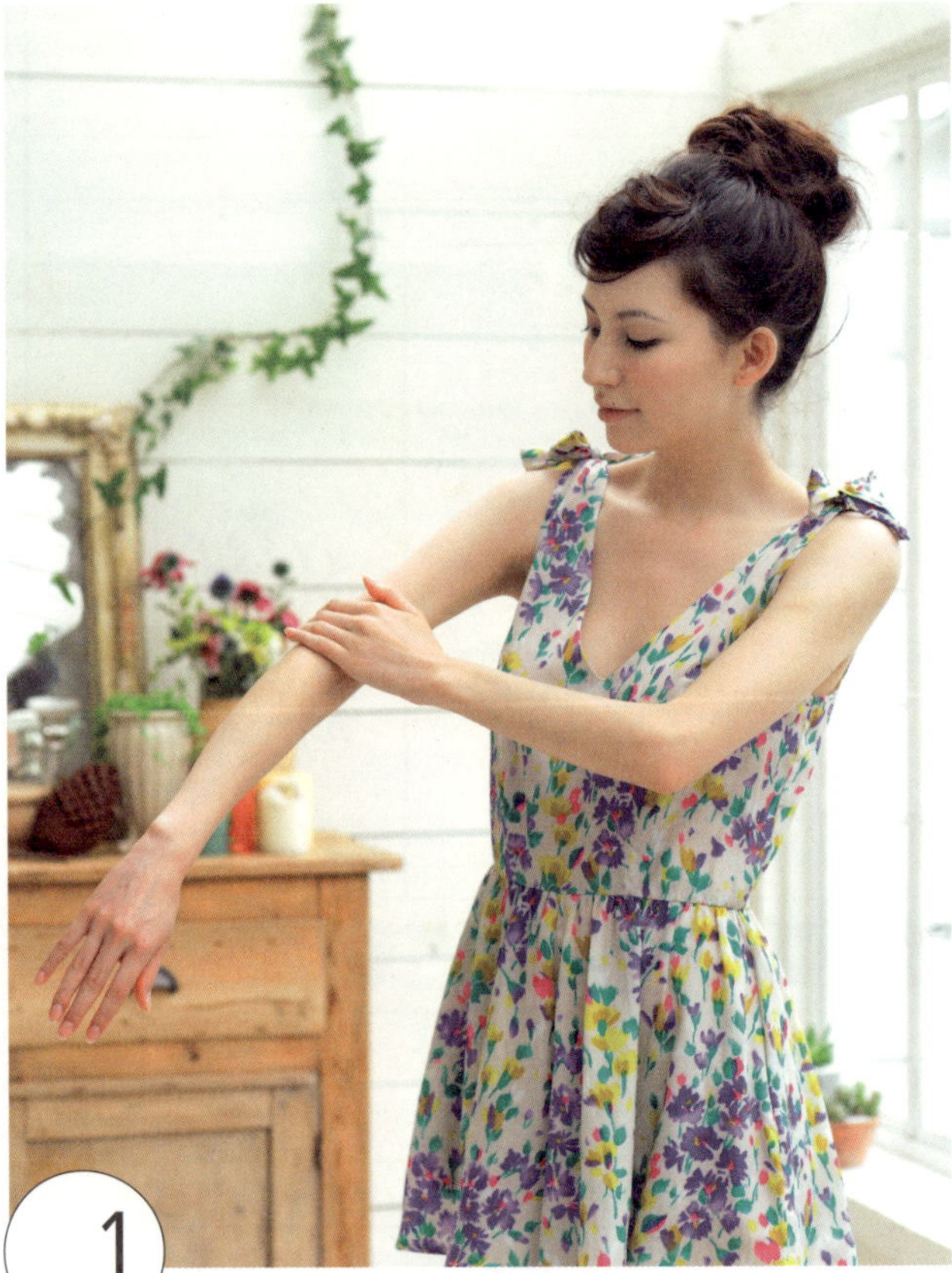

1

500円玉大のオイルを手のひらにとり、
両手・両腕全体によく塗り込む。
特に、ツメの周りや手のしわには念入りに、
しっとりするまでオイルをなじませる。

“このレシピのポイント”

「肝」の経絡に入りトラブルを解消してくれる柑橘系のオイルのうち、スイートオレンジとマンダリンには冷えを防ぐ効果があります。同じ柑橘系のネロリを加えて香りに華やかさをプラス。皮膚の老化防止にも役立ちます。

おすすめレシピ

Essential Oil

肝 スイートオレンジ 2滴 基本
肝 マンダリン 2滴
心 ネロリ 1滴

Carrier Oil

ホホバ 10ml 基本

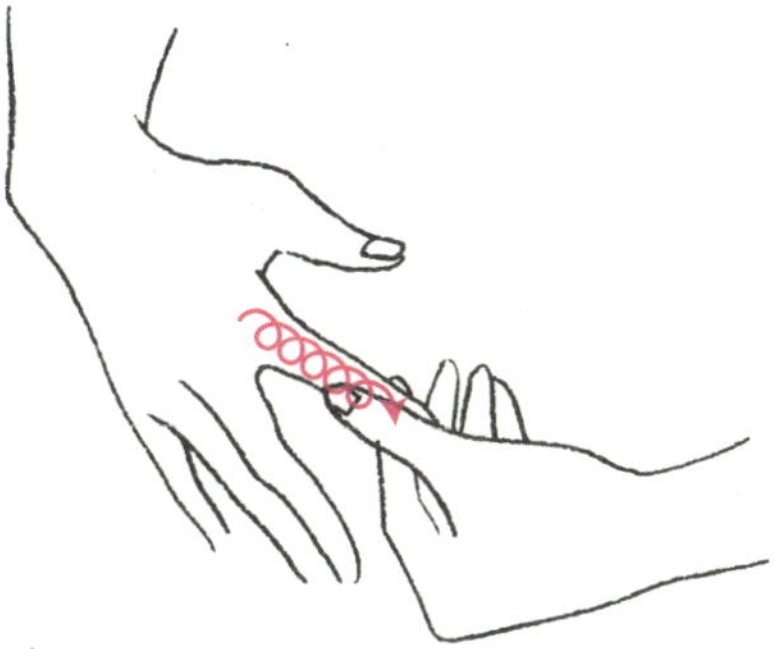

2

人差し指と親指の腹を使って、
すべての指の
つけ根から指先に向かって、
らせんを描きながらマッサージ。
ツメのつけ根は念入りに押し揉む。
（両手×2セット）

3

人差し指と親指の腹で、
すべての指の股を5秒ずつほぐす。
特に合谷《ごうこく》のツボは念入りに、
手首の方へ向かって押し上げる。
（両手×2セット）

【合谷】
人差し指と親指の手の甲側の分かれ目にある鎮痛ツボ。

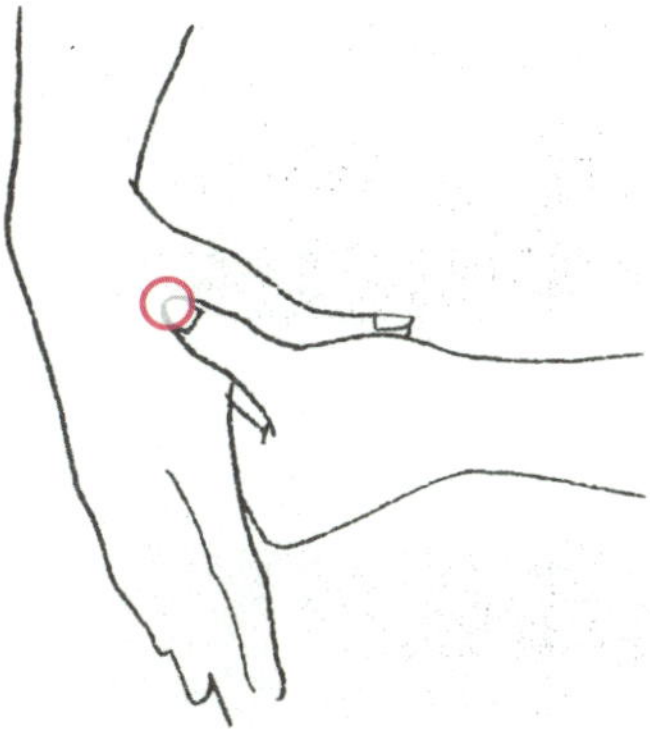

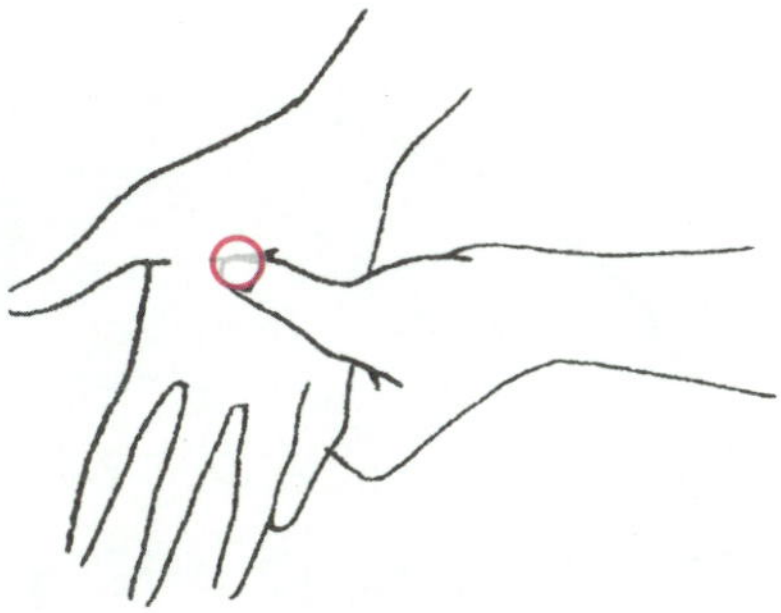

4

大きく息を吸い、ゆっくり吐きながら、
指先に向かって押し出すように、
親指で労宮《ろうきゅう》のツボを5秒間刺激する。
（両手×3セット）

【労宮】
手のひらの中央にあり、「気血」のめぐりを良くして
精神的な緊張を和らげる。

目ヂカラを取り戻すマッサージ

パソコンを使い過ぎたときの目の疲れなどにも即効性のあるマッサージ。
「肝」と表裏の関係にある「胆経」を流すことで、キラキラと輝く瞳を取り戻しましょう。

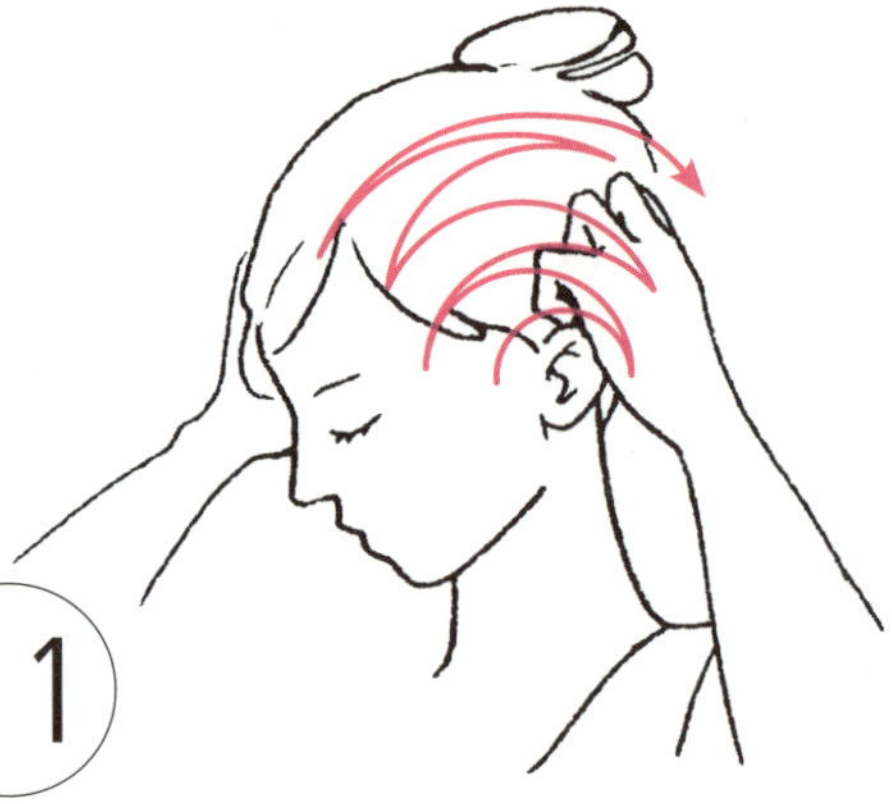

1

オイルを四指につけ、各指の第一関節で、胆経（92ページ参照）を、耳の後ろから頭頂部に向かってジグザグマッサージ。（×3セット）

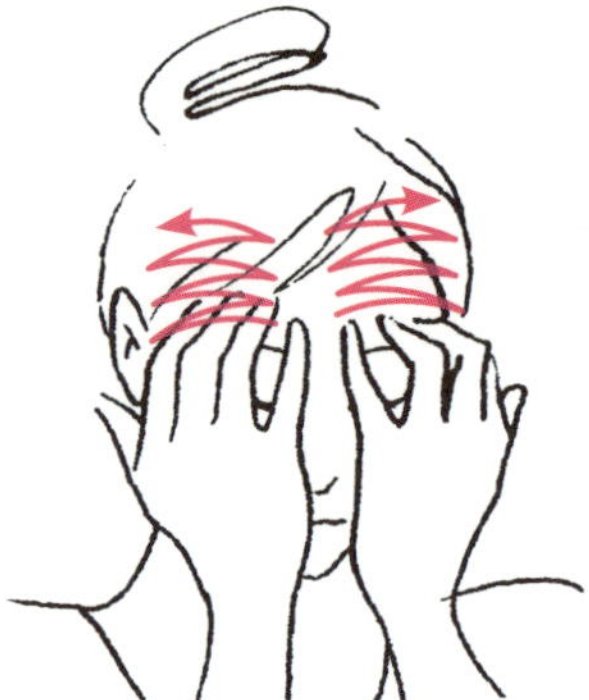

2

再度オイルを四指につけ、各指の腹で眉毛の上を、額の筋肉をゆるめるように左右に揺らしながら、生え際に向かってほぐす。（×5セット）

"このレシピのポイント"

カモミールなどキク科の植物には、目の充血を取り除き、視力を取り戻す効果があります。カモミールローマンだけでも効果はありますが、同じく「肝」に作用するスイートオレンジの香りで心身ともにリフレッシュしてみては。

おすすめレシピ

Essential Oil

肝 スイートオレンジ **2**滴 基本

肝 カモミールローマン **1**滴

Carrier Oil

ホホバ **10**ml 基本

3

親指と人差し指で眉毛をつまみ、
眉頭から眉尻に向かって、
少しずつずらしながらつまむ。
(×3セット)

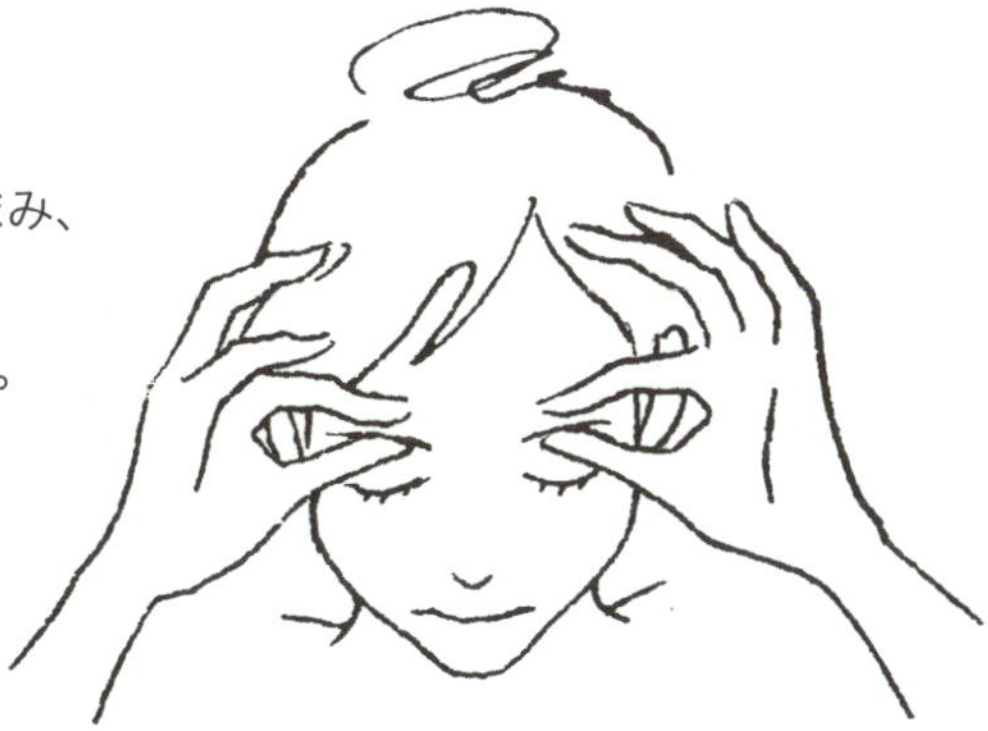

4

中指で目の周りのツボを押す(84ページ参照)。
くぼみの奥の方に指が入っていくようなイメージで、
目の外側に向かって5秒ずつ。(×3セット)

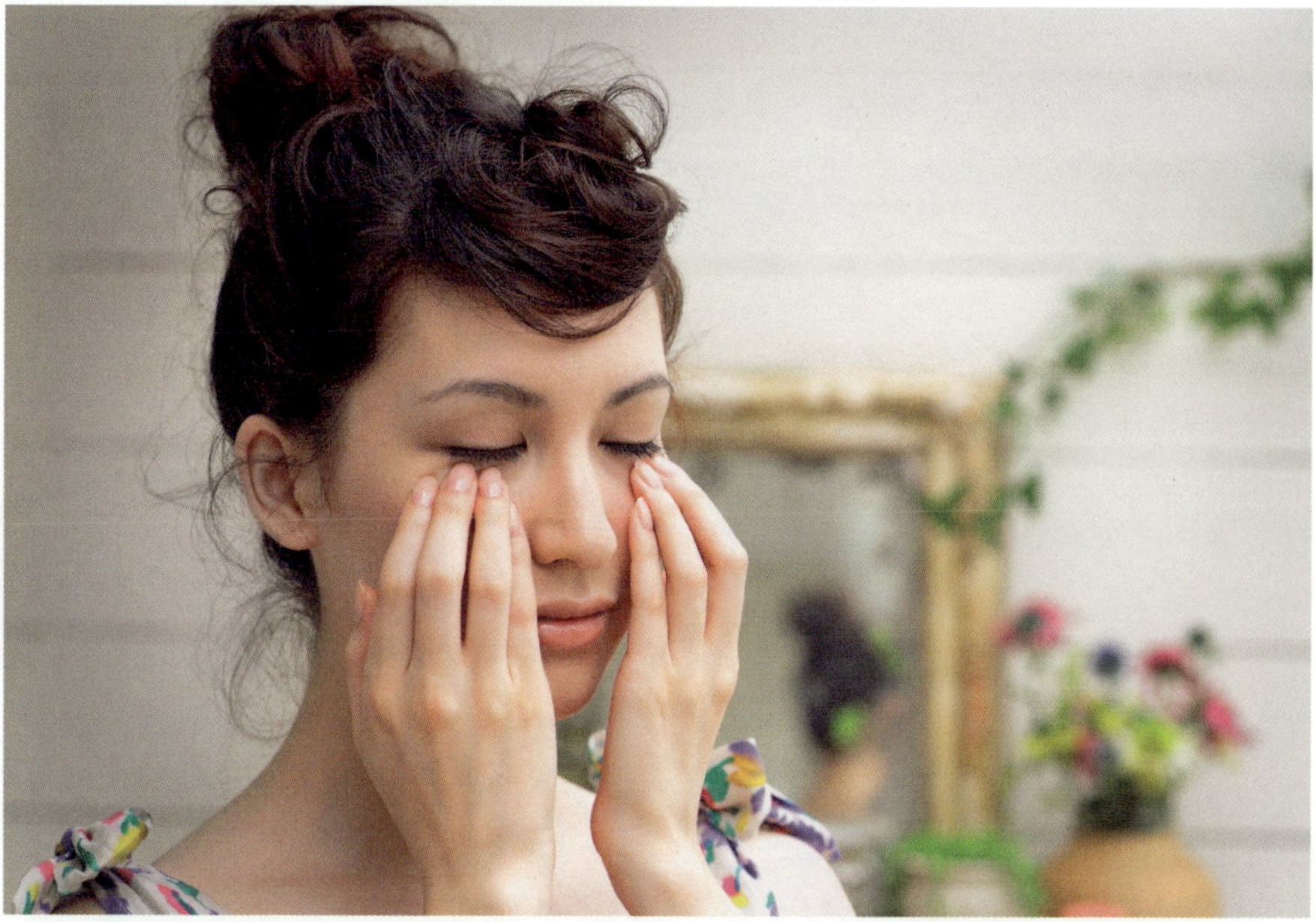

月経トラブルのためのマッサージ

月経前のイライラや過食、月経痛やだるさを「気」や「血」が滞らないようにすることで改善。毎日のお風呂上がりの習慣にすると、翌月からの月経が確実に快適に変わります。

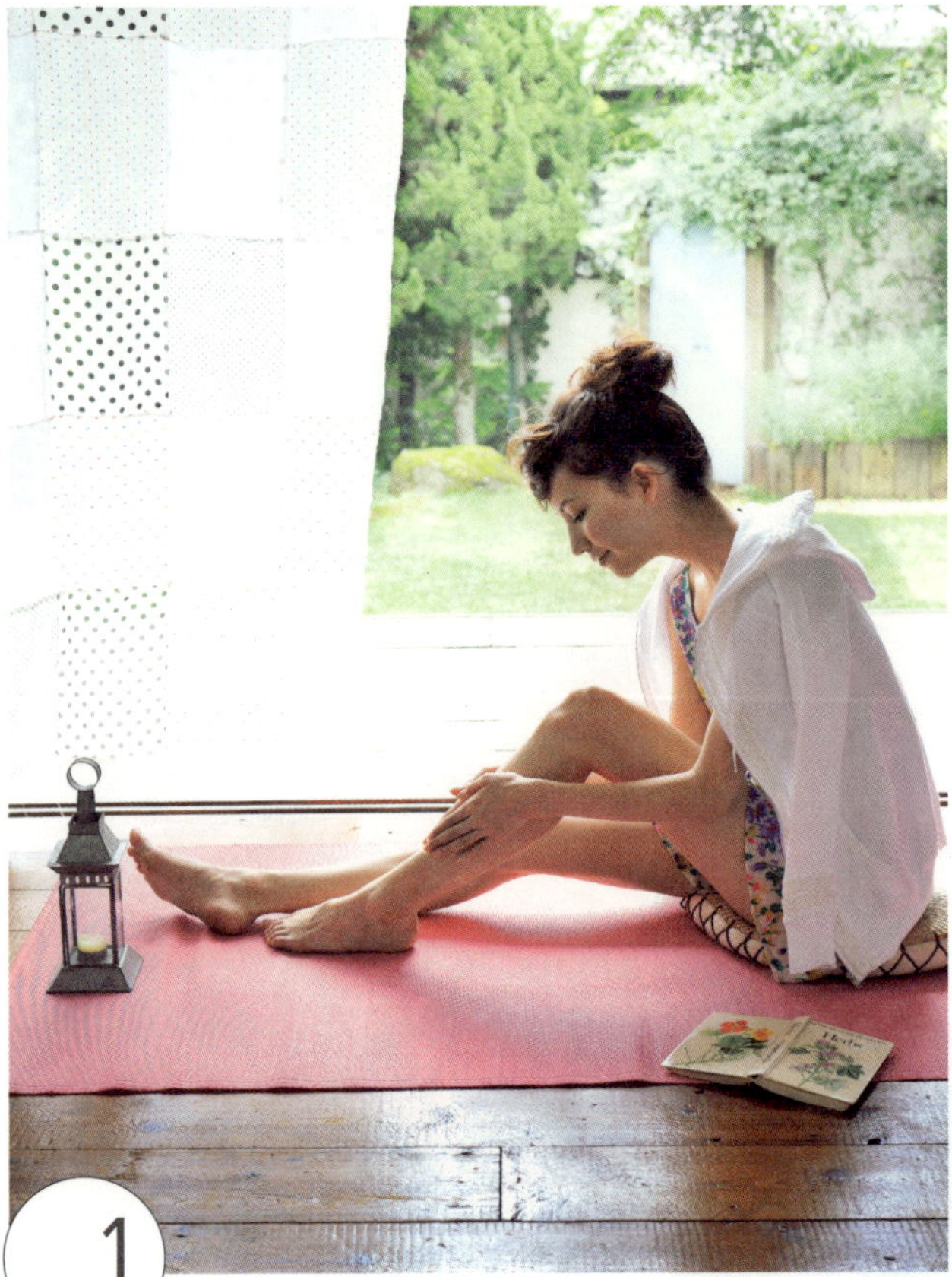

1

500円玉大のオイルを手のひらにとり、
脚全体に、下から上に向かって塗る。
お風呂上がりなど、できるだけ
体を温めた状態で行うと効果大。

"このレシピのポイント"

「気」のめぐりを良くする効果No.1のベルガモット、「血」の流れを助け痛みを緩和するカモミールローマンに、女性らしさの象徴「陰」を補うゼラニウムをプラスすると効果大。光毒性を考慮し就寝前の使用がおすすめ。

おすすめレシピ

Essential Oil

肝 ベルガモット **4**滴 基本

肝 カモミールローマン **2**滴

腎 ゼラニウム **2**滴

Carrier Oil

ホホバ **10**ml 基本

イブニングプリムローズ **10**ml

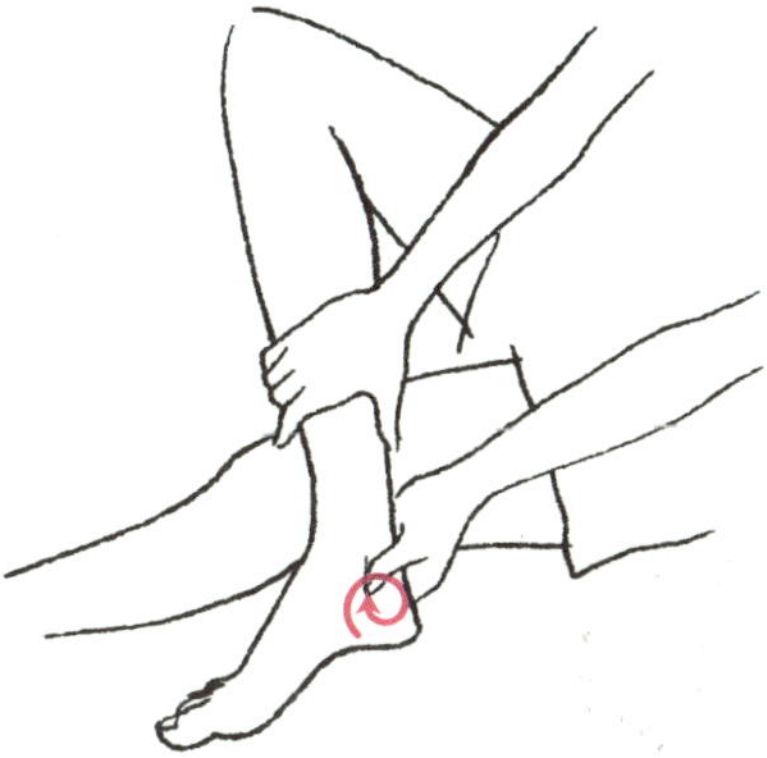

2

親指で、内くるぶしとかかとの間のくぼみをくるくるマッサージ。
（両脚×30回）

3

両親指で、すねの内側を、
骨の下をえぐるように押しながら、
ふとももものつけ根までマッサージ。
（両脚×3セット）

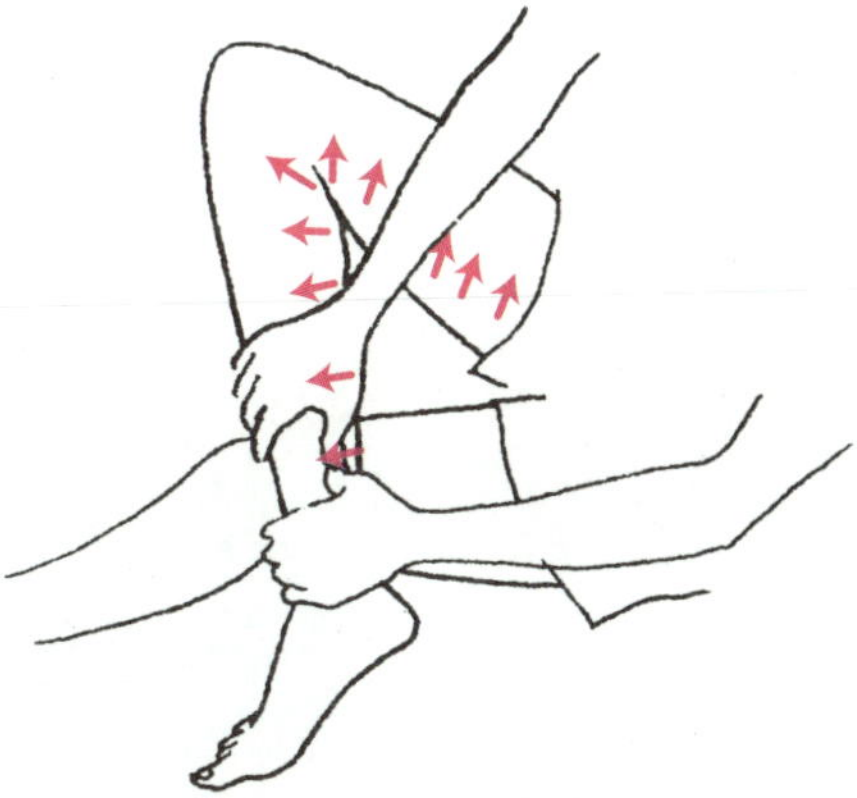

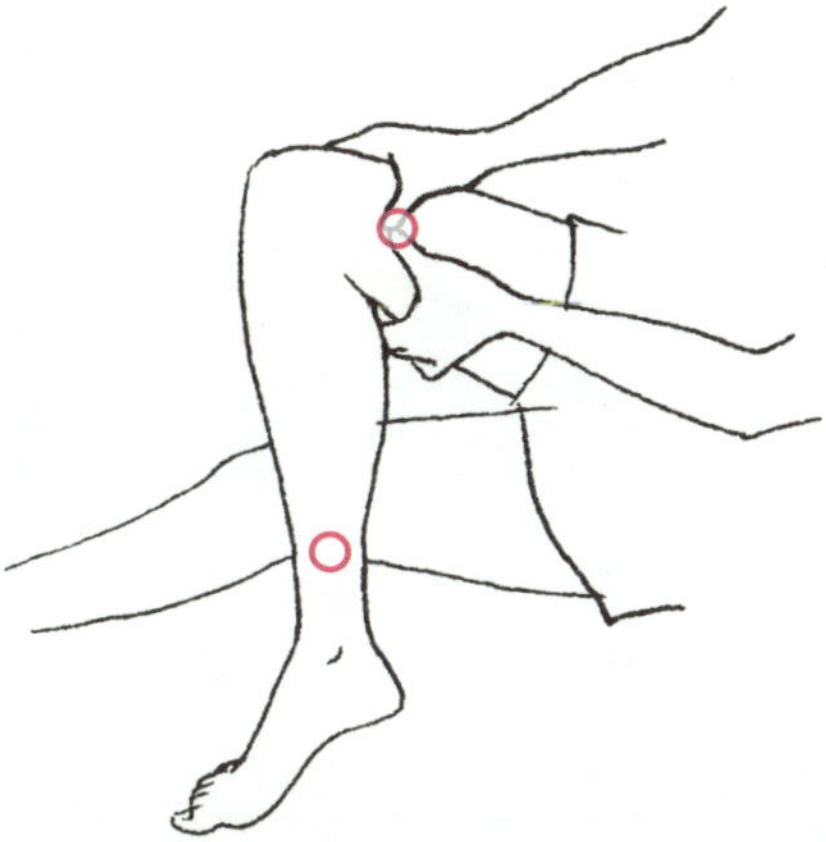

4

三陰交《さんいんこう》と血海《けっかい》のツボを押す。
両脚のツボを5秒ずつ。

【三陰交】
**内くるぶしから指4本上。すねの後ろのくぼみ。
「肝」「脾」「腎」の経絡が交わるところ。
ホルモンバランスの調整や冷え解消に効果あり。**

【血海】
**ひざのお皿の内側の骨が出ているところから、指3本上。
婦人科系の悩みに効果あり。**

肩こりさんのためのマッサージ

肩まわりの血流が悪いと、顔のむくみやシミ、くすみの原因にもなります。「目ヂカラを取り戻すマッサージ」とセットで行って効果倍増。脚の「肝経」「胆経」も流してみて。

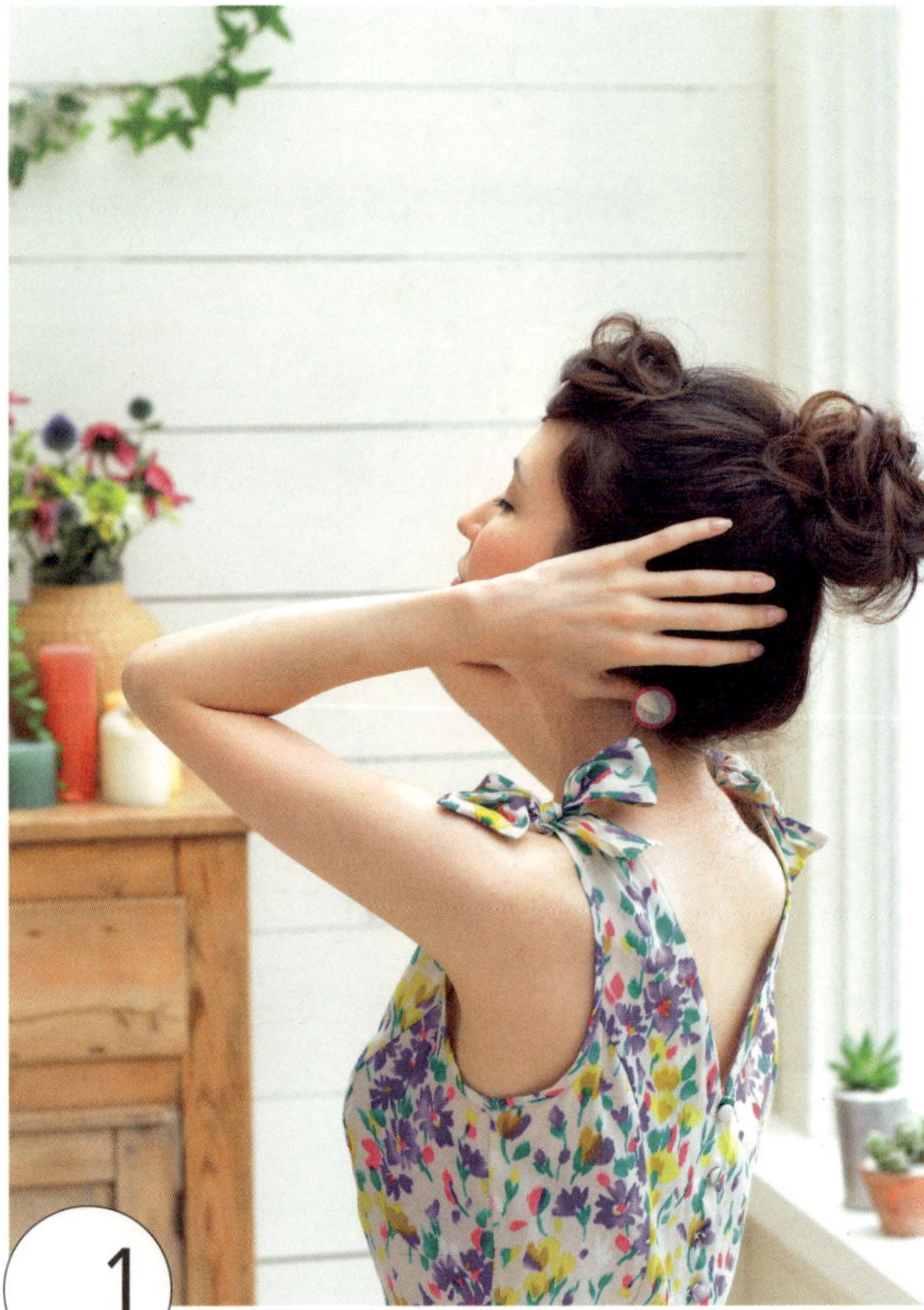

1

オイルを両親指につけ、後頭部のくぼみ（風池《ふうち》）に入れ込み、頭を後ろに倒す。10秒押し、5秒休む。（×3セット）温かいおしぼりを押し当ててもOK。

【風池】
後ろ髪の生え際の、僧帽筋の外側のくぼみ。
肩や首のこり、頭痛に効果あり。

“このレシピのポイント”

「気」「血」を流すベルガモットが力強い味方に。鎮痛効果の高いカモミールジャーマンやラベンダーを使うと、リラックスしつつ、即効性も求められます。また、スイートマージョラムとラベンダーのブレンドもGood。

おすすめレシピ

Essential Oil
- 肝 ベルガモット **4**滴 基本
- 心 ラベンダー **3**滴
- 肝 カモミールジャーマン **1**滴

Carrier Oil
- ホホバ **20**ml 基本

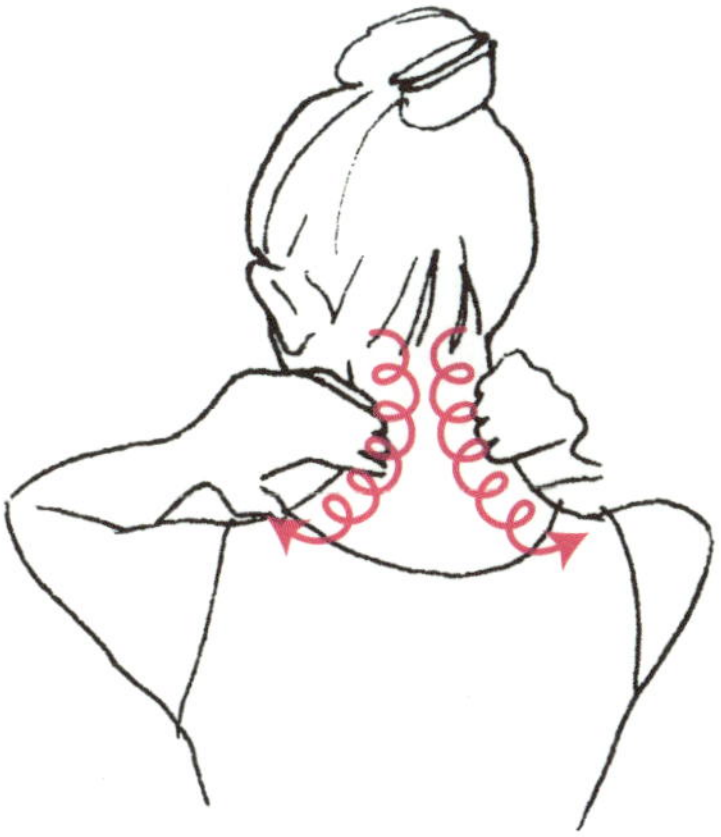

2

両手の四指にオイルをつけ、
後頭部から首の後ろを
くるくる回しながら肩までマッサージ。
(×3セット)

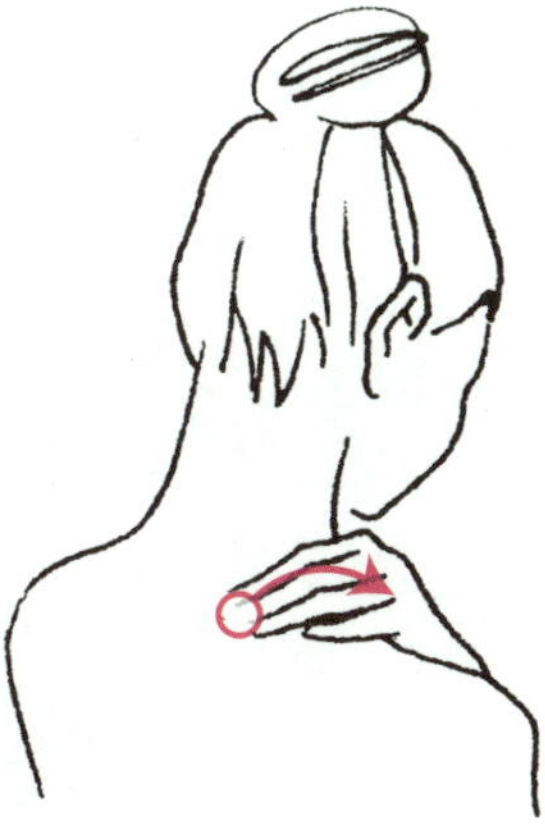

3

中指で肩井《けんせい》のツボを、
後ろから前に5秒間押す。
押しながら首を回すとさらに効果的。
(左右×3セット)

【肩井】
首のつけ根と肩先の真ん中。肩こり、首こりの特効ツボ。

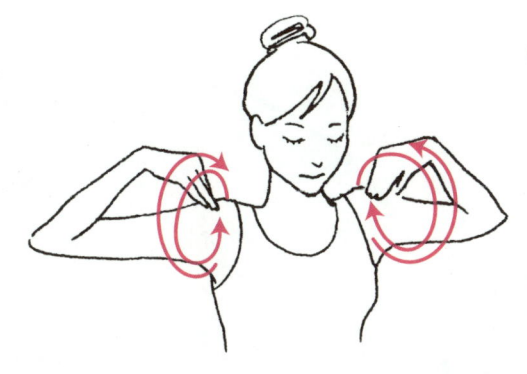

4

両手の指先を両肩の先の
肩髃《けんぐう》に載せ、前から後ろに5回、
後ろから前に5回まわす。(×3セット)

【肩髃】
腕を水平に上げたときにできる肩先のくぼみ。
湿疹、アトピーなどにも効果あり。

お酒をよく飲む人のためのマッサージ

「肝」の解毒作用を高めて肝機能をアップ。体内の余分な水分も取り除きましょう。お酒に酔いやすい人や、二日酔いのときにも効果的なマッサージです。

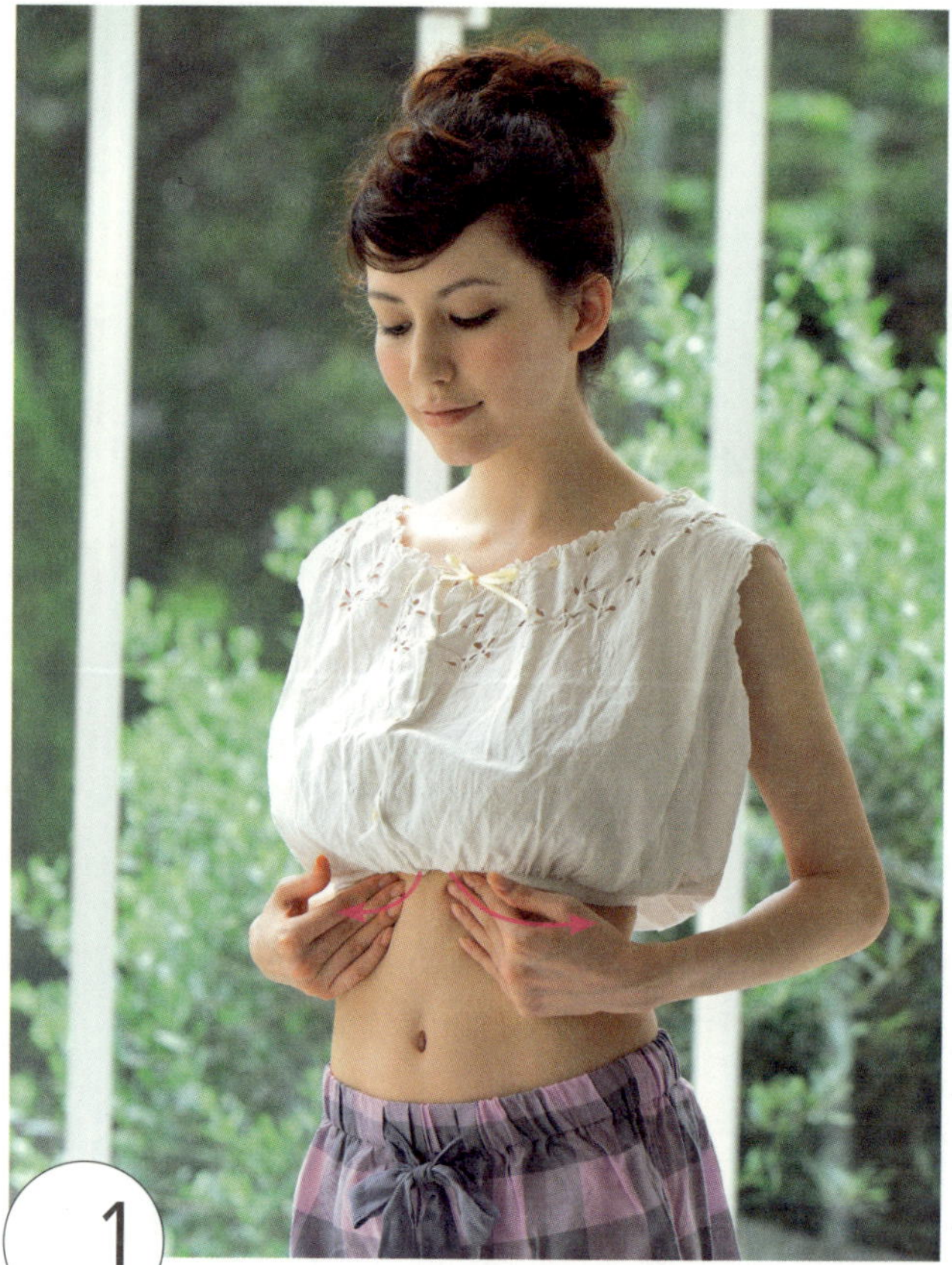

1

10円玉大のオイルを手にとり、息を吐きながら、
みぞおちから肋骨の下に
指を入れ込むようにして塗り込む。(×3セット)

"このレシピのポイント"

肝の「気」の流れを良くし、解毒作用も併せ持つ柑橘系のオイルがおすすめ。吐き気を抑えて、消化を助ける効果があるので、脂っこい食事の後にも役立ちます。ローズマリーやペパーミントと合わせても良いでしょう。

おすすめレシピ

Essential Oil

- 肝 スイートオレンジ **2**滴 基本
- 肝 グレープフルーツ **3**滴
- 脾 レモン **2**滴

Carrier Oil

ホホバ **20**ml 基本

2

脚のつけ根のビキニラインの下に
オイルを塗り、やさしくさする。
（×3セット）

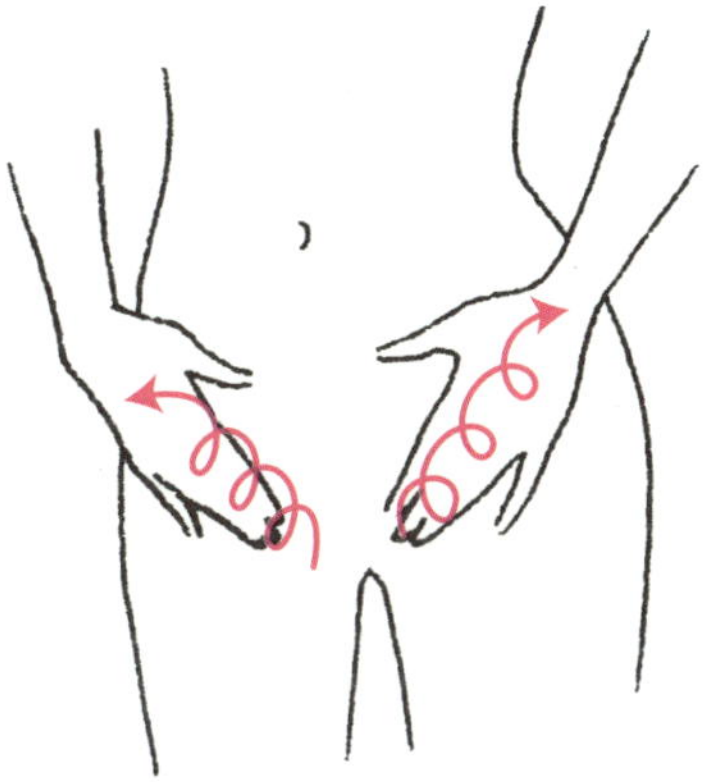

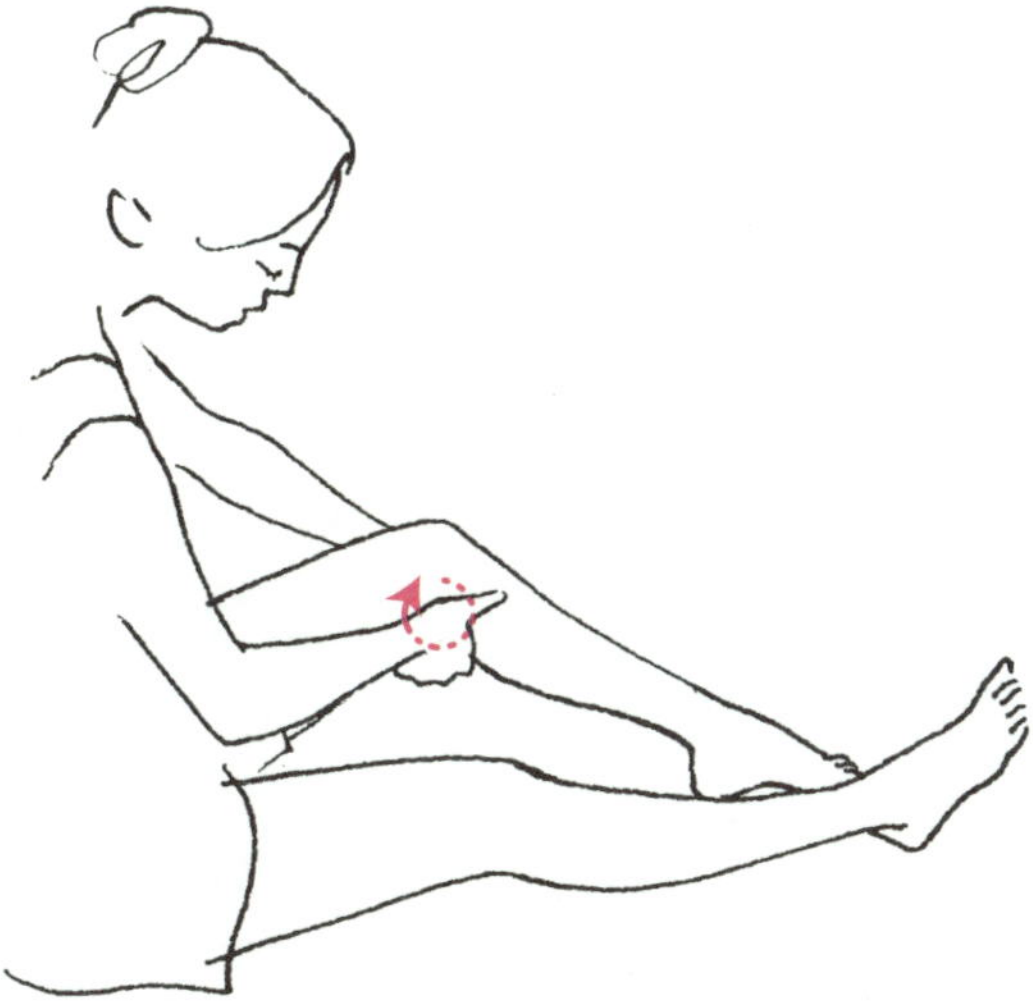

3

四指で両ひざの裏に
オイルを塗り、
少し力を入れてさする。
（×6セット）

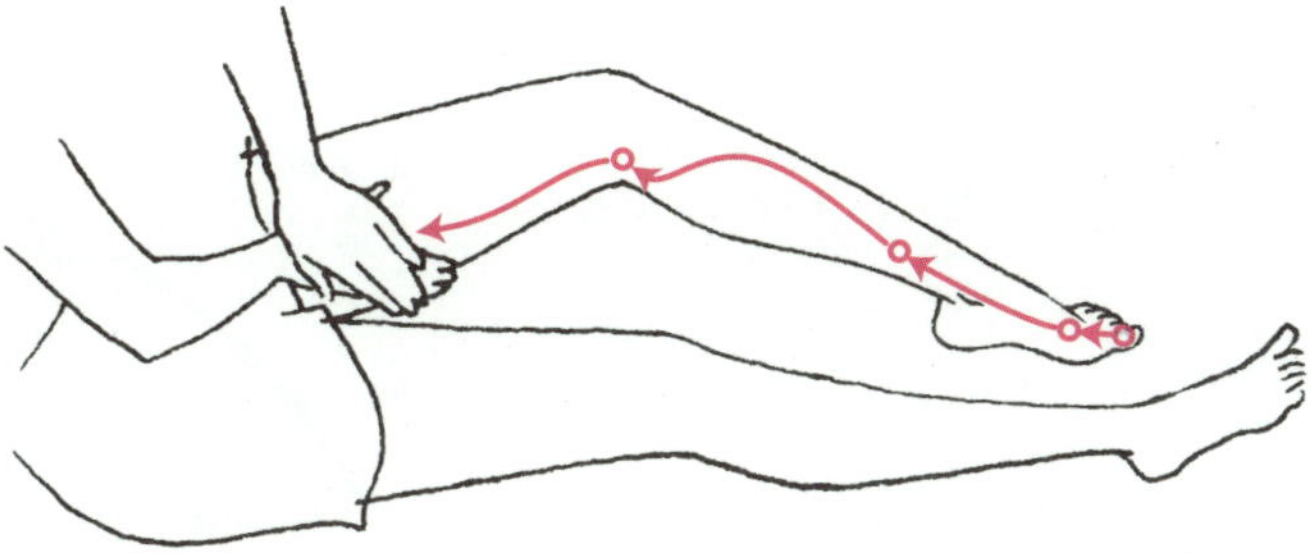

4

四指で肝経（93ページ参照）を、下から上へ流す。
（両脚×3セット）

ゆううつを解消するためのマッサージ

五月病など、自律神経のバランスが崩れやすいのが春から夏にかけての時期。「肝」のはたらきを正常にし、「気」の流れを滑らかにして、イライラや抑うつを解消しましょう。

1 500円玉大のオイルを手のひらにとって脚全体に塗り、人差し指と親指で足の親指のツメのつけ根を5秒間よく揉む。（両足×3セット）

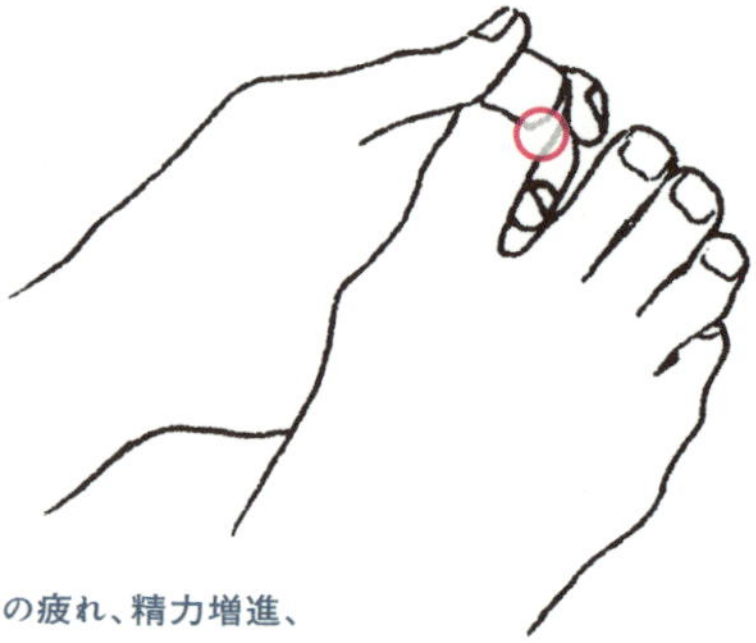

【大敦（だいとん）】
肝経の始点。肩こり、目の疲れ、精力増進、不妊症にも効果あり。

2 人差し指の第2関節で、太衝《たいしょう》のツボを5秒間押す。（両足×3セット）

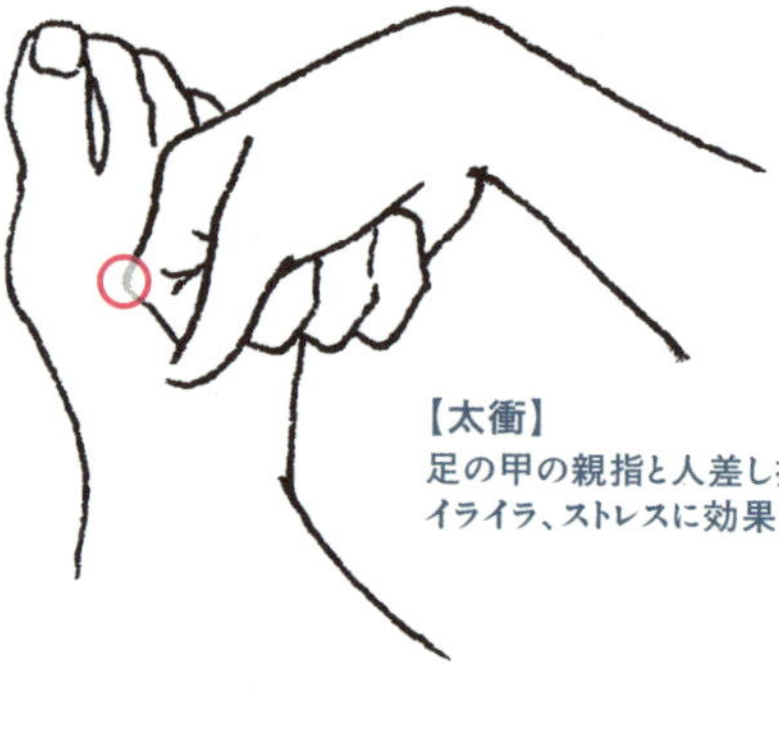

【太衝】
足の甲の親指と人差し指の間、骨が交わる手前。イライラ、ストレスに効果あり。

“このレシピのポイント”

元気を与えてくれるスイートオレンジと、穏やかな高揚感をもたらすベルガモット、気分を爽快にし、過食を防ぐグレープフルーツで、こころも体もすっきり。ほかに、同じ柑橘系で精神を安定させるネロリを加えてもOK。

おすすめレシピ

Essential Oil
- 肝 スイートオレンジ **4**滴 基本
- 肝 ベルガモット **2**滴 基本
- 肝 グレープフルーツ **2**滴

Carrier Oil
- ホホバ **20**ml 基本

③ 手のひら全体で、脚の内側をもものつけ根までさすり上げる（肝経→93ページ参照）。（両脚×1セット）

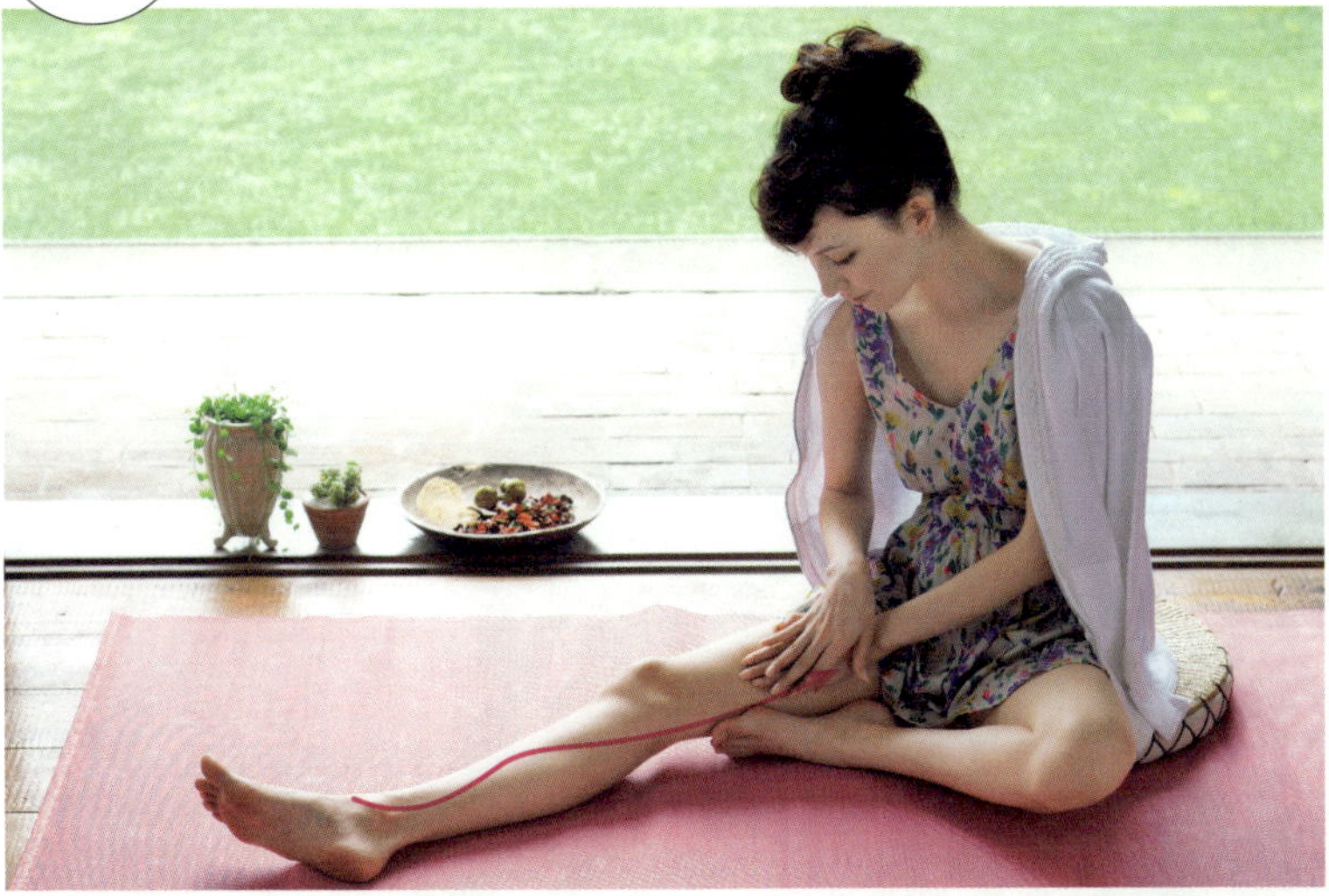

④ 手のひらのつけ根を脚の外側の側面に押し当て（胆経→92ページ参照）、らせんを描きながらマッサージ。（両脚×3セット）

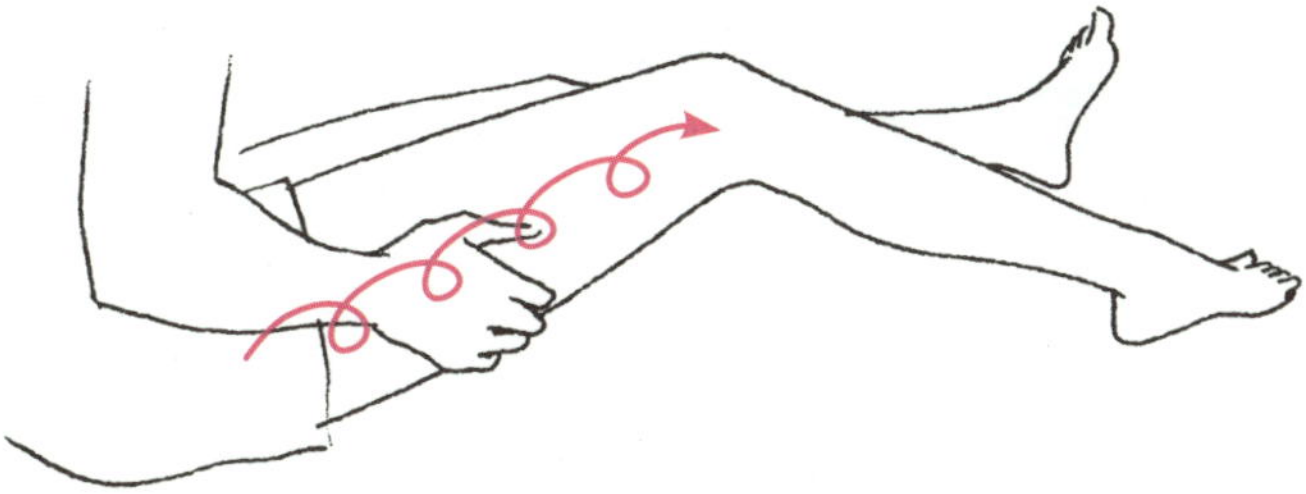

⑤ 人差し指と親指を使って、足の薬指のつけ根を5秒間よく揉む。（両足×3セット）

【足竅陰（あしきょういん）】
胆経の終点。偏頭痛にも効果あり。

肝 wood
心 fire
脾 earth
肺 metal
腎 water

【CHAPTER 4】五行体質タイプ別トリートメント〈肝〉

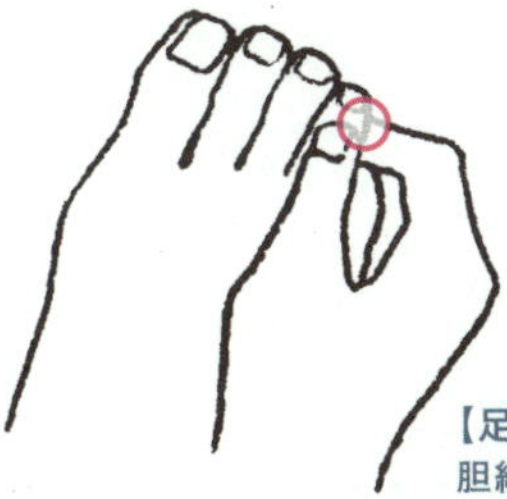

薬食同源

酸っぱいもの・青い野菜

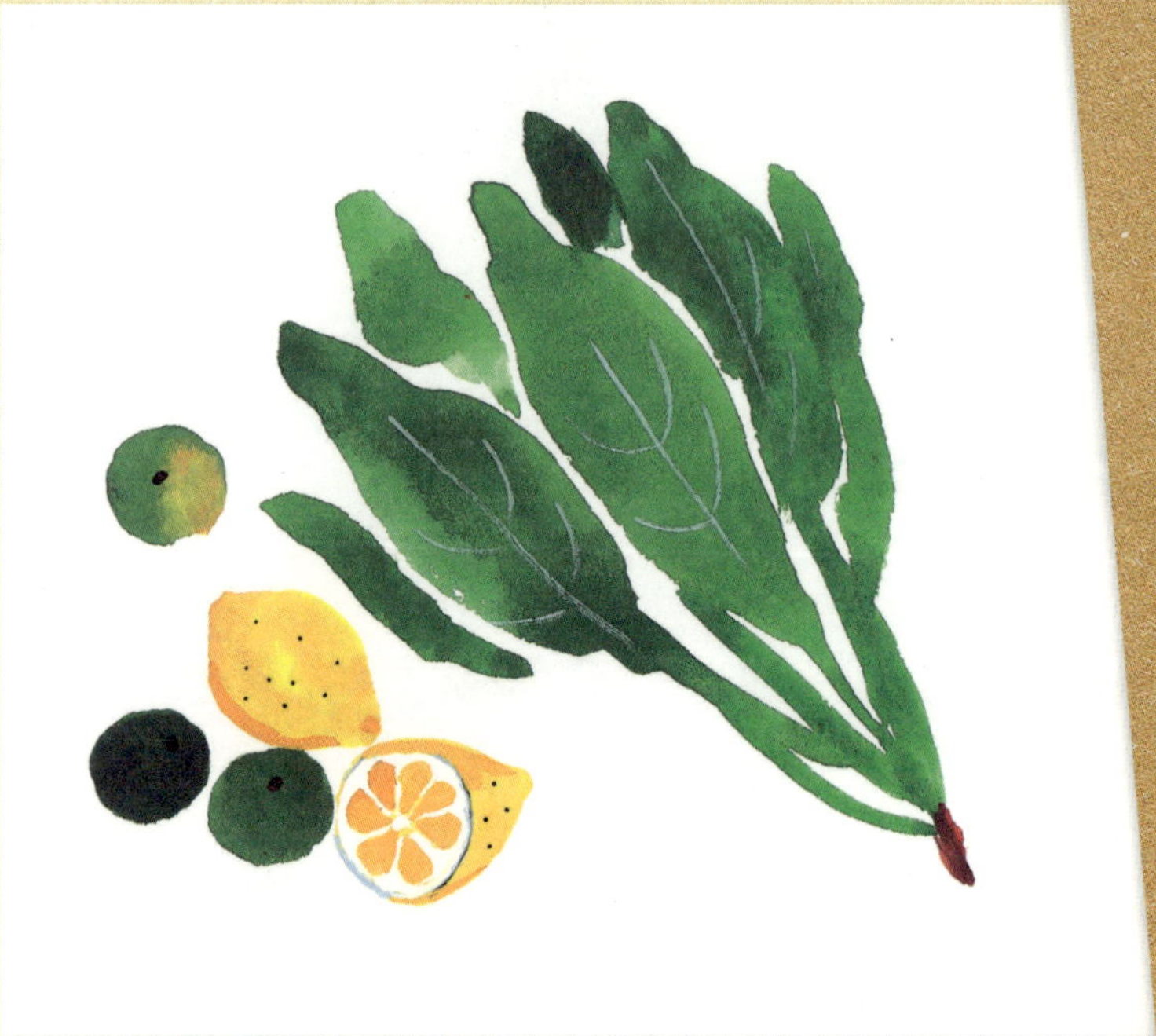

かんたんレシピ

ブロッコリーとオリーブのサラダ

オリーブをドレッシングとして使うサラダ。ブロッコリー 1株を一口大に切って塩茹でし、少し硬めかなと思うくらいで冷水にさらします。オリーブの水煮6粒をスプーンでつぶし、ワインビネガー大さじ1、オリーブオイル小さじ1、黒コショウ少々を加えてドレッシングを作り、ブロッコリーを入れて混ぜればできあがり。

「肝」の経絡に入っていきやすい味は「酸」。肝タイプの人は、まず、柑橘類・お酢・梅干・ヨーグルトなど酸っぱい味の食べものを意識して食べるようにしてください。お酢のほか、レモンやすだち、かぼすなどを使うと、塩分を控えられるというメリットもあります。また、ほうれん草・小松菜・ブロッコリー・パセリなどの青野菜もたくさん食べるようにしてください。そのほか、オリーブ、ワイン、レバーのように鉄分の多い食材は血を増やし、肝臓の機能を高めますから、適度にとると良いでしょう。

今日からはじめましょう！
肝タイプのためのらくらく養生法

アロマオイル応用術

半身浴

肝タイプのオイル（74ページ参照）から好みのものを選んでお風呂に5滴たらし、全身が温まるまでゆっくり浸かります。湯温はぬるめに、湯量は腰の高さまで。音楽を聴いたり、照明を消してキャンドルを灯したりしても良いですね。贅沢な時間を楽しんでリラックスしましょう。

特効ツボ

太衝《たいしょう》・陽陵泉《ようりょうせん》

イライラやストレスには、足の甲の親指と人差し指の間、骨が交わる手前にある「太衝」を、人差し指の第2関節で押します。筋肉の痛みやこり、ひざや足腰の痛みには、「陽陵泉」を押します。ひざ下の外側、外くるぶしからなぞっていくと行き当たる丸い骨のすぐ下にあります。

プチ運動

ヨガ・ストレッチ

肩こり、筋肉痛、足腰の痛みなど、「筋」が弱ったり、傷ついたりして症状が表れるのが肝タイプの特徴。ストレスによる血行不良などが主な要因です。ぜひ、ヨガやストレッチを日課にして、筋を鍛えるだけでなく、リラックスしてストレスに負けない心と体をつくりましょう。

体質改善茶

菊花《きっか》茶・枸杞子《くこし》茶

熱湯に菊花やクコの実を浮かべ、香りを楽しみながら飲みましょう。菊花や枸杞子は、肝機能異常や視力の衰え、眼精疲労などに効く生薬として広く使われています。菊花はカモミールと同様、カーッとなったときに熱を冷ます作用があり、枸杞子は頭をスッキリさせてくれます。

体で聴く音楽

エンヤ『アマランタイン』

エンヤのクリアな歌声は、風に乗ってどこまでも伸びていくようですね。自然の音を5つに分けた音階「五音（ごいん）」のうち、「木」「肝」に対応する音は「角（かく）」といいます。萌芽・成長を象徴するのびのびとした音で、イライラや情緒不安定を緩和するといわれています。

“自然の力を感じるコラム⑥”

五行でみるあの人との相性

誰にでも苦手なタイプや得意なタイプの人がいますよね。中医学では、体質と同様、人との相性も陰陽五行と関連が深いと考えます。自分の体質を改善することが第一ですが、五行の関係を知っておくと、より良い人間関係を築くことができるでしょう。

	◎ GOOD	× BAD
肝タイプ（木）	【腎】いつも愛情を注いでくれる人【脾】あなたのサポート役	【肺】相手の言葉や態度にバッサリと切られてしまうかも
心タイプ（火）	【腎】興奮したあなたを冷静にしてくれる人【肺】あなたの支えとなり、能力を引き出してくれる人	【肝】あなたの情熱が相手を疲れさせてしまう【脾】行動力に乏しい相手にイライラしてしまう
脾タイプ（土）	【肝】あなたが育ててあげられる【腎】あなたが落ち着きを与えてあげられる	【心】【肺】相手がのんびり屋のあなたにつきあいきれない
肺タイプ（金）	【心】あなたを輝かせてくれる人【腎】あなたの頑固さを和らげてくれる人	【肝】相手はあなたの言葉や行動に傷ついているかも【脾】あなたには刺激が少ない相手
腎タイプ（水）	【肝】あなたが養い成長させてあげられる【心】相手にとってあなたが羨望の的【脾】本来のあなたをさらけ出せる相手	【腎】お互いに流れに合わせる性質で、変わり身が早い者同士

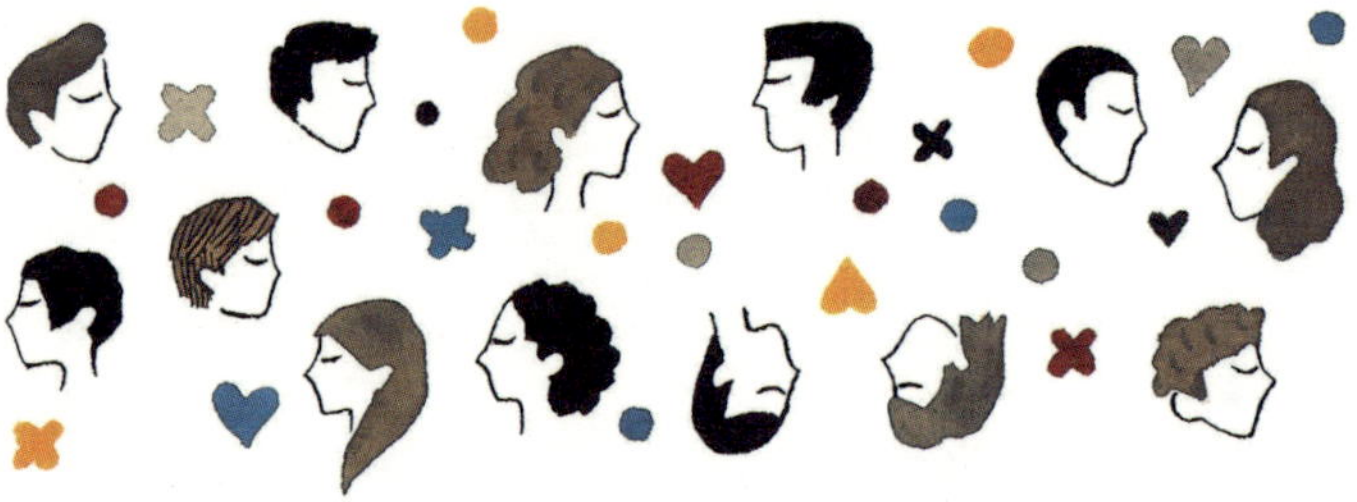

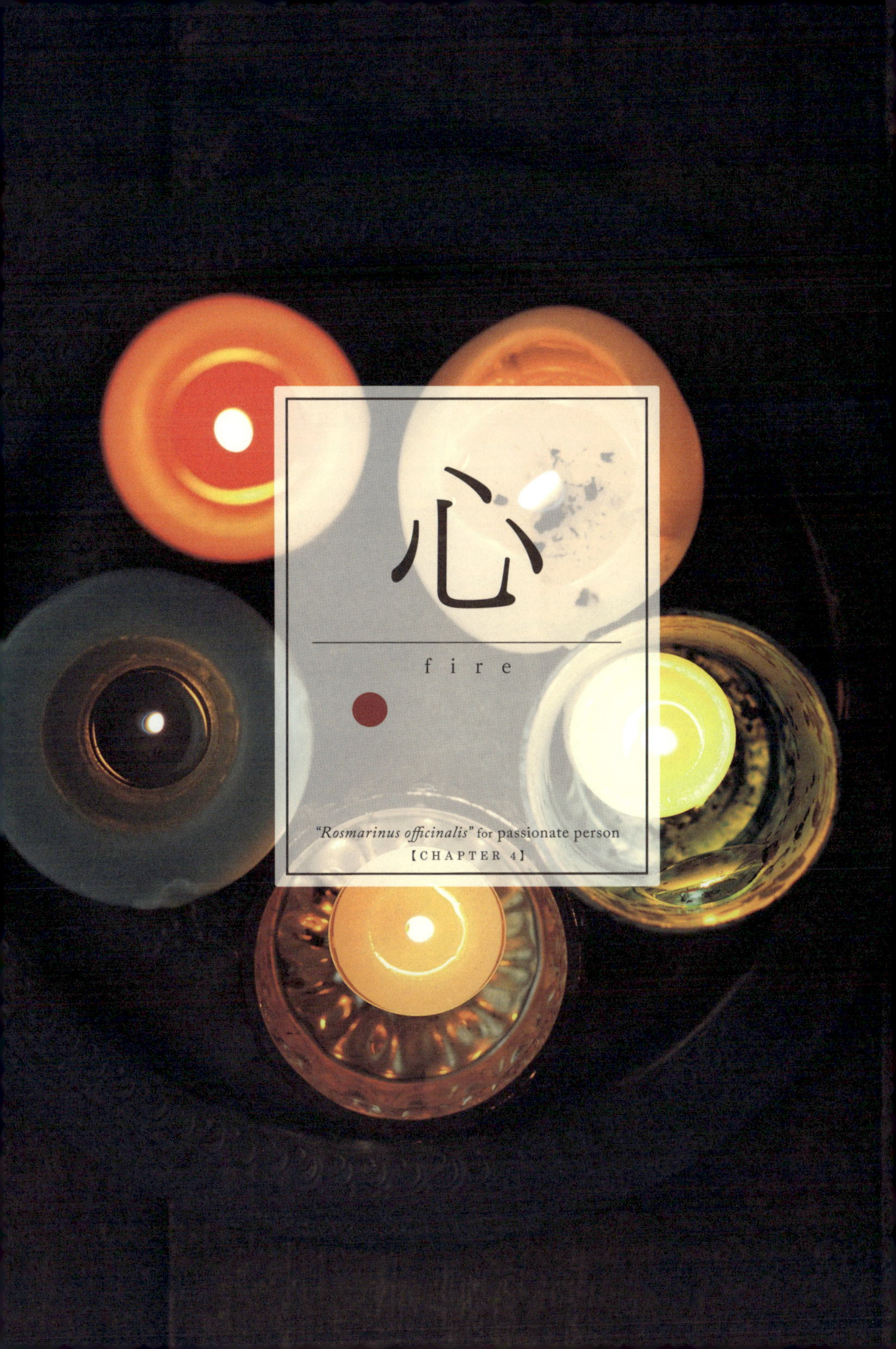

心

fire

"*Rosmarinus officinalis*" for passionate person

【CHAPTER 4】

>>> 心 タイプを細かく分析します。

あなたはどっち？

心が強過ぎる場合は、狭心症や子宮筋腫などの重い疾患を引き起こす可能性もあります。どちらのタイプも心（こころ）の細やかさが体調に出やすく、血行不良による症状が出てきますが、それぞれ治療法は異なります。この後の解説をよく読んで、自分のタイプに合ったトリートメントを行ってください。

TYPE-1
心の力不足または心が弱い

○顔が青白い
○動悸・息切れ
○不眠・夢が多い
○もの忘れが多い
○めまい
○舌や唇の色が薄い
○貧血傾向の症状
○胸苦しい
○倦怠感・無力感
○汗がたらたらと漏れ出す
○不安感

〈おすすめオイル〉

・ローズマリー
・イランイラン
・ジャスミン

→ 120〜123ページ参照

TYPE-2
心が強くなり過ぎている

○イライラしてカーッとなる
○せっかち
○胸の悶え
○不眠・夢が多い
○顔面紅潮
○口が渇く
○狂乱状態に陥ることがある
○舌の炎症
○舌が紅く、脈が速い
○胸の圧迫感や痛み
○胸からのどにかけての灼熱感
○左の肩甲骨の辺りがこる

〈おすすめオイル〉

・ラベンダー
・ローズオットー
・ネロリ

→ 120〜123ページ参照

こんな人は"心"タイプ

情熱的な行動派、でもちょっと感傷的

熱いハートを持った
ロマンティストが多いが、
細やかな神経の持ち主で、
心配性の一面も。

このタイプの人は、まずパワフルで行動的なのが特徴。五行の「火」の性質そのものです。精神的に熱く燃えていて、熱心なリーダー的存在の人も多いはずです。

火は木のくずを燃やして上へ上へと炎上し、燃えた後は灰となって土を養います。熱や炎症、暑さにともなう事象などはすべて火の性質といえます。燃え上がった火はとても活発で、さまざまなものを温める性質がありま す。舌が炎症を起こしたり痛くなったり、顔色が赤くなったり、少し運動しただけで汗が漏れ出すようにたくさん出たり、季節でいえば夏に症状が出やすかったり、症状を見ると熱に関係するものが多いのはそのためです。

また、パワフルで精力的に行動する一方で、実は情緒的なロマンティストという人も多いでしょう。たしかに火のなかには、ろうそくの灯りのようにロマンティックなものもありますよね。しかし、熱しやすく冷めやすいのもこのタイプの特徴です。そわそわして落ち着きがない人や、集中力に欠ける人は要注意。「心」は、喜びの感情とかかわりがあるのですが、これが過ぎると興奮したり、感情の起伏が激しくなることがあるのです。

心タイプの人は、とにかく心（こころ）の繊細さが体調に出やすい傾向にあります。何か心配ごとがあると眠れなかったり、人前で話すだけでも緊張して顔が真っ赤になったり、やたらと汗が吹き出したり、単にその人の性格のせいだと思われているようなことも、実は「心」のトラブルのサインだと考えられます。たとえば、試験や試合、大事な会議の前など、ここぞというときに気持ちを落ち着けたいときは、「心」を鎮めるためのトリートメントを行いましょう。心（こころ）の動きも体質の変化に関連していると考え、心身ともに健康な体をつくるための対策をとるのが中医学です。

心（こころ）の平穏が養生のカギ

「心」は、血液を循環するポンプ機能と、大脳のはたらきによる神経や心（こころ）もつかさどる五臓です。症状が重くなり、循環器のはたらきが衰えると、動悸や息切れ、少しの動作で汗がたくさん出る、左の肩甲骨の辺りがこる、手足が冷えるなどのトラブルも出てきます。病院の検査で心電図が正常でも、中医学では、心の異常の兆候ととらえて対策をとります。季節では「夏」ですが、一日のうちでは太陽が一番高い昼間に症状が出やすいのも特徴です。

心のトラブルは血液の循環に影響を及ぼすため、放っておくと狭心症や心筋梗塞など、重い心臓疾患につながる恐れもあります。大脳のはたらきにも関係があるため、ひどくなると、不安、不眠、精神の錯乱、認知症などが引き起こされることもあります。

心のはたらきをまとめると次のようになります。

○ **血液循環をスムーズに行い全身に栄養を与えます**
○ **意識や思考活動がしっかり行われるよう、精神を充実させます**
○ **味覚を正常にします**
○ **言語をはっきり話すことができるようにします**
○ **心の状態は顔によく表れます**
○ **発汗は心の機能を反映しています**
○ **心包と深い関係があり、心包に守られています**

「心包《しんぽう》」は、実体のない臓ですが、中医学では心を包み、特に精神面にはたらきかけ、心の保護をつかさどるとされています。

心タイプの人は、基本的には夜にしっかり睡眠時間をとることが重要ですが、たとえばランチの後に10分昼寝をするだけでも、心の消耗を防ぐことができます。夏は汗をかくので体力を消耗しやすいうえ、日差しも強いので、夏バテや日焼けに気をつけて、暑さに負けない体を養っていきましょう。

心とそのほかの五臓との関係は？

心は脾の母、肝の子、肺の見張り役

中医学はバランス医学。症状は単独の臓腑が原因で表れることもありますが、いくつかのほかの臓腑とのバランスが崩れて起こることも多いので、それぞれに対して適切な改善策をとる必要があります。

［心と肝］

心は「肝」とともに、精神的なはたらきや「血（血液などの栄養物や肉体の器質）」に関して協調して作用します。慢性疾患や精神疲労などで心の血が不足すると、血液循環が悪くなり肝の血も不足してしまいます。肝が血を蓄えられなくなると全身に栄養が行き渡りません。心だけでなく肝の血も補い、潤いを与えるオイルには、ラベンダーやネロリなどがあります。

［心と脾］

心は「脾」に栄養を与え、それにより脾は飲食物から「血」を生成、心と精神を養っています。慢性疾患や疲労などで心の血が不足すると、脾の機能が全体的に低下し、血液を血管の外に出さないようにする作用も衰えてしまいます。女性の場合、月経過多や不正出血といった症状も出てきます。心と脾をともに補うオイルは、ラベンダーやローズマリーなどです。

［心と肺］

心は「肺」に「気」を運んで呼吸を維持し、肺は気の作用により心の「血」の運搬を促進します。慢性的な咳や肉体疲労から肺の気が不足すると、血を推し出すことができなくなり、心の機能も低下してしまいます。動悸や息切れ、無力感、胸がもだえるなどが主な症状です。心と肺を一緒に補うことができるのは、ラベンダーやローズマリーなどのオイルです。

［心と腎］

「腎」は水をつかさどり、心の火が燃え盛らぬよう抑制します。ストレスなどにより心が熱を持つと、腎の水を煮詰めてしまいます。慢性疾患や過労、過度のセックスなどにより腎の水が消耗すると、心の火を鎮められません。双方に潤いを与え、めぐりを良くして熱を冷ましてくれるオイルには、ローズオットーやジャスミンアブソリュートなどがあります。

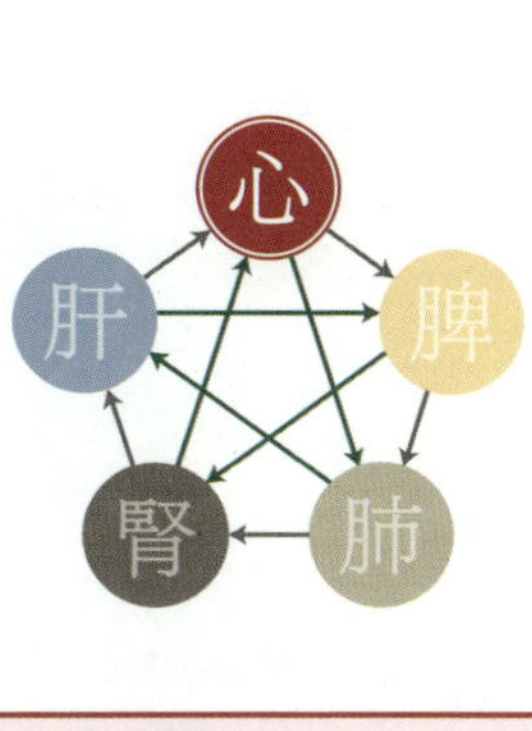

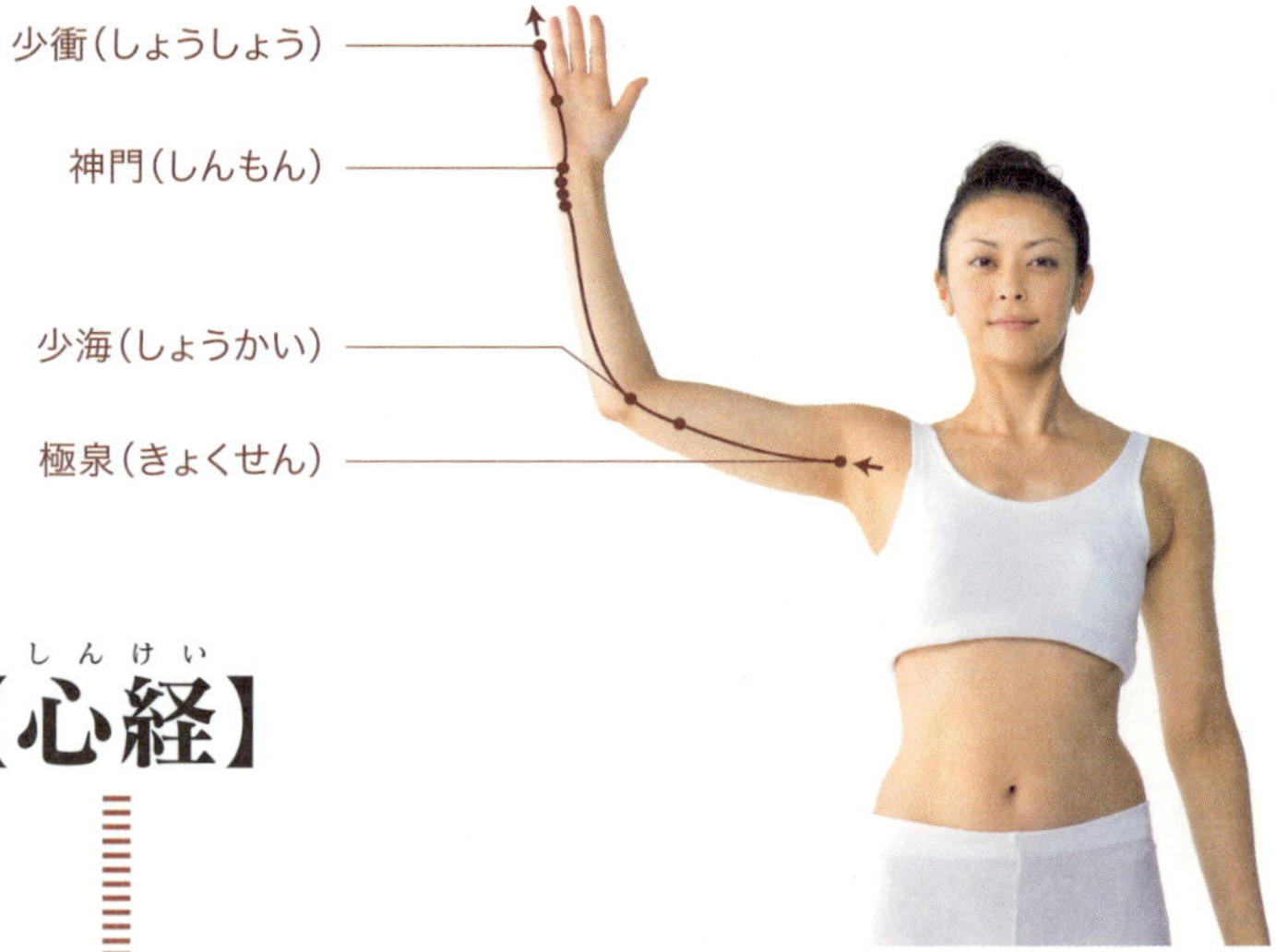

【心経《しんけい》】

［心経］ 循環器や大脳のはたらきのほか、心（こころ）にも関係しています。刺激すると、高血圧など循環器系のトラブルや、不眠、ストレスにも効果的。手の小指の先で「小腸経」に連なります。

【小腸経《しょうちょうけい》】

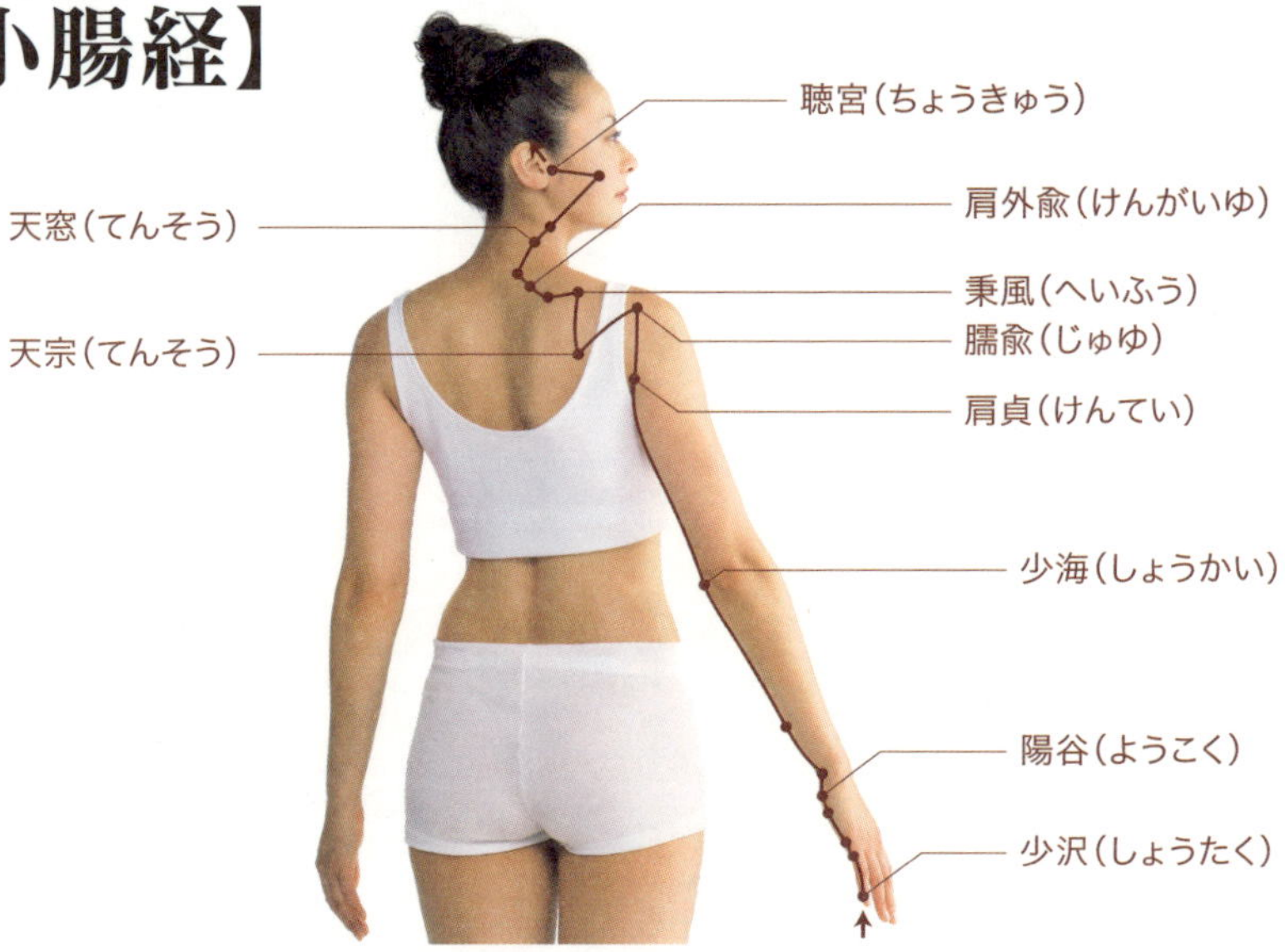

［小腸経］ 栄養の吸収に関係があります。肩甲骨の上を通るので、刺激すると、肩や背中のこり、腕のだるさなどに効果的。顔面で「膀胱経」に連なります。

心タイプの経絡

「気」「血」のめぐる道

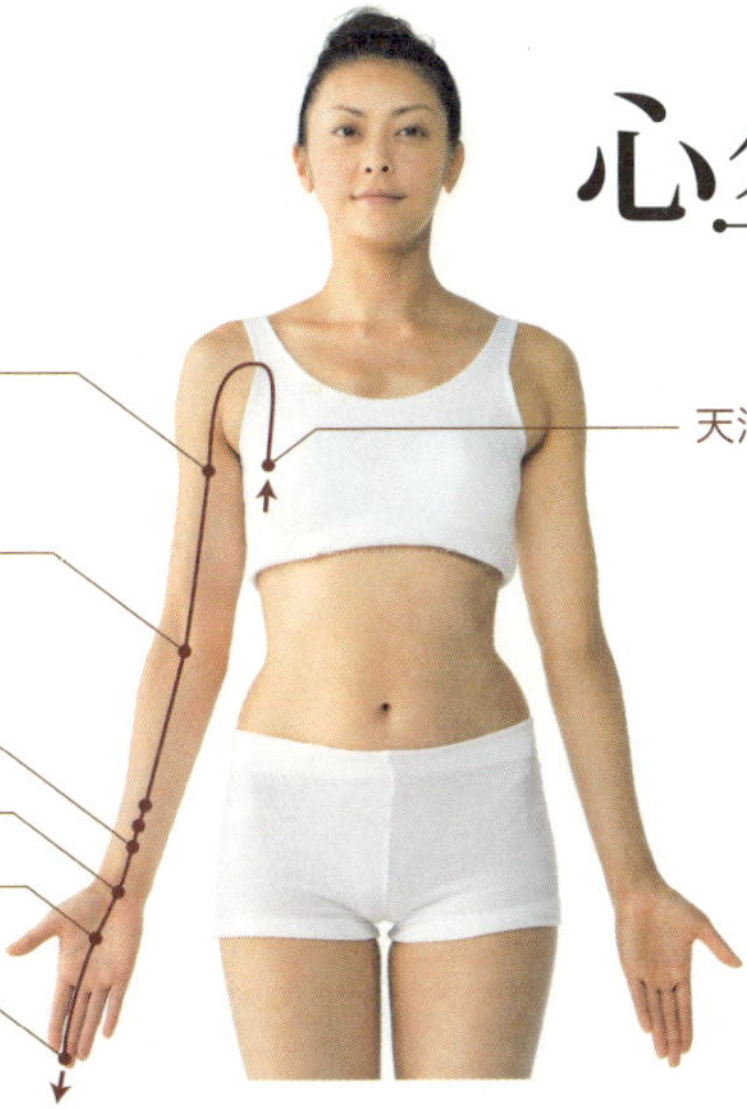

【心包経《しんぽうけい》】

［心包経］「心」を守る役割があるので、「心経」とセットでケアしましょう。特に精神面にはたらきかけるので、刺激するとストレスに効果的。指先で「三焦経」に連なります。

【三焦経《さんしょうけい》】

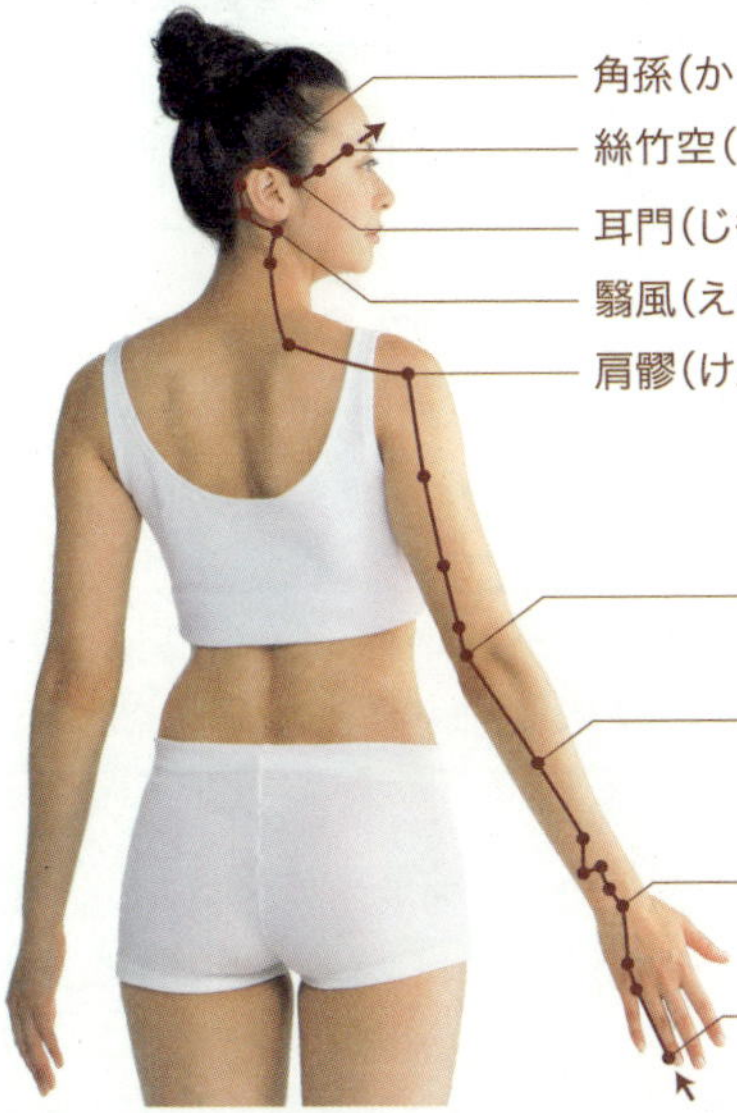

［三焦経］三焦は水分代謝をつかさどるところで、むくみやダイエットに効果のある経絡です。新陳代謝をアップしたいときに刺激します。目の横で「胆経」に連なります。

TYPE-2 基本

ラベンダー

安眠・鎮静・殺菌消毒

用途が幅広く、すべての肌質に適しているので、ぜひとも常備しておきたい一本。たとえば旅先や大事な打ち合わせなどでの突然のトラブルには欠かせません。ホテルの客室の臭いが気になって眠れないなど、慣れない場所で居心地が悪いときは、手近にあるカップにお湯を注ぎ、このオイルを2滴たらせば、たちまち落ち着いたステキな空間のできあがりです。このオイルはそのほかにも、感染症予防や皮膚のトラブル・虫刺され、不眠、筋肉痛にまで対応できる万能オイル。刺激や毒性がなく、安全性も高いので、安心して使うことができます。学名は「洗う」という意味のラテン語からつけられたといわれ、傷ややけどを洗い流すという意味が込められています。

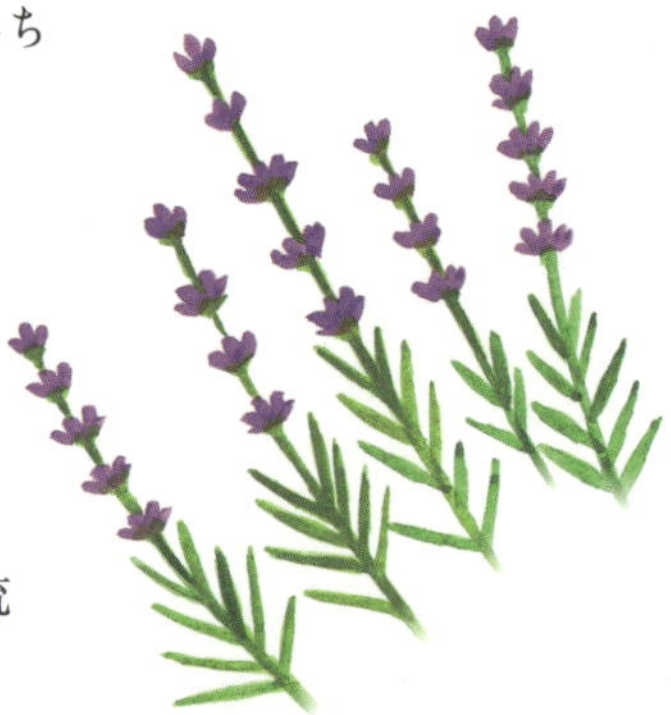

学名	*Lavandula officinalis*	原産地	地中海沿岸・アルプス中腹
科名	シソ科	蒸留部位	葉と花（花穂）
採油方法	水蒸気蒸留法	ノート	トップ
香りの強さ	穏やか	ブレンドファクター	5～7
香りの特徴	親しみやすく、涼しげで柔らか。ウッディで花のような香り		
相性の良いエッセンシャルオイル	用途が幅広く、どんなオイルとも合いやすい。1～2滴加えると、ブレンド全体の香りがまとまり、より高い効果も期待できる		
中医学的観点	「心」の「神（精神）」を落ち着かせ、催眠効果を発揮する。血圧を下げる作用のほか、鎮痛・消毒殺菌・抗ウイルス作用もあり、少量であれば綿棒などにつけてニキビややけどの患部に原液を直接塗布することも可能。【帰経】心・肝【性質】涼性　※多量に用いると覚醒効果もあるので注意が必要。妊娠初期の使用は控えること。		

TYPE-1 基本

ローズマリー

血行促進・記憶力、免疫力アップ

ローズマリーを手にとると、アロマの試験勉強を思い出します。ローズマリーの頭脳明晰化作用は、私が一番最初に覚えた精油の効果でした。このオイルには、脳の血流量をアップする性質があり、試験前に神経を集中させ、記憶力を高めるといった作用があります。たしかに、頭の中がすーっとクリアになる香りで、新しいことがどんどん覚えられるので、大事な場面で何度も助けられているのですよ。お子さんの勉強部屋の芳香浴には最適だと思います。ローズマリーは、ハーブのなかでは身近で手に入りやすく、魚料理や肉料理などにも使いやすいハーブです。やる気がないとき、ここぞというときのスパイスとして使ってみてはいかがでしょうか。

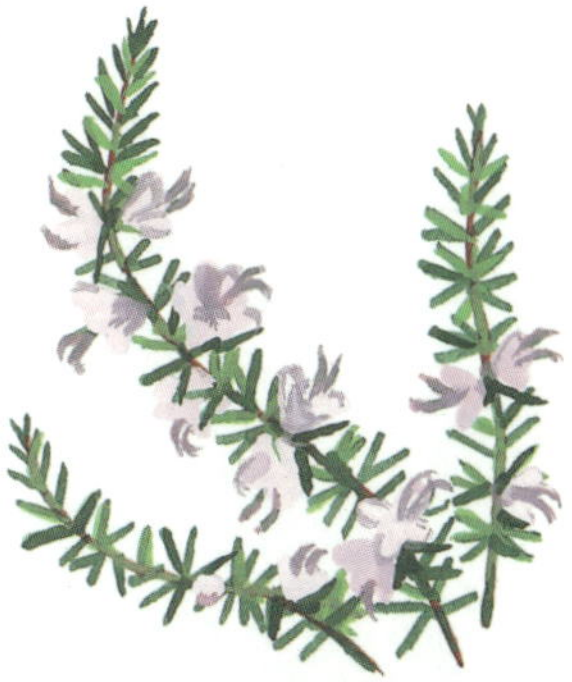

学名	*Rosmainus officinalis*	原生地	地中海沿岸
科名	シソ科	蒸留部位	葉
採油方法	水蒸気蒸留法	ノート	ミドル
香りの強さ	強い・刺激強	ブレンドファクター	2～5
香りの特徴	鋭く、樟脳《しょうのう》に似て、ほのかに草木の匂いも感じるハーブの香り		
相性の良い エッセンシャルオイル	多くのオイルと調和する。特に、ラベンダー、ペパーミント、スイートマージョラムなどのハーブ系、フランキンセンス、ジンジャー など		
中医学的観点	「心」を活性化し「気」「血」の流れを良くして、手足の冷えや疲労、低血圧を改善する。滞った血液を流し、痛みを和らげる作用があり、リウマチや肩こり、関節痛などにも効果を発揮。神経強壮･リフレッシュ効果も。【帰経】心・肝・脾・肺【性質】温性 ※刺激があり血圧を上昇させるので、高齢者や妊婦、乳幼児への使用は注意が必要。		

TYPE-1

イランイラン

鎮静・子宮強壮・抗うつ・催淫

学名	*Canaga odorata*	原産地	フィリピン
科名	バンレイシ科	蒸留部位	花(花弁)
採油方法	水蒸気蒸留法	ノート	ミドル
香りの強さ	強い	ブレンドファクター	2〜4

香りの特徴	重厚で甘く、ロマンティックな花の香り
相性の良いエッセンシャルオイル	ラベンダー、ベルガモット、ジャスミンアブソリュート、カモミール、ローズウッド、シダーウッド など
中医学的観点	名は「花の中の花」の意味。「心」の「気」「血」を補い、精神を鎮める。体の内側から潤いを与え、月経リズムを整えるほか、皮膚を養う。気分を高揚させ、心身の強壮作用を持つ。「精」を補う効果も高く、精力減退や脱毛などにも有効。【帰経】心・腎【性質】涼性 ※使い過ぎると頭痛を起こすことがあるので要注意。

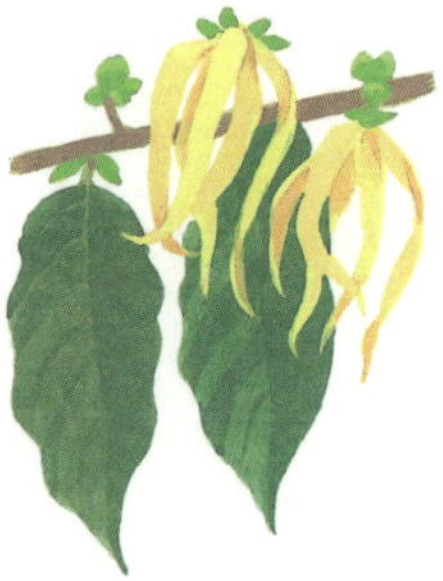

TYPE-1

ジャスミンアブソリュート

催淫・強壮・睡眠・生殖機能アップ

学名	*Jasminum officinale*	原生地	インド
科名	モクセイ科	蒸留部位	花
採油方法	溶剤抽出法	ノート	ベース
香りの強さ	強い	ブレンドファクター	1

香りの特徴	濃厚で甘く、エキゾティックでリッチな花の香り
相性の良いエッセンシャルオイル	イランイラン、ローズオットー、ローズウッド、サンダルウッド、シダーウッド、パチュリ など
中医学的観点	精神を鎮め、「精」を補い、生殖機能を高める。出産時の芳香療法に用いられ、陣痛の痛みを解消する。また、母乳の出を良くする効果も。強壮作用で精神を情熱的にさせる効果もある。一方でリラックス効果も得られるため、不眠にも用いる。【帰経】心・腎【性質】平性 ※不眠に用いる際は香りが強いので低濃度で使うこと。

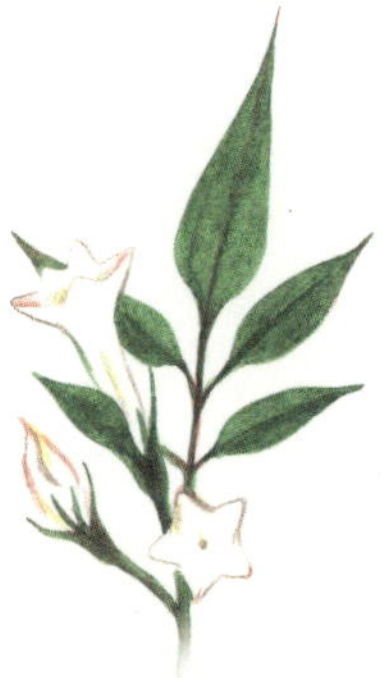

TYPE-2

ローズオットー

婦人科系疾患に・スキンケア・強壮

学名	*Rosa damascena*	原産地	トルコ
科名	バラ科	蒸留部位	花(花弁)
採油方法	水蒸気蒸留法	ノート	ミドル
香りの強さ	強い	ブレンドファクター	1
香りの特徴	深みがあって甘く、高貴で優雅なバラの香り		
相性の良いエッセンシャルオイル	ジャスミンアブソリュート、ネロリ、イランイラン、ローズウッド、パチュリ、フランキンセンス など		
中医学的観点	「気」「血」のめぐりを良くして精神を安定させ、潤いを与え、月経リズムを整える。月経や更年期など婦人科系のトラブル解消に役立つ。肌のキメを整え、美しく保つ効果あり。フェイシャルトリートメントに最適。抗炎症・抗うつ効果も。【帰経】心・腎 【性質】涼性 ※香りが強いのでブレンドの際はほかのオイルとのバランスに注意。		

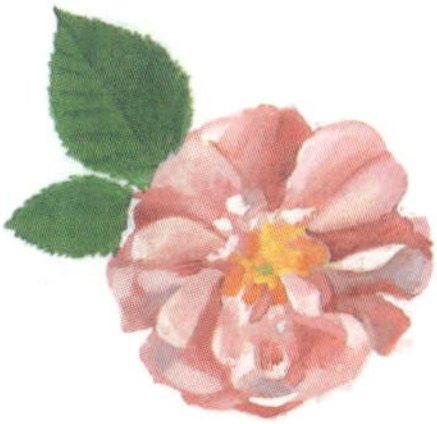

TYPE-2

ネロリ

鎮静・抗不安・スキンケア・消化促進

学名	*Citrus aurantium*	原産地	東南アジア
科名	ミカン科	蒸留部位	花
採油方法	水蒸気蒸留法	ノート	ミドル
香りの強さ	強い	ブレンドファクター	1〜2
香りの特徴	華やかで、少し苦味もある大人びた花の香り		
相性の良いエッセンシャルオイル	柑橘系の各種オイル、フランキンセンス、ラベンダー、ジャスミンアブソリュート、イランイラン など		
中医学的観点	ビターオレンジの花から抽出される希少価値の高いオイル。柑橘系だが光毒性がなく肌が弱い人にも使用できる。精神を鎮め、リラックス効果をもたらす。「気」のめぐりを良くし、イライラや不眠を解消。「肝」や「脾」の調子を整え、消化吸収を促進する。鎮静効果も高く、スキンケアに最適。【帰経】心・肝・脾 【性質】涼性〜平性		

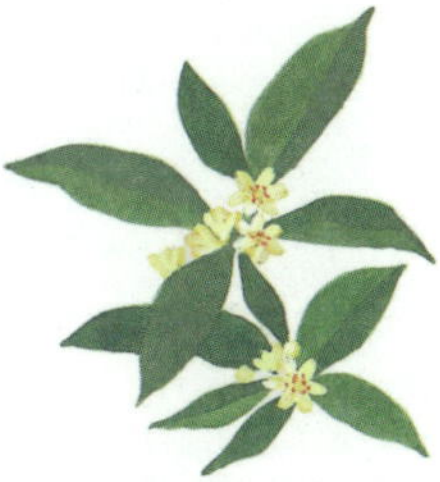

顔を明るく元気に見せるマッサージ

こころの状態は顔に表れます。リンパ節とツボを刺激して、明るくツヤのある肌とすてきな笑顔を取り戻しましょう。血行不良によるシミ・くすみにも効果があります。

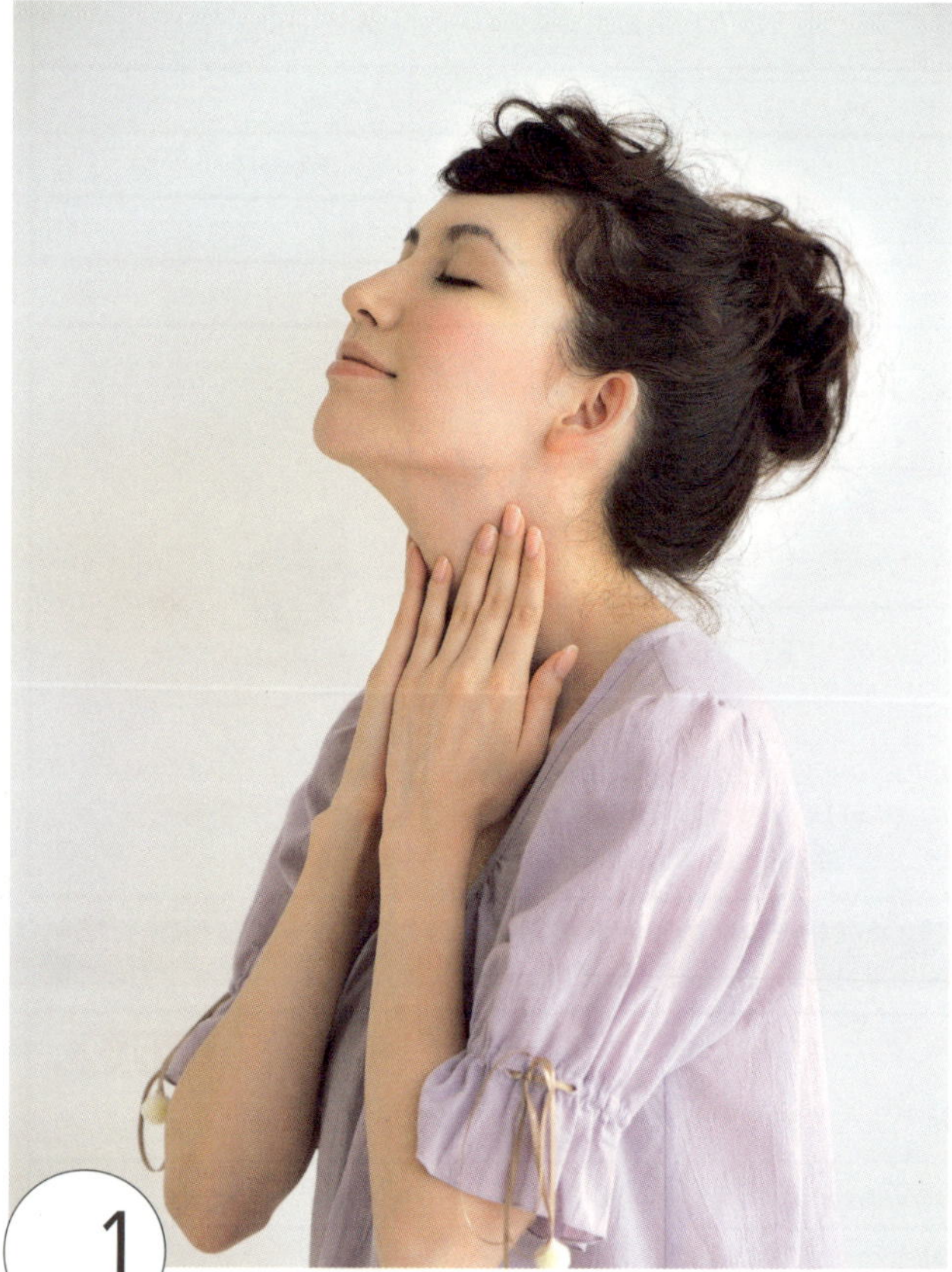

1

10円玉大のオイルを手にとり、顔から首全体に塗る。このとき、大脳に香りが伝わるのをイメージしながら3回深呼吸する。

“このレシピのポイント”

ゴージャスな花の香りでうっとりする組み合わせ。どれも涼性のオイルで顔のほてりを防ぎます。ローズオットーは血行を良くする作用があり、潤いも与えます。メイク下地やクレンジングにも使えるブレンドオイルです。

おすすめレシピ

Essential Oil

心 ラベンダー **2**滴 基本

心 ローズオットー **1**滴

心 ネロリ **1**滴

Carrier Oil

ホホバ **10**ml 基本

ローズヒップ **10**ml

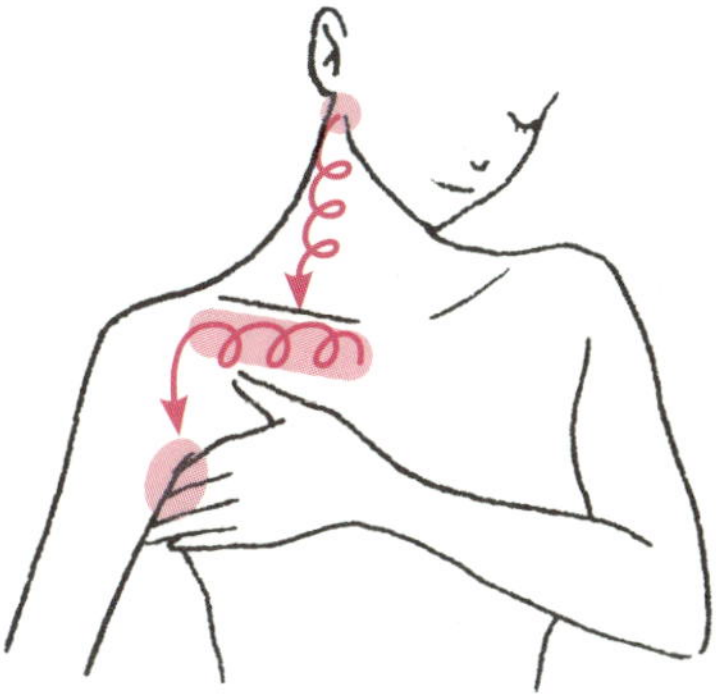

2

四指で、耳下リンパ節から鎖骨リンパ節、鎖骨リンパ節から腋下リンパ節へ、らせんを描きながらマッサージ。
（左右×1セット）

《リンパ節（せつ）》
体の免疫器節のひとつ。全身をめぐり、体内の老廃物などを運搬するリンパ液（細胞間液）の中継地点。

3

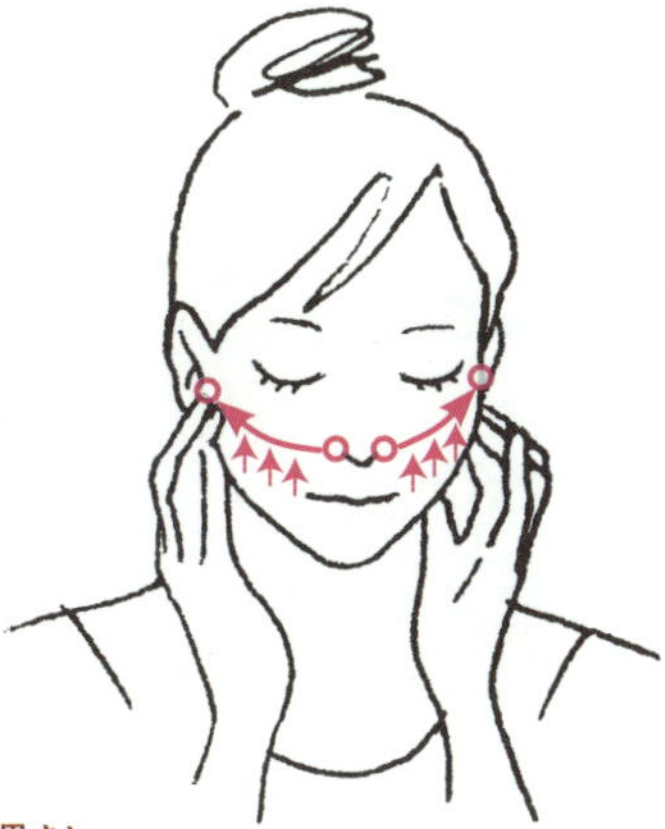

両手の人差し指、中指、薬指の3本で、小鼻から耳へ向かって、頬骨を押し上げるようにマッサージ。
（左右×1セット）

【迎香（げいこう）】
小鼻の両脇のくぼみ。
花粉症、鼻づまり、ニキビ予防、美肌効果もあり。

【聴会（ちょうえ）】
耳穴の手前の突起の下。耳鳴り、難聴、顎関節痛などに効果あり。

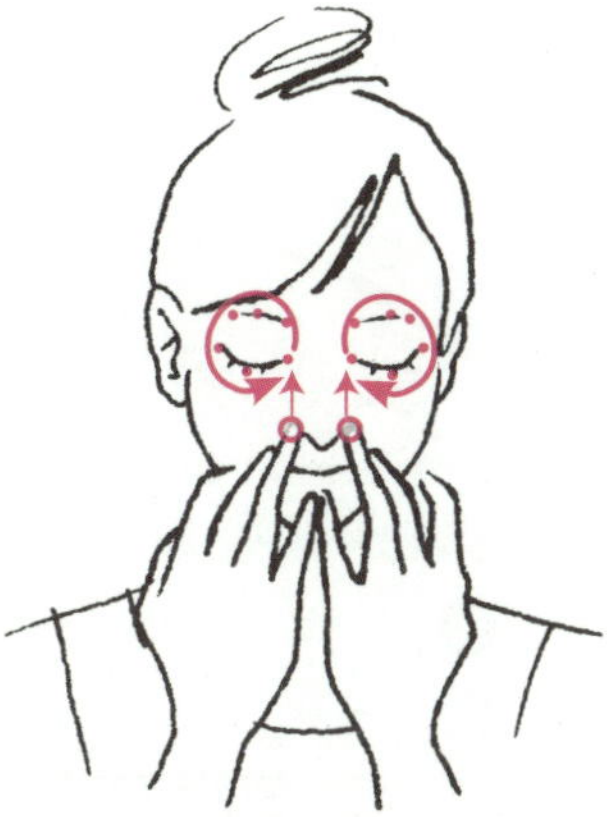

4

両手の薬指で小鼻の迎香のツボを押し、左右の目の周りのツボを5秒ずつマッサージ。
（84ページ参照）

肝 wood
心 fire
脾 earth
肺 metal
腎 water

冷え性さんの血行改善マッサージ

冷えは万病の原因。血液循環をつかさどる「心」、ホルモンバランスを整え、体の種火を持つ「腎」、そして、自律神経系をつかさどる「肝」のトラブルと考えられます。

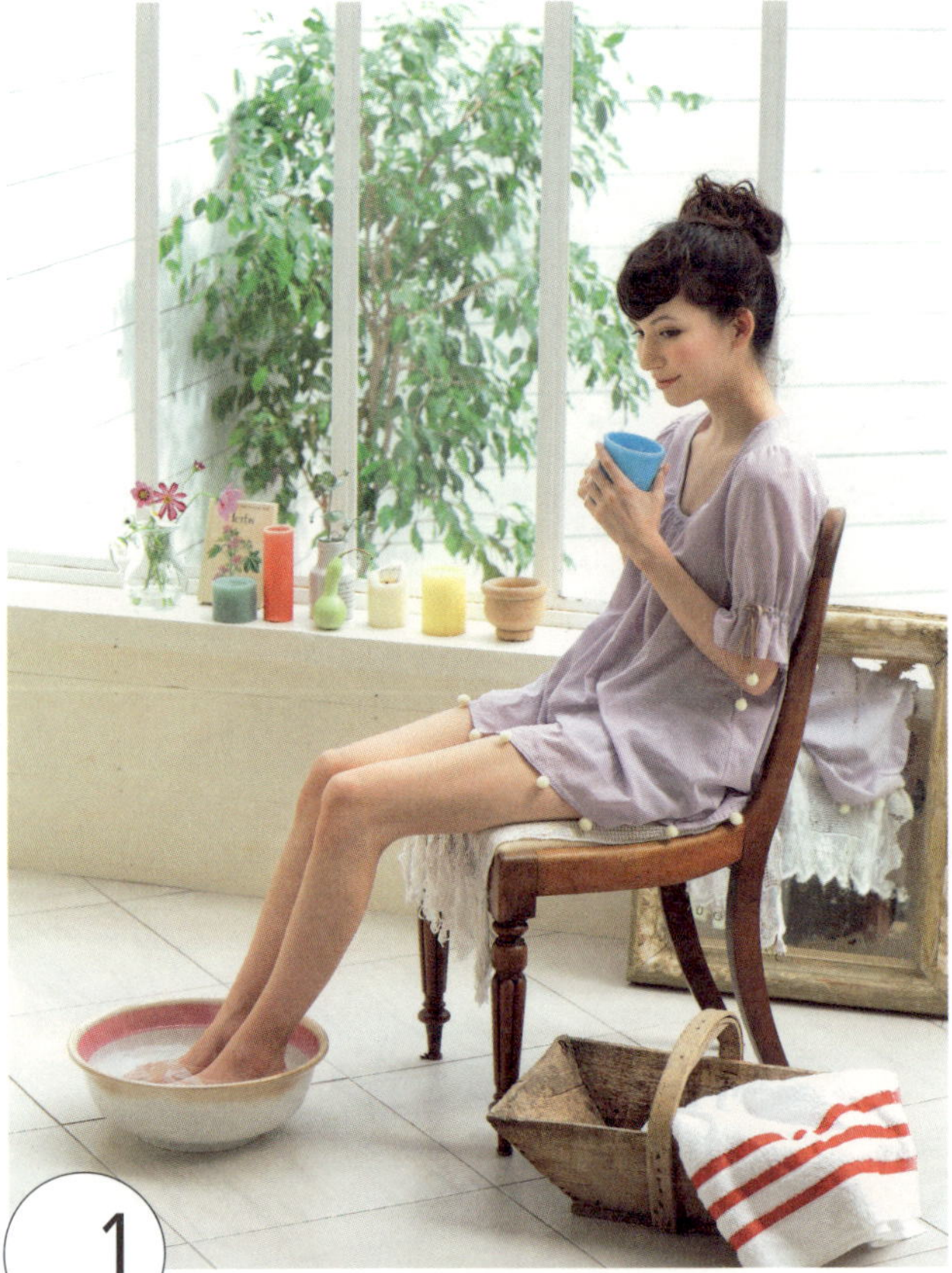

1

お風呂またはフットバスでよく体を温める。
フットバスは足首の高さまでお湯を溜める。
ホットタオルで足全体を温めるのでもOK。

"このレシピのポイント"

ローズマリーが血流を促進させるはたらきで血行不良の原因を取り除き、ジュニパーベリーが体を芯から温め、スイートオレンジが「気」のめぐりを良くし、「血」を補います。ほかにジンジャーやスイートマージョラムもおすすめ。

おすすめレシピ

Essential Oil

心 ローズマリー 3滴 基本
腎 ジュニパーベリー 2滴
肝 スイートオレンジ 3滴

Carrier Oil

ホホバ 20ml 基本

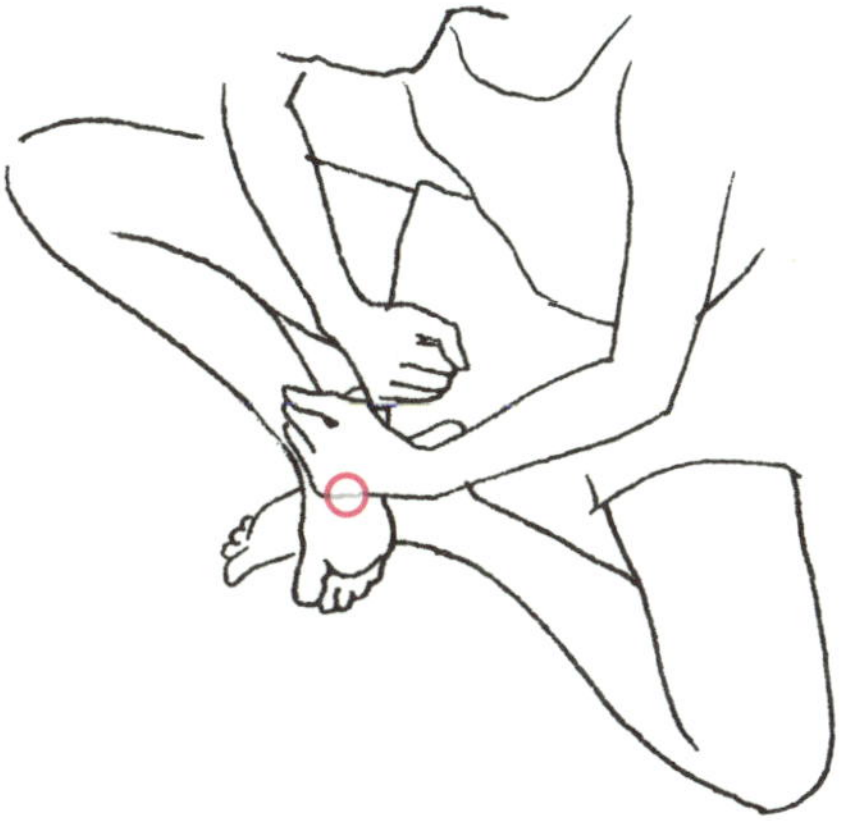

2

こぶしで足裏の土踏まずを
トントンとたたく(両足×10回)。
10円玉大のオイルを手のひらにのばして
足の裏全体に塗り込み、湧泉《ゆうせん》のツボを
親指で5秒間押す。(両足×1セット)

【湧泉】
土踏まずの五指を曲げるとくぼむところ。
体のエネルギーが湧き出てくるツボ。

3

四指で、内と外のくるぶしの周りを
くるくると6周マッサージ。
(両足×3セット)

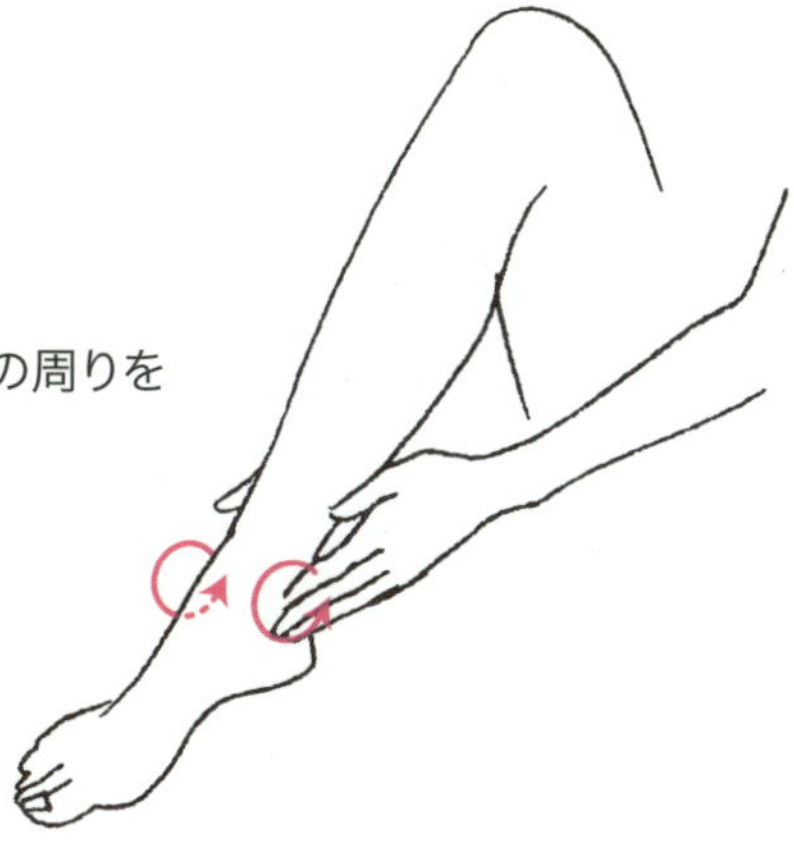

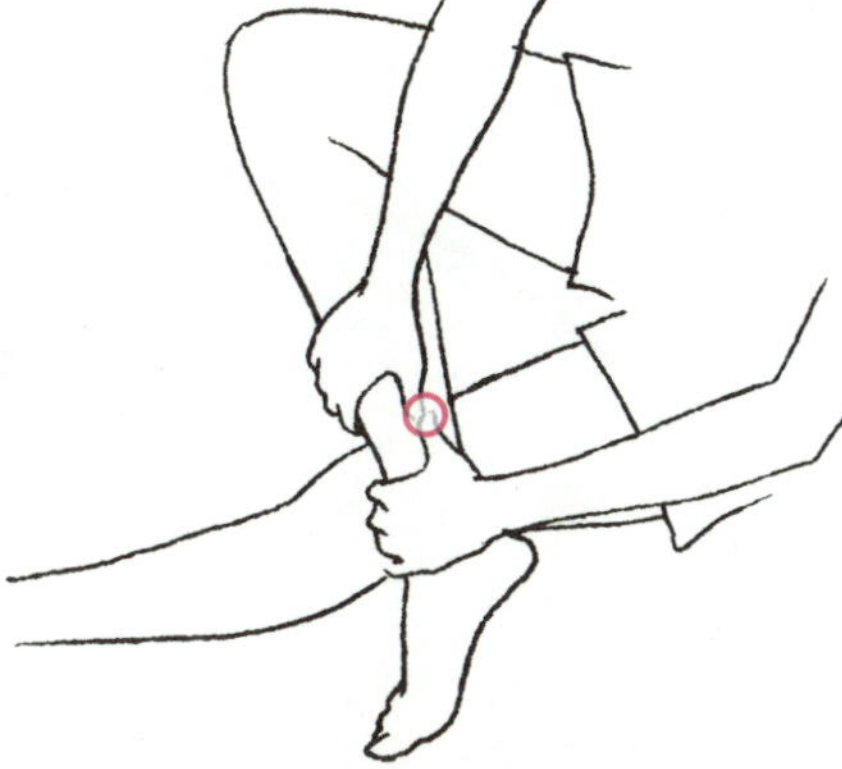

4

両手の親指を重ね、
すねの内側に向かって
三陰交《さんいんこう》のツボを5秒間押す。
(両脚×3セット)

【三陰交】
内くるぶしから指4本上。すねの後ろのくぼみ。
冷え性や婦人科系の悩みに効果あり。

睡眠の質を上げる快眠マッサージ

寝つきが悪い、夜中に何度も目が覚める、夢をたくさん見るなどの症状がある人に。精神を落ち着かせ、ストレスから心身を解放してリラックスできれば、今夜はぐっすりです。

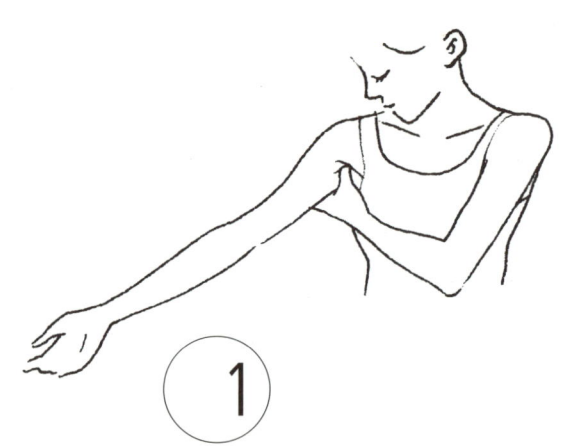

1

10円玉大のオイルを手のひらにとり、
腕全体に塗り込む。
脇の下に親指を入れ込むようにしてつまみ、
ゆっくりとよく揉む。(両脇×3セット)

2

二の腕をつかむようにして、
心経(118ページ参照)を
指先まで揉む。
(両腕×3セット)

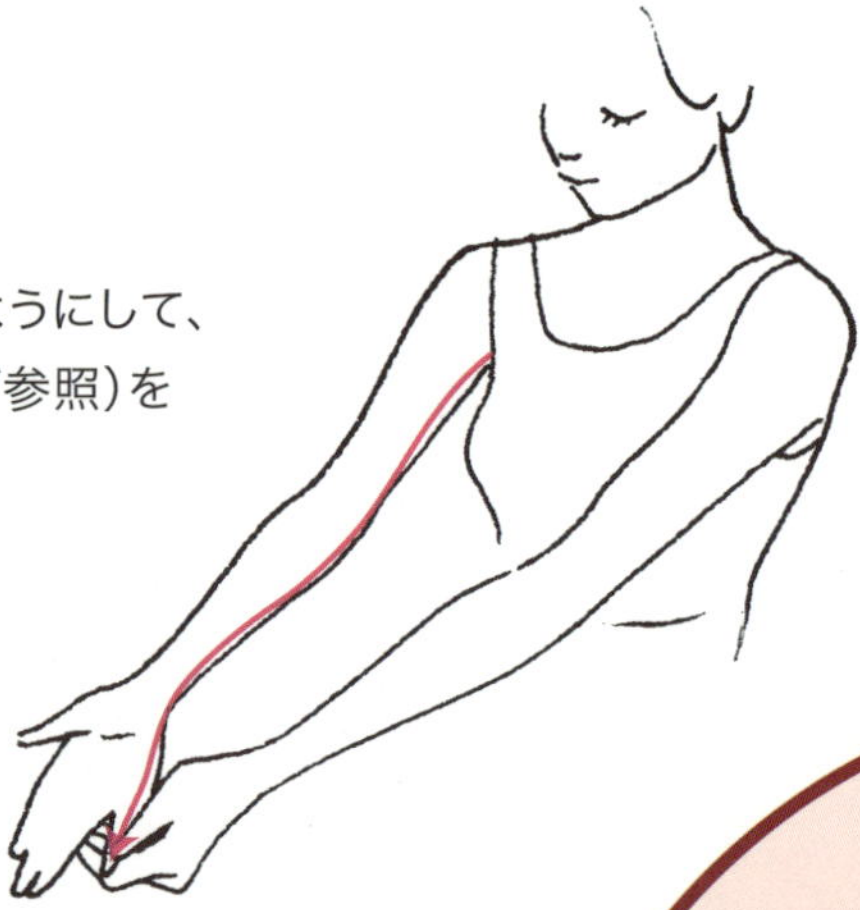

"このレシピのポイント"

中枢神経系に作用し、リラックス効果の高いラベンダーと、苦さと甘さで心身ともに解きほぐしてくれるネロリでこころを安らかに。自律神経系にはたらきかけ、「気」の流れを良くするベルガモットを合わせると効果大。

おすすめレシピ

Essential Oil

- 心 ラベンダー 3滴 基本
- 心 ネロリ 1滴
- 肝 ベルガモット 4滴

Carrier Oil

- ホホバ 10ml 基本
- イブニングプリムローズ 10ml

3

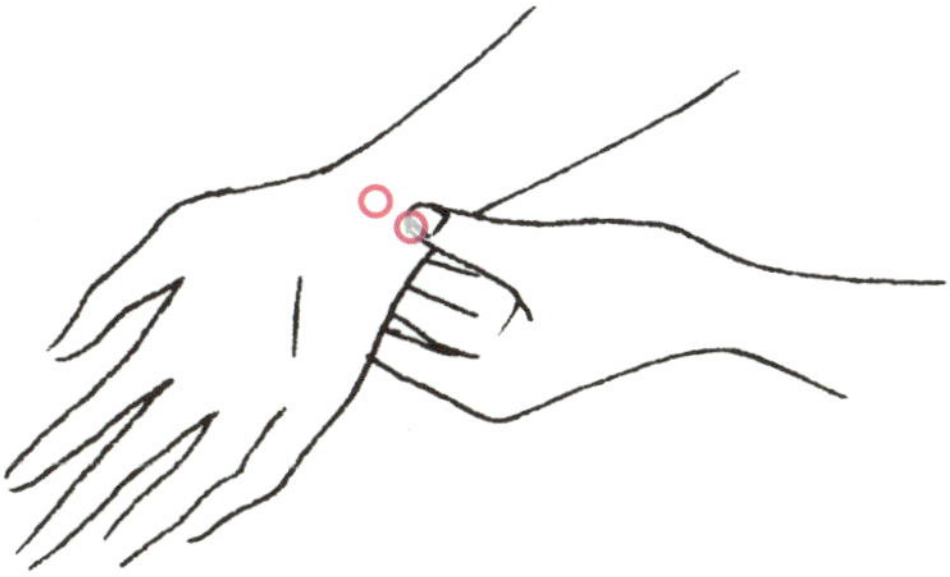

親指で、神門《しんもん》と大陵《だいりょう》のツボを
5秒ずつ押す。
大きく息を吸い、吐きながら。
（両腕×3セット）

【神門】
手のひらのつけ根の小指側にある小さな丸い骨の下のくぼみ。動悸、息切れ、便秘、不眠などに効果あり。

【大陵】
手首内側のしわの真ん中。精神を落ち着かせる効果あり。

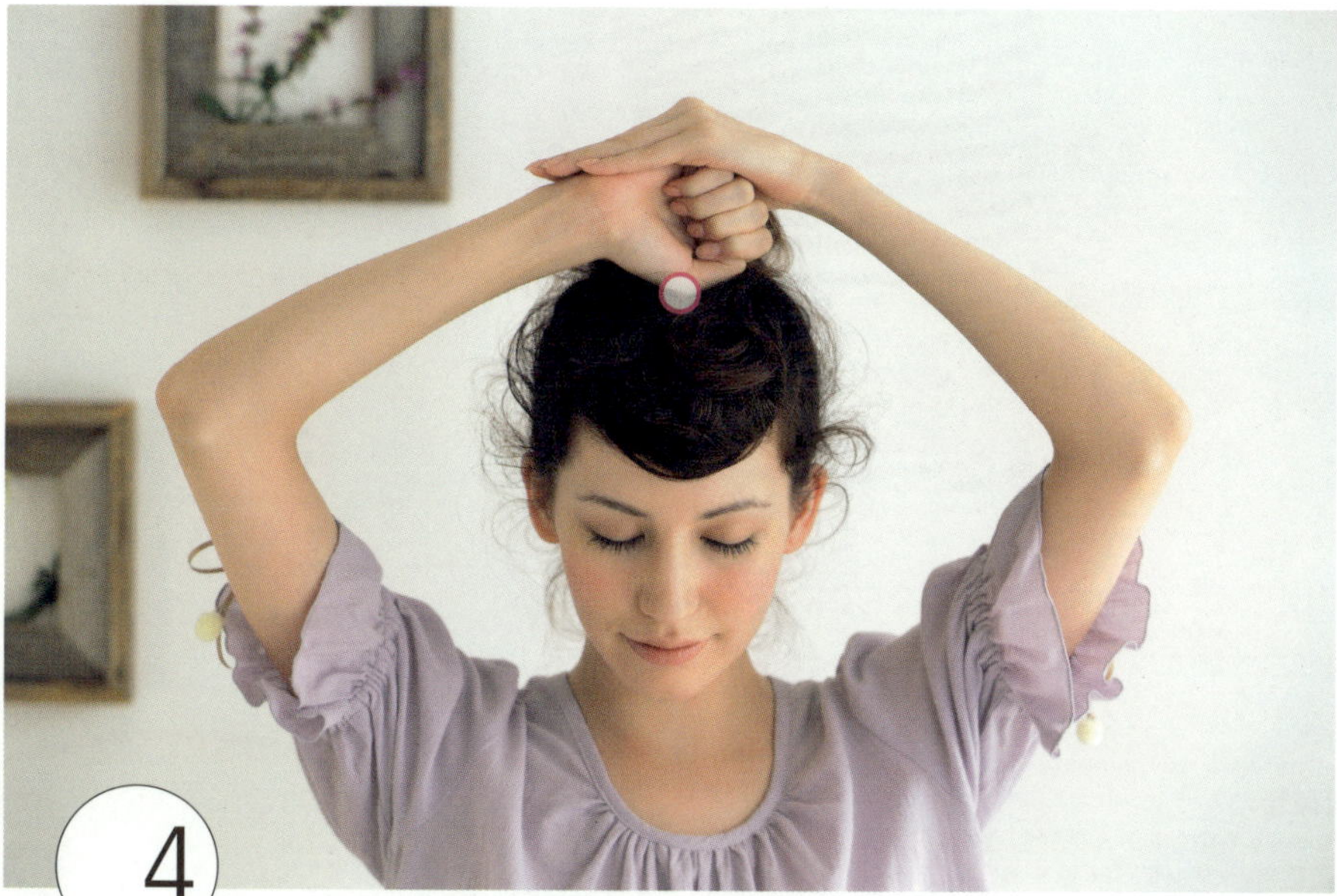

4

親指の第2関節で、頭のてっぺんの百会《ひゃくえ》のツボを押す。
もう一方の手を上に添えて、大きく息を吸い、吐きながら5秒間。（×3セット）

【百会】
頭頂部の中央。全身のエネルギーバランスを整える万能ツボ。

落ち着いて集中力を高めるマッサージ

おしゃべり好きな人や、落ち着きのない人、興奮したり、感情の起伏が激しい人におすすめ。たまには熱いハートをクールダウンしてみませんか？

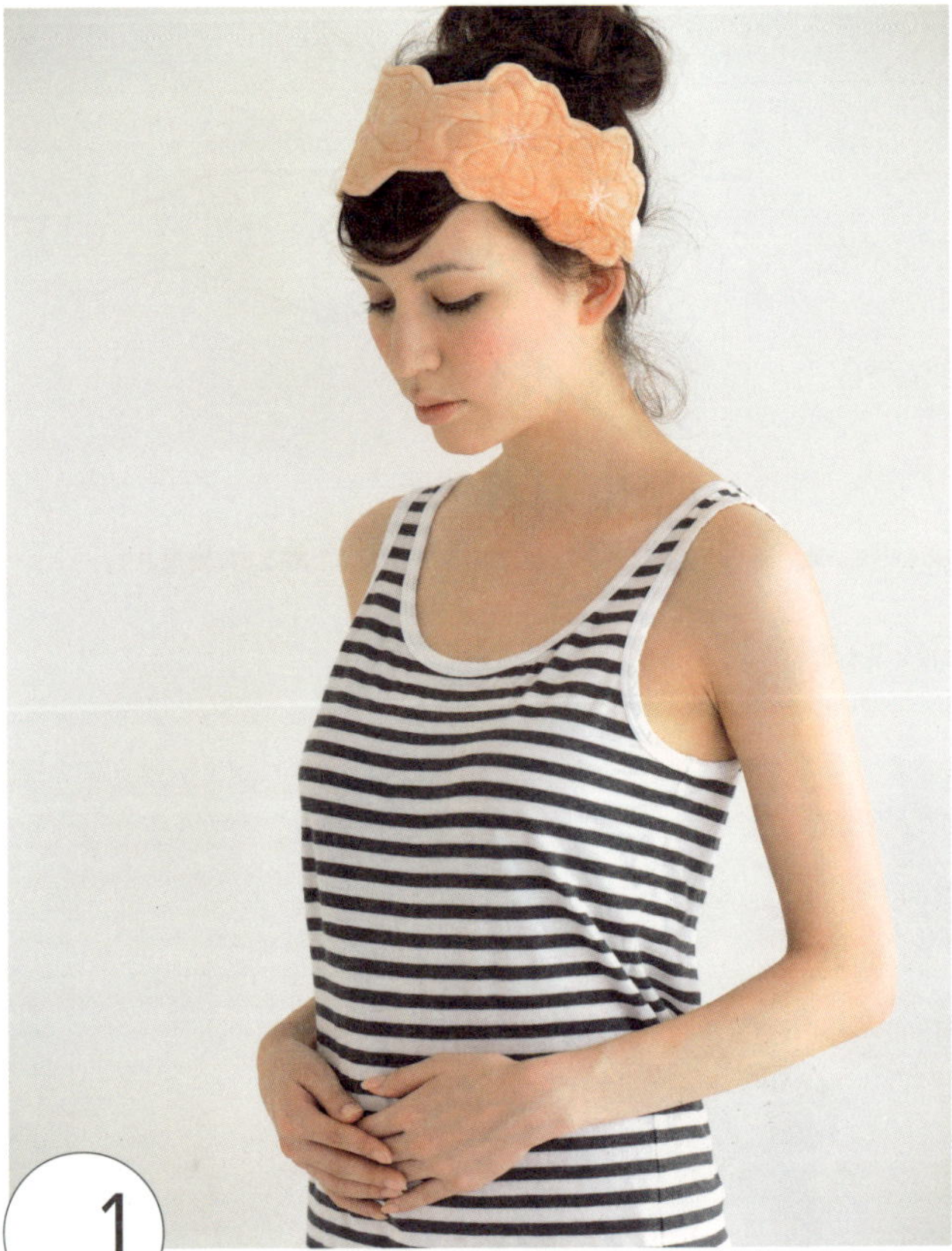

1

10円玉大のオイルを手のひらにとってお腹に塗り、両手を関元《かんげん》のツボにおいて温める。大きく深呼吸をして10秒。

【関元】
おへそから指4本下。冷え性、便秘、月経痛、子宮のトラブルなどにも効果あり。

“このレシピのポイント”

精神を落ち着かせてくれるオイルを使います。「心」を鎮めてバランスをとるラベンダーと、フローラルな香りで緊張を解きほぐすイランイラン、大地の温かさを思わせるフランキンセンスで瞑想してみましょう。

おすすめレシピ

Essential Oil

心 ラベンダー **2**滴 基本

心 イランイラン **1**滴

脾 フランキンセンス **1**滴

Carrier Oil

ホホバ **10**ml 基本

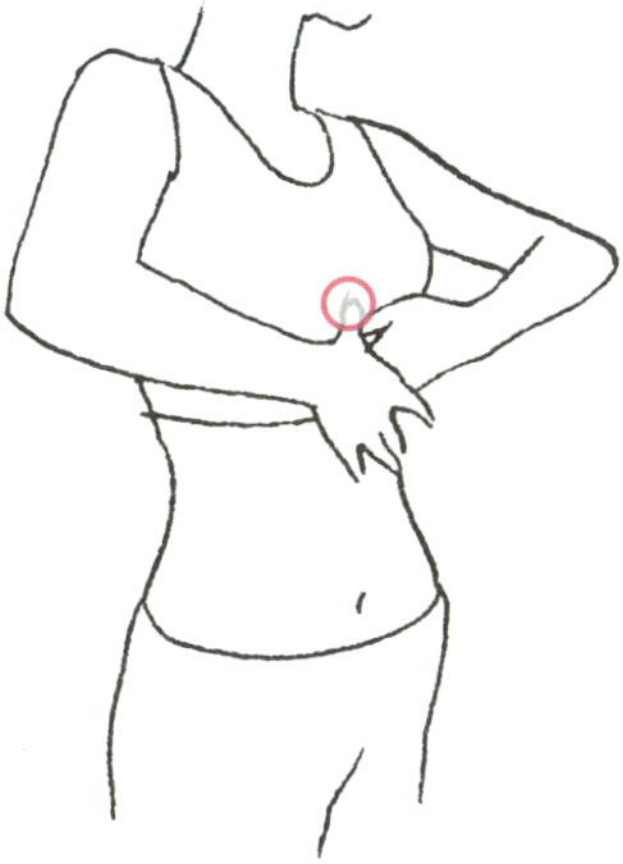

2

両親指を重ねて膻中《だんちゅう》のツボにおき、
大きく深呼吸。その周りを
時計回りに3回さする。

【膻中】
左右の乳首を結ぶ線の真ん中。
動悸、息切れ、精神を落ち着ける効果あり。

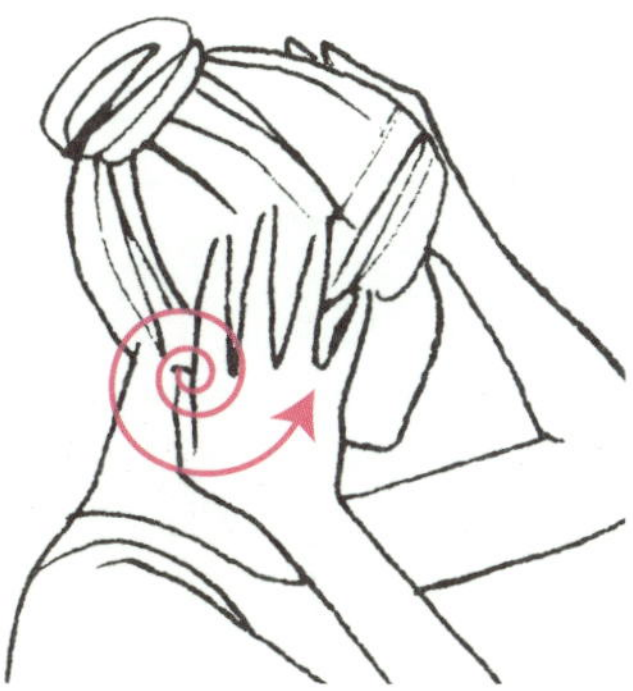

3

手のひらのつけ根を眉間に当て、
もう片方の手の親指で風府《ふうふ》のツボを押す。
気持ちいいところに当たるまでくるくると回す。

【風府】
うなじの中央のくぼみ。鼻血、頭痛、頭のこりに効果あり。

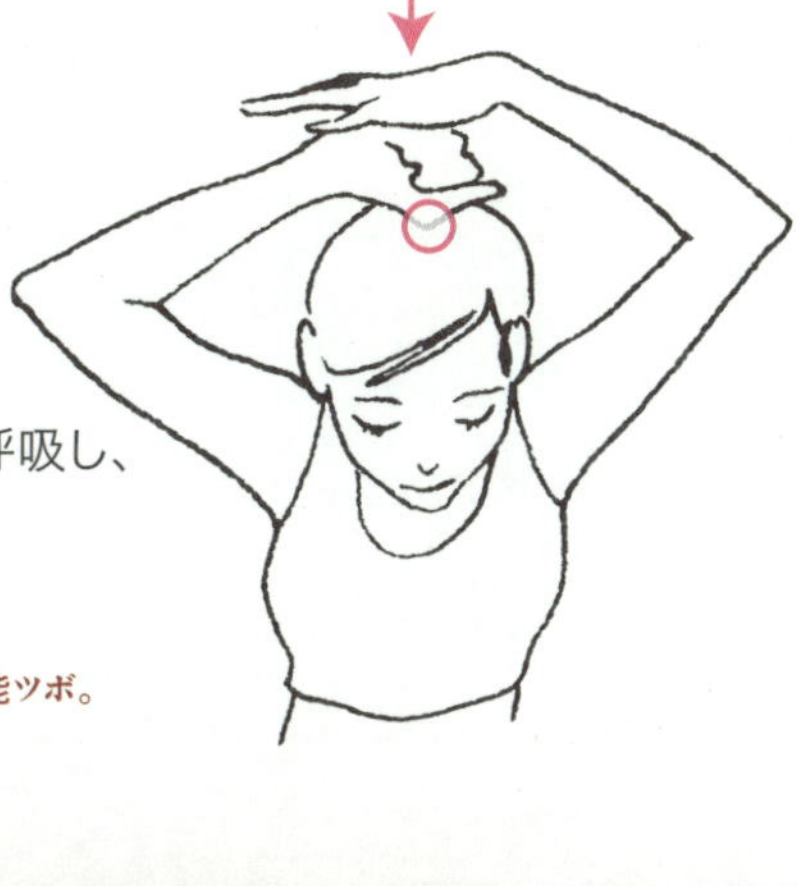

4

親指の第2関節で
百会《ひゃくえ》のツボを5秒間押す。
もう一方の手を上に添えてゆっくり深呼吸し、
力を抜いてリラックス。(×3セット)

【百会】
頭頂部の中央。全身のエネルギーバランスを整える万能ツボ。

気力をアップするためのマッサージ

やる気が出ない、なんとなくだるいなど、こころも体もすっきりしたいときに。
また、試験前や会議など、ここぞというときの即効リフレッシュ術としても活用してみましょう。

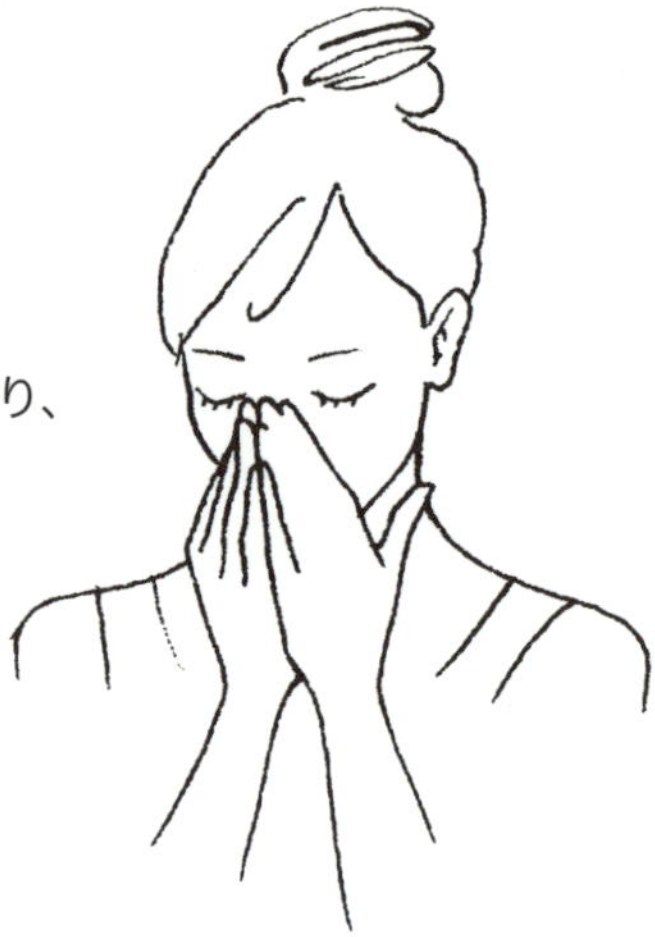

1

10円玉大のオイルを手にとり、
鼻と口をおおうようにして
深呼吸する。
(×3セット)

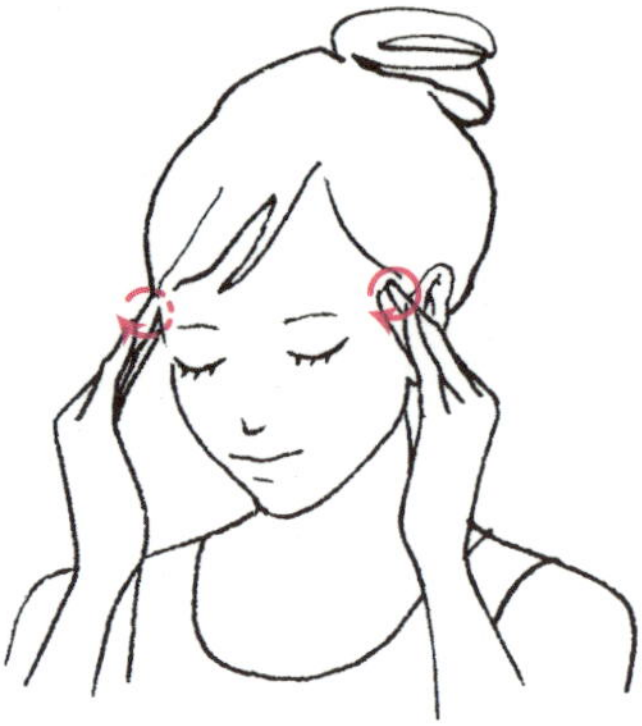

2

中指と薬指で、
こめかみにオイルを
すり込むように
くるくるとマッサージ。
(×10回)

"このレシピのポイント"

脳の血流を促進するローズマリーですっきり、やる気と効率アップ。精気を補い高揚感をもたらすジャスミンアブソリュート、こころを満たし、前向きにさせてくれるローズオットーにより、心身ともに力がみなぎります。

おすすめレシピ

Essential Oil

- 心 ローズマリー **3**滴 基本
- 心 ジャスミンアブソリュート **1**滴
- 心 ローズオットー **1**滴

Carrier Oil

ホホバ **10**ml 基本

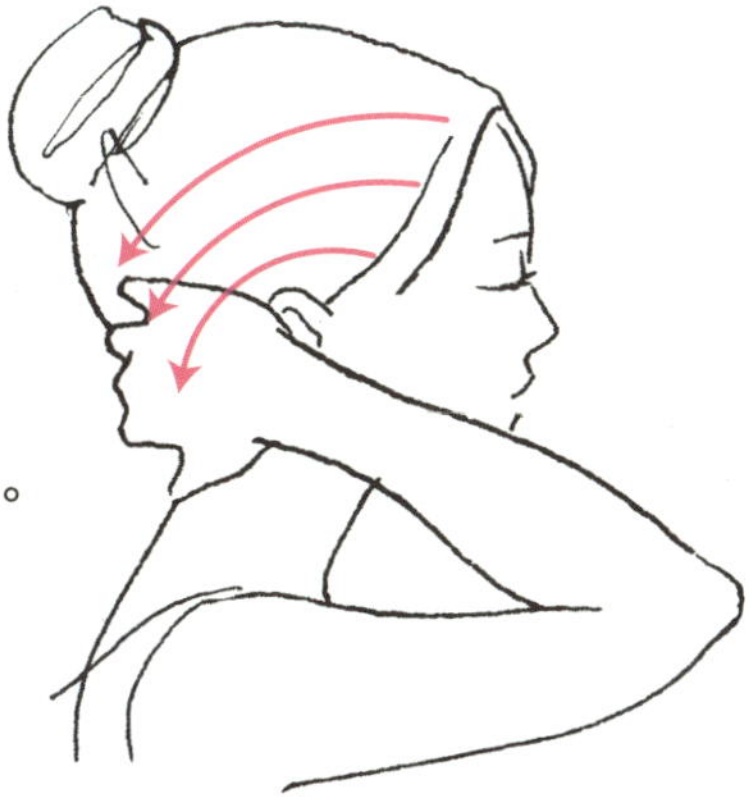

3

両手を開き、指の腹を使って、
髪の生え際から後頭部に向かってなぞる。
（×3セット）

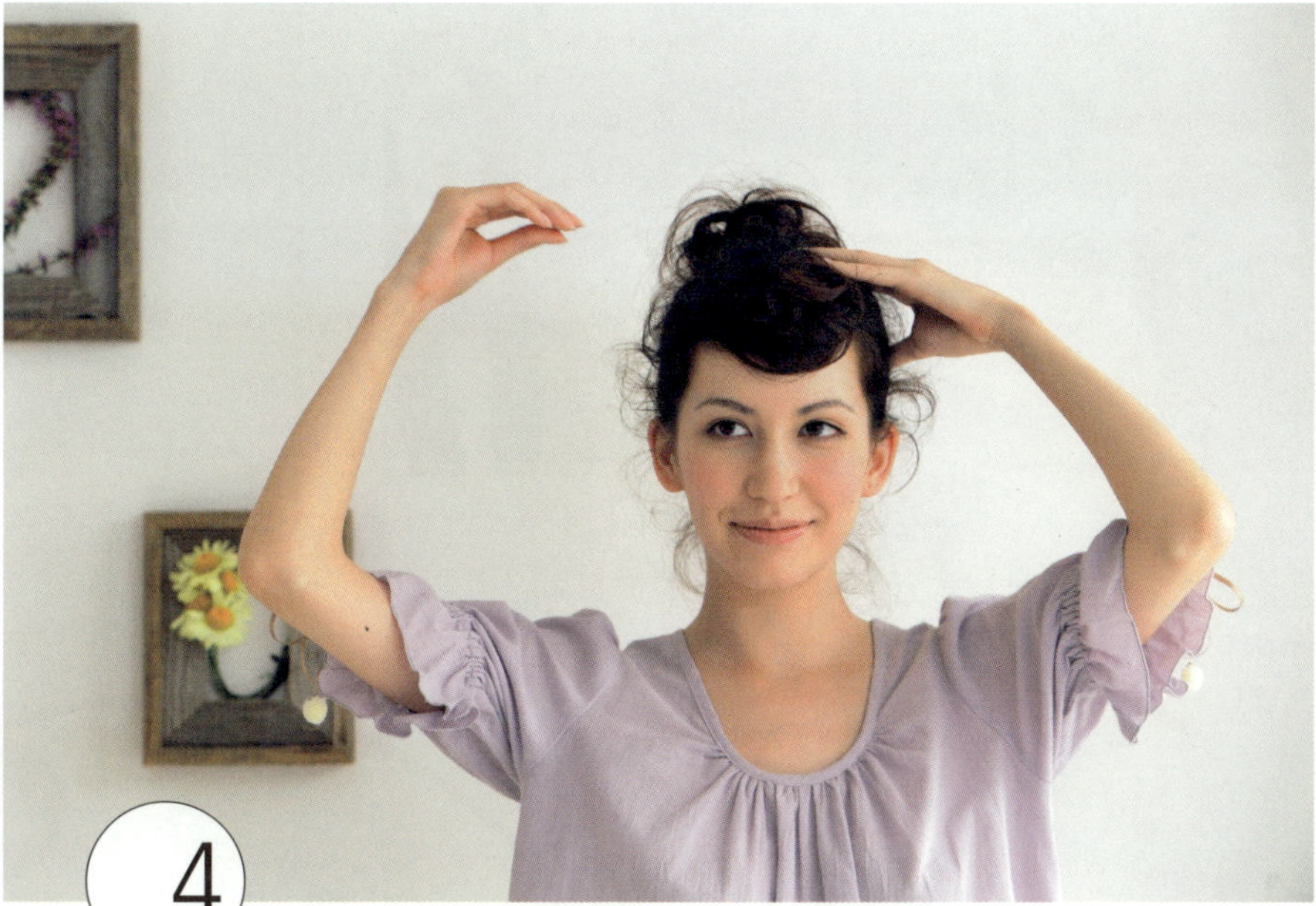

4

両手の指の腹で、頭皮全体をついばむようにマッサージ。
トントンと音がするくらいの力加減で、両手を交互に10回ずつ。

暑さにめげないためのマッサージ

汗をかいた後や、アフターファイブのメイク直しにも重宝する清涼感のある爽やかスプレー。汗は「心の液」といわれ、「心」の機能のバロメーターになります。

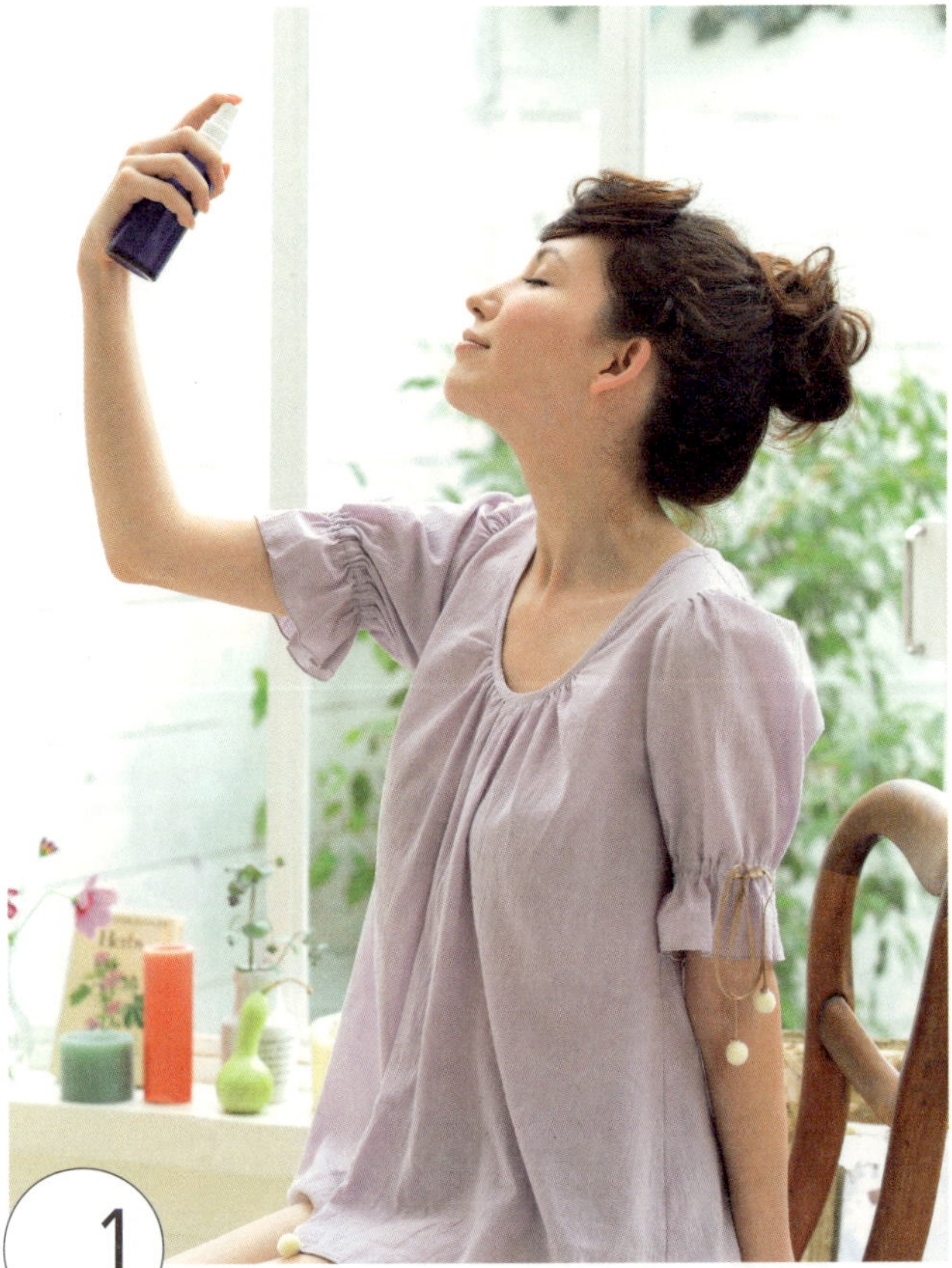

1

スプレーボトルに材料をすべて入れて振り混ぜる。
頭上からシャワーを浴びるように、
スプレーをひと押し吹きかける。

"このレシピのポイント"

温性のローズマリーは、涼性のペパーミントと混ぜると、一時的に温めた後、クールダウンを促します。レモンを合わせて爽やかさをアップ。「気」を補い、毛穴を引き締めるサイプレスを使うと制汗スプレーにもなります。

おすすめレシピ

Essential Oil
- 心 ローズマリー 4滴 基本
- 脾 レモン 3滴
- 脾 ペパーミント 1滴

Carrier Oil
精製水 20ml

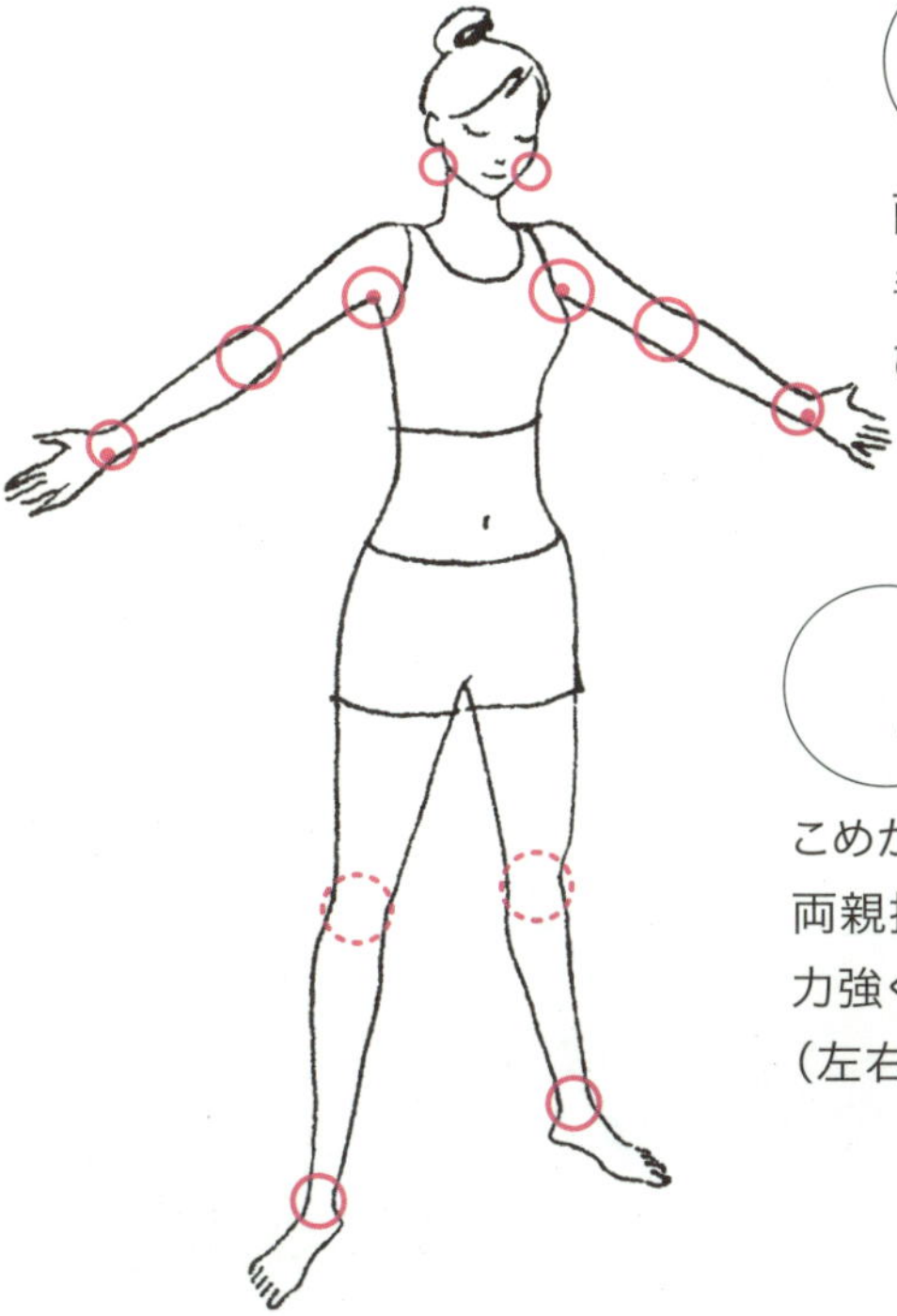

2

両側の首筋、脇の下、ひじの内側、
手首、ひざ裏、足首にスプレーを
ひと押しずつ吹きかける。

3

こめかみにスプレーした後、
両親指で髪の生え際を
力強く押し流す。
（左右×3セット）

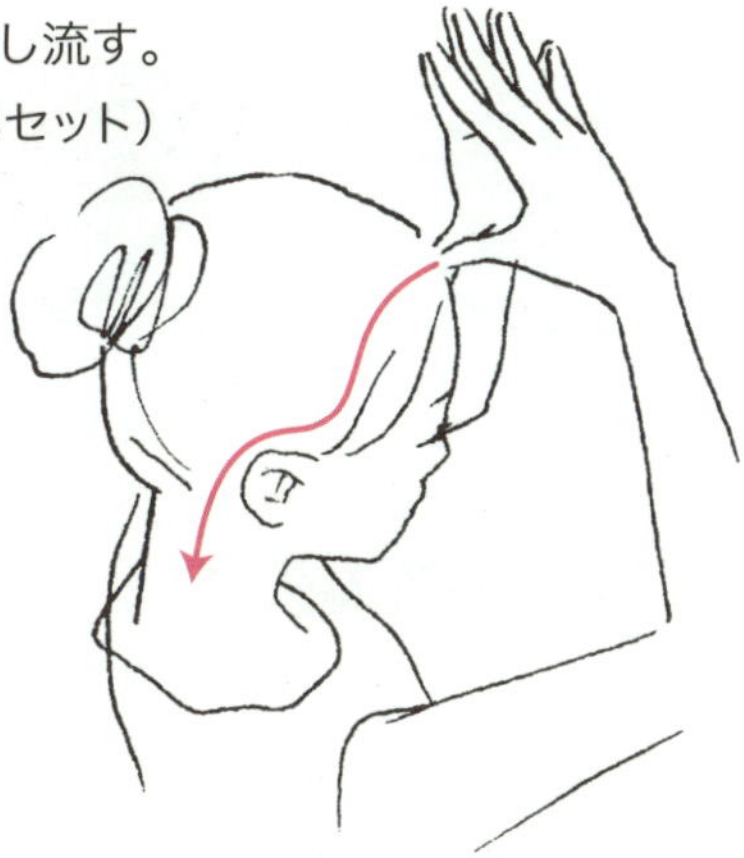

4

親指で心経を流す（118ページ参照）。
極泉《きょくせん》と神門《しんもん》のツボのところは、
5秒ずつ押しながら、深呼吸。（両腕×3セット）

【極泉】
脇の下の真ん中。腕のしびれ、上半身の疲れ、
二の腕の引き締めなどに効果あり。

【神門】
手のひらのつけ根の小指側にある
小さな丸い骨の下のくぼみ。
動悸、息切れ、便秘、不眠に。

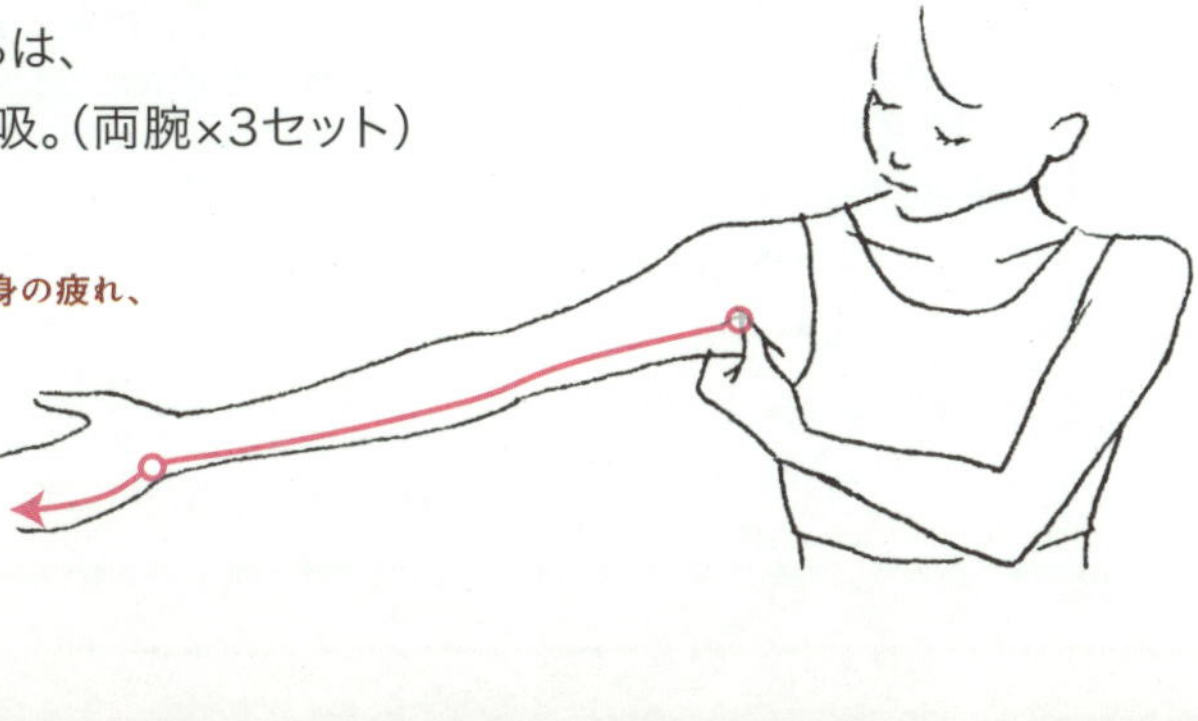

今日からはじめましょう！
心タイプのためのらくらく養生法

薬食同源
苦いもの・赤い食材

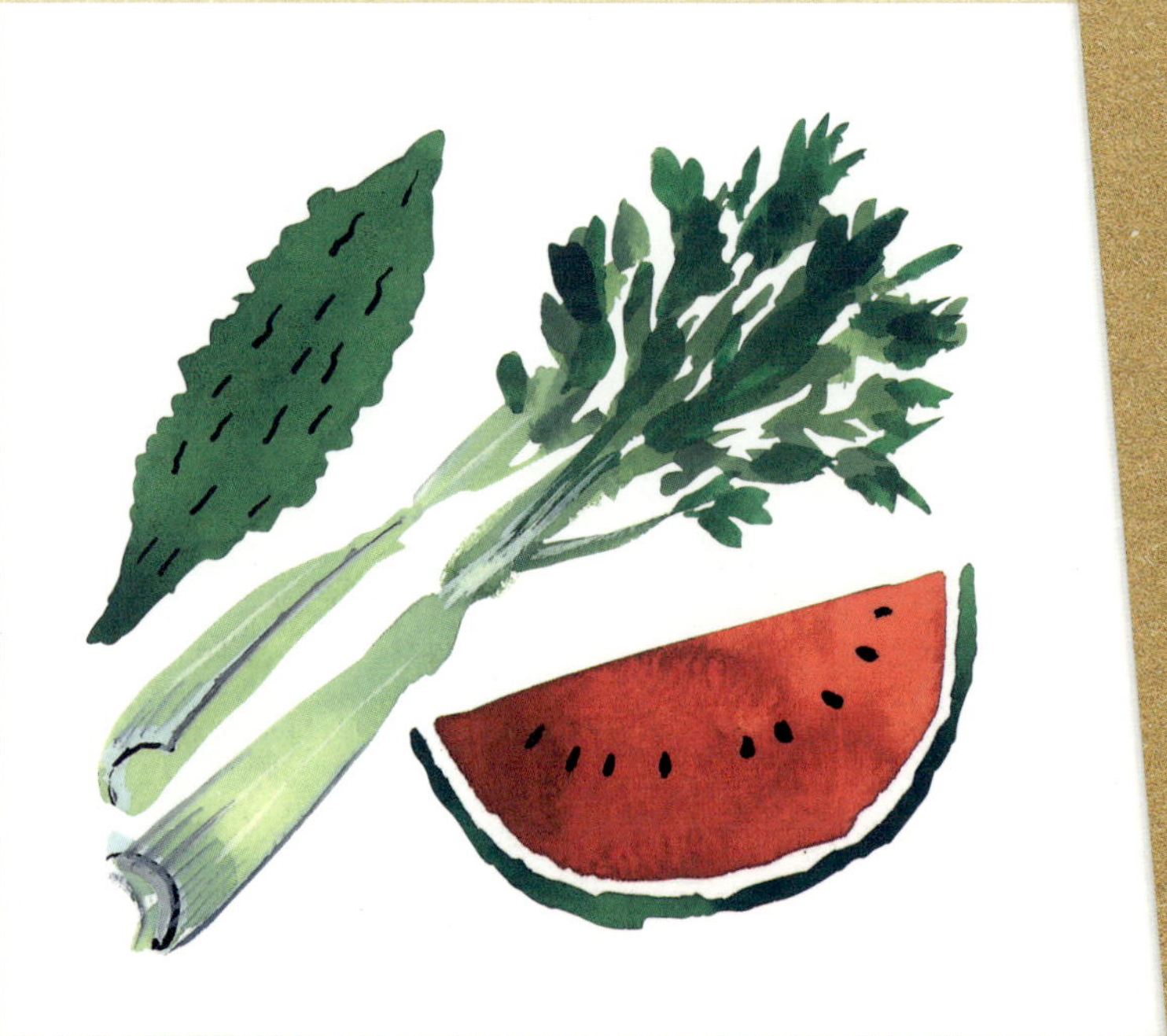

かんたんレシピ
お豆とトマトのスープ

暑くて食欲のないときでも食べやすいスープ。一晩水で戻した小豆と緑豆(りょくとう)を、戻し汁ごと、濃いめの昆布だしに塩をひとつまみ加えたスープで煮ます。小豆に火が通ったら、細かく刻んだセロリとへたを取ったトマト、醤油を少々加え、トマトが崩れるまで煮込みます。仕上げにゴマ油をたらすと香りが良く、食欲がわきます。

体が熱を持ち、「湿」をため込んでいるときは、自然と苦いものを食べたくなるもの。苦味のあるゴーヤ、セロリ、お茶などは、どれも余分な熱を冷ます作用があり、さらに胃腸のはたらきを整えて食欲増進につなげる効果もある食材です。「湿」を取り除きたいときは、スイカやトマト、小豆など赤い食材がおすすめ。トマトもスイカも水分代謝の改善に有効ですが、体を冷やす作用もあるので注意が必要です。ビタミンB1を多く含む小豆は利尿作用だけでなく、疲労回復にも高い効果を発揮します。

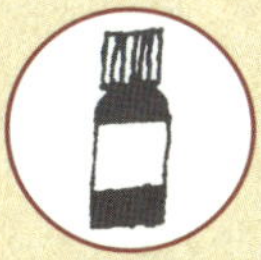

アロマオイル応用術

瞬間頭スッキリ術

パール大のホホバオイルを手にとり、頭脳明晰化作用のあるローズマリーのエッセンシャルオイルを1滴たらします。これをこめかみに塗り込んでみてください。長いデスクワークやストレスなどで頭がボーッとするとき、集中力・記憶力を高めたいときなどにおすすめです。

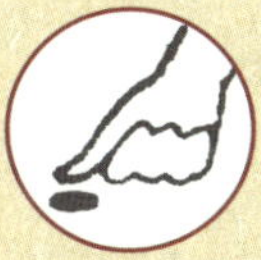

特効ツボ

神門《しんもん》・少衝《しょうしょう》

動悸や息切れがするときには、手首を曲げたときにできるシワの小指側、小さな丸い骨の真下にあるくぼみのツボ「神門」や、手の小指の薬指側のつけ根にある「少衝」のツボを押すと良いでしょう。神門は便秘や不眠、少衝はのぼせなどにも効果がありますよ。

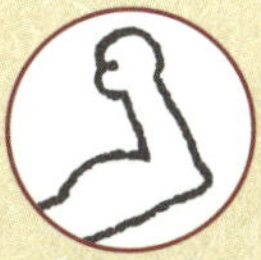

プチ運動

スイミング

心タイプの人には、体の熱をクールダウンできるスイミングをおすすめします。適度な水圧が循環器を刺激するので、血行不良の改善にもつながります。無理をせず、苦しくならない程度のスピードで、しっかり息つぎをしながら、速さより距離を伸ばすつもりで泳いでみましょう。

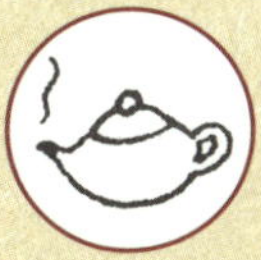

体質改善茶

蓮子心《れんししん》茶・大棗《たいそう》茶

ハスの種子の芽の部分を乾燥させたものが「蓮子心茶」。苦いお茶ですが、イライラしてヒステリーを起こしてしまう、ドキドキして眠れないなどの症状があるとき、こころを鎮め、安心感を与えてくれます。「大棗＝ナツメ」のお茶も、精神を落ち着かせる作用があり、おすすめです。

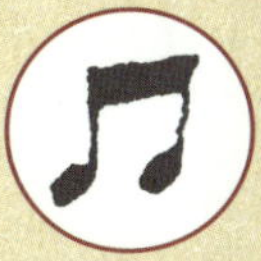

体で聴く音楽

ラフマニノフ『パガニーニの主題による狂詩曲』

ラフマニノフの抑揚のある情緒的な旋律は、聞く度に感動的な余韻を残します。自然の音を5つに分けた音階「五音（ごいん）」のうち、「火」に対応する音は「徴（ち）」といいます。躍動的・情熱的な音で「心」に入り、気持ちを盛り上げ、やる気を起こさせてくれるでしょう。

"自然の力を感じるコラム⑦"

五行でスタイリング

女性の内面からにじみ出る美しさにかなうものはありませんが、五行の考え方をファッションに応用して自分の弱いところを補う方法もあります。自分の体質タイプが属する五行の色や性質を、いつものコーディネートに取り入れてみましょう。きっとそれが、本当にあなたに合ったスタイルのはず。精神的にもバランスのとれた美しさを手に入れられるでしょう。さらに相生・相克関係を取り入れると、"五行ファッション"上級者です。

《肝タイプ》…グリーンやブルー、ひらひらと風に揺れるようなイヤリングやスカーフなどを選ぶ。爽やかカジュアルを目指しましょう。

《心タイプ》…赤やピンクなど鮮やかな色を身につけてみて。元気いっぱい、スポーティーなデザインを選びましょう。

《脾タイプ》…オレンジや黄色、茶色などのアースカラーを中心にコーディネート。ゆるゆる系のリラックスウェアもおすすめです。

《肺タイプ》…ムートンやファーなどのふわふわアイテムや、ホワイトゴールド、パールなどのアクセサリーを上手に使ってみましょう。

《腎タイプ》…黒などシックな色に、シルクシフォンなど透明感のある素材を組み合わせて。ブーツやストールなど防寒グッズも必須です。

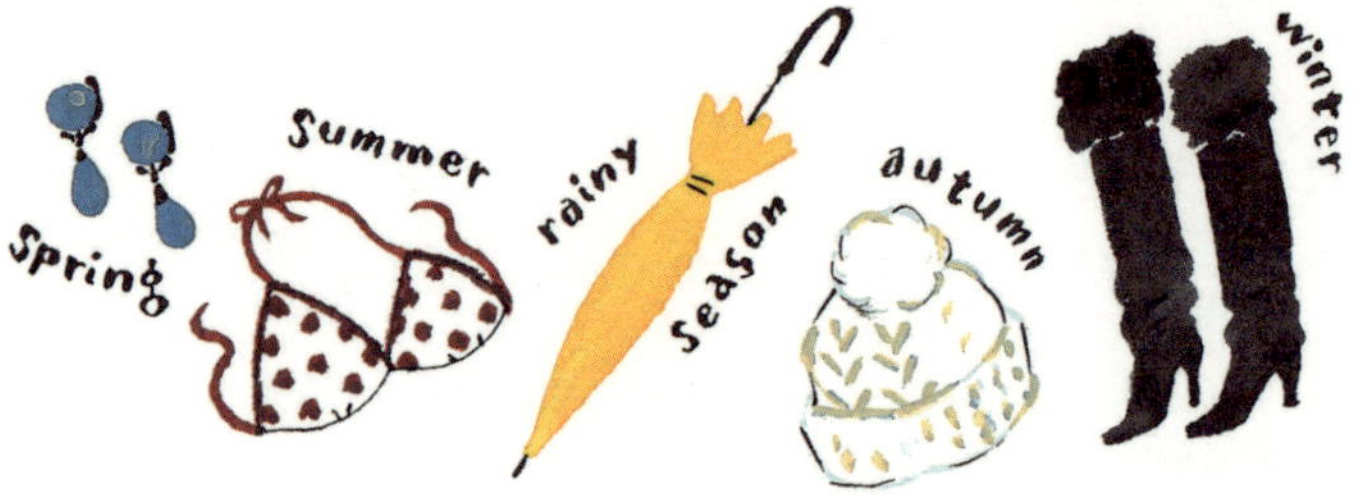

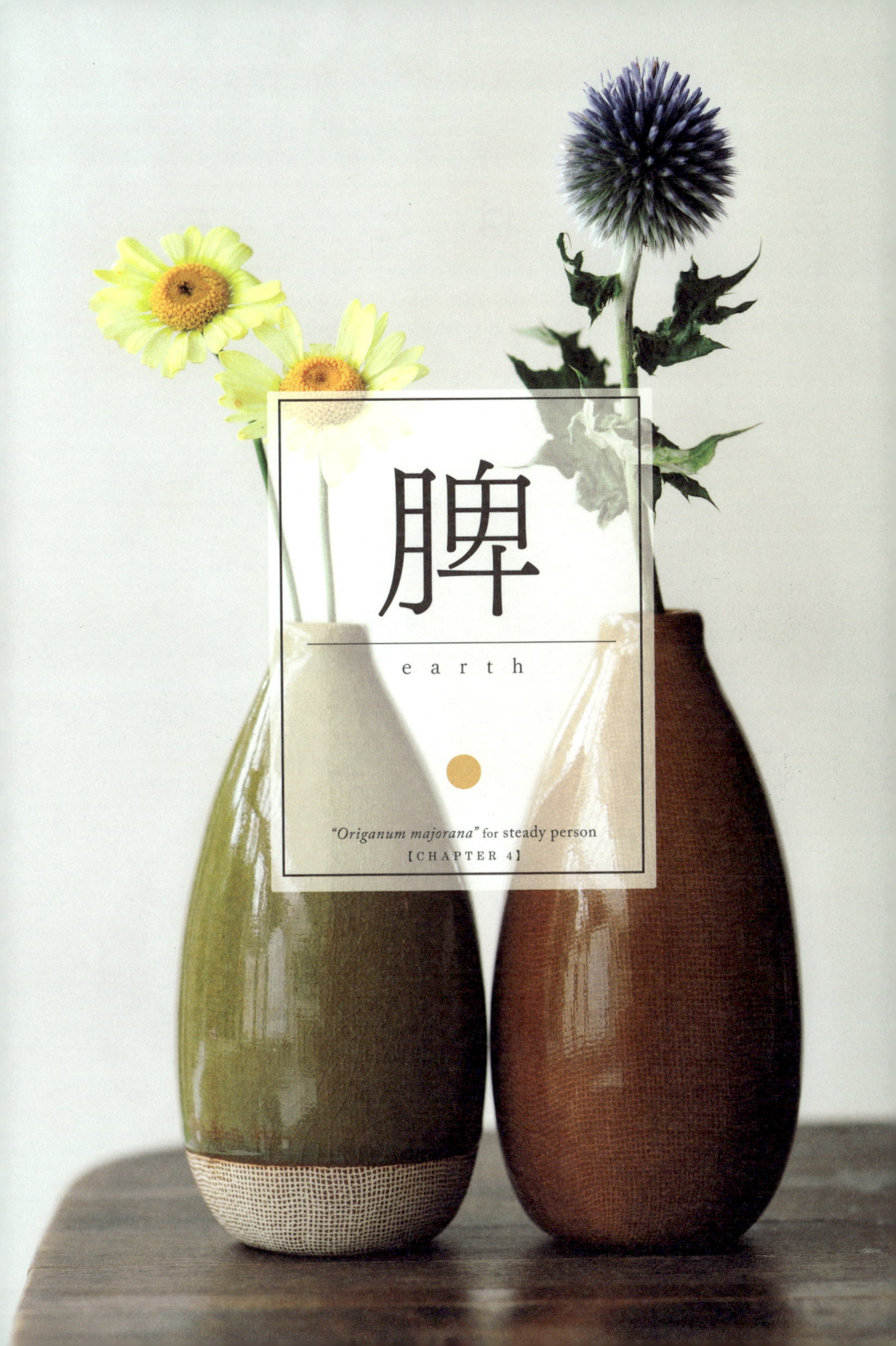

脾

e a r t h

"*Origanum majorana*" for steady person

【CHAPTER 4】

>>> 脾 タイプを細かく分析します。

あなたはどっち？

脾が弱いと臓器などを上に持ち上げる力が低下し、流産の原因にもなります。一方、脾が強過ぎるのは過食などにより胃腸が熱を持っている状態です。どちらの症状も、体に余分な水分がたまっている状態で、胃腸に関連する症状が出ますが、治療法は異なります。この後の解説をよく読み、適切なトリートメントを行ってください。

○食欲不振
○食後に腹部が張る
○水っぽい下痢
○無気力
○全身の倦怠感
○やせまたは水太り
○顔面に疲労感があり黄色い
○舌の色が淡い
○舌にべったり白い苔がある
○舌がぼってり厚く歯形がつく

TYPE-1

脾の力不足または脾が弱い

〈おすすめオイル〉

・スイートマージョラム
・パチュリ
・レモン

→ 146～149ページ参照

TYPE-2

脾が強くなり過ぎている

〈おすすめオイル〉

・ペパーミント
・フランキセンス
・サンダルウッド

→ 146～149ページ参照

○頭が重い
○舌にべったり黄色い苔がある
○口のなかが乾燥してネバネバする
○胃のつかえ
○食欲過多または食欲不振
○吐き気・嘔吐
○腹痛
○泥状便
○おりものが多い
○むくみ

こんな人は“脾”タイプ

堅実なしっかり者。湿気と冷えに弱い

母性が強く、頼られる存在。
おおらかで包容力がある反面、
小さなことでくよくよ悩む。
日本人に多いタイプ。

五行では「土」に属するタイプです。土は植物に栄養を与えます。田畑を耕して日々の糧を得、子や孫を産み育て、歴史を紡いできた私たちにとって、土は大変身近なものです。また、火が燃えて灰となり、豊かな土壌を生んで、そこからは金（鉱物）が採取されます。万物の循環が、人間社会を発展させる礎にもなりました。母なる大地とたとえられるように、土にはすべてを包み込むようなどっしりとした包容力があります。

このタイプでは、母性が強くおおらかな人が多いようです。包容力がありどっしりと構えていながら、世話好きな一面もあり、周囲から頼られる存在の人も多いはず。しかし、思慮深く堅実なところがある一方で、ちょっとしたことでくよくよ思い悩む傾向もあります。ストレスを感じると真っ先に胃腸が反応し、胃が痛くなったり、食べるとお腹がゆるくなったりします。普段は胃腸に自信があってついつい食べ過ぎてしまったり、よく便秘になったり下痢になったりするのもこのタイプの特徴です。

「脾」は、消化器や胃腸と関係が深く、体内の水分代謝を調整しています。湿度の高い日本では、多くの人が「脾」にトラブルを抱えています。特に、梅雨から夏にかけて胃腸を壊したり、冷たいものをとり過ぎて夏バテしたりする人が多いようです。また、疲れると食欲がなくなり、ストレスを感じると大食いしてしまうというように両極端で、体形も、極端にやせている人と、水太りでぽっちゃりしている人と、どちらも見られます。

このタイプでもっとも多いのは、便秘や下痢といった胃腸のトラブルですが、女性の場合、おりものの色や量、臭いにも「脾」の状態が表れます。日頃から観察して、体調チェックの参考にすると良いでしょう。色が薄く無臭で、排卵日あたりに増えるのが正常なおりものです。

脾のはたらきと脾タイプの体質改善法

胃腸を正常に保てば、ダイエットも成功！

「脾」は、消化器や胃腸と密接に関係しています。胃腸がストレスの影響を受けやすく、消化不良や神経性胃炎のほか、潰瘍などが引き起こされる恐れもあります。脾は水分代謝にも関わっていて、「脾は燥を好み、湿を嫌う」といわれています。日本の気候では基本的に脾にトラブルを持っている人が多く、梅雨から夏にかけて症状が出やすいのですが、一方で、秋になると空気が乾燥してきて食欲が増してきます。特に、水分や冷たいものをとり過ぎると、お腹の冷えや下痢につながりがちです。また、甘いものや乳製品のとり過ぎにも注意しましょう。

ダイエットをしたいという人も多いと思いますが、健康で美しい体形を手に入れるには、食事を制限することだけを考えるのではなく、脾の機能を正常に保つ対策をとることが大切です。ダイエットをしていても朝食を抜くのは良くないといわれるのは、胃腸のはたらきが、一日のうちでは朝7時〜11時にピークタイムを迎え、もっとも活発になるからです。胃腸が元気な時間帯にはしっかり食べて、体に必要なエネルギーを十分補給するようにしましょう。脾の経絡には甘いものが入っていきやすいので、デザートを無理に我慢することはありませんが、穀物の自然な甘みのものを選ぶと良いでしょう。

脾のはたらきをまとめると次のようになります。

- ○ **運搬消化を行い、体内に栄養分を補います**
- ○ **血管から血液が漏れ出すのを防止しています**
- ○ **飲食物の栄養をもとに「精」を生成して補充し、生命エネルギーを充実させます**
- ○ **「気」を上に持ち上げる機能を持っています**
- ○ **筋肉や皮下の軟部組織を養います**
- ○ **胃腸の状態は口や唇にも表れます**
- ○ **よだれも脾の機能を反映しています**

脾とそのほかの五臓との関係は?

脾は肺の母、心の子、腎の見張り役

中医学はバランス医学。症状は単独の臓腑が原因で表れることもありますが、いくつかのほかの臓腑とのバランスが崩れて起こることも多いので、それぞれに対して適切な改善策をとる必要があります。

[脾と肝]

「肝」は「気」「血」の流れを良くすることで、消化吸収して栄養を全身に届ける脾の機能を助け、脾はそれによって肝の機能を助けます。肝に異常があると脾が犯され、消化吸収も上手くいきません。ストレスによる胃痛や、お腹がゴロゴロするといった症状が代表例です。レモンやペパーミントのオイルが、「気」「血」の循環や消化吸収を助けてくれます。

[脾と心]

脾は飲食物から血を生成し、また血が血管の外に漏れ出さないよう管理しています。脾が衰えると「心」の血が不足して不眠や不安感、無力感などを招き、胃腸の機能がさらに低下していきます。女性には、月経過多や不正出血といった症状も出てきます。心と脾をともに補ってくれるオイルには、フランキンセンスやスイートマージョラムなどがあります。

[脾と肺]

脾は「肺」へ「気」「血」を運んで潤いを与え、肺は気や水分を体の上下へ送る作用で脾の消化吸収や栄養を全身へ送る機能を補います。不摂生により脾の気が不足したり、慢性的な咳により肺の機能が低下したりすると、消化器系、呼吸器系の症状が出ます。ペパーミントやフランキンセンスなどのオイルが双方を補い、抵抗力を上げ、温めて余分な水分を取り除きます。

[脾と腎]

脾は栄養を全身へ送り「腎」の「精(生命エネルギー)」を補充し、腎は脾を温め脾の機能を助けます。疲労や慢性疾患などにより腎が弱ると余計な水分が停滞し、さらに冷たいものをとり過ぎると脾の機能が低下していきます。冷えや下痢などが主な症状。サンダルウッドやスイートマージョラムなどのオイルが腎を温め脾を補い、余計な水分を取り除きます。

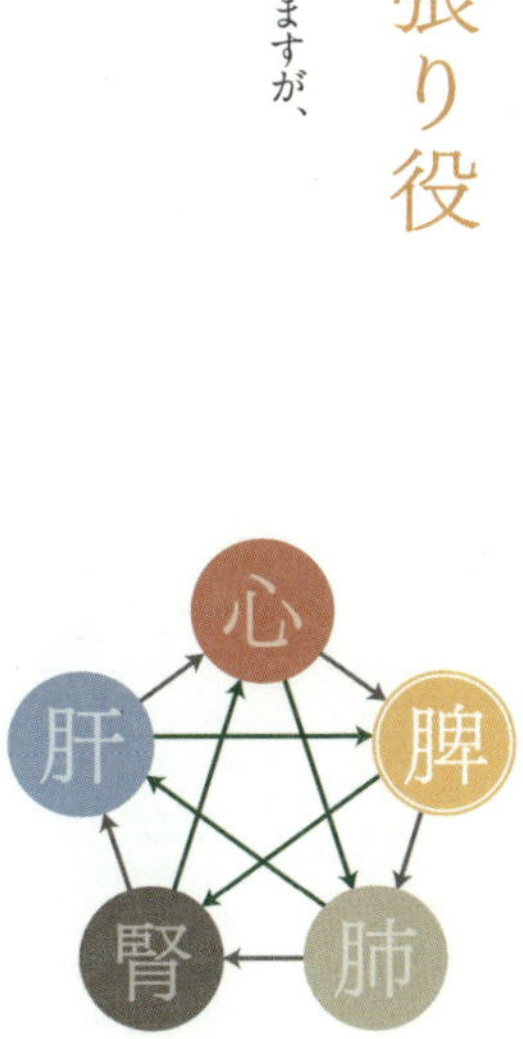

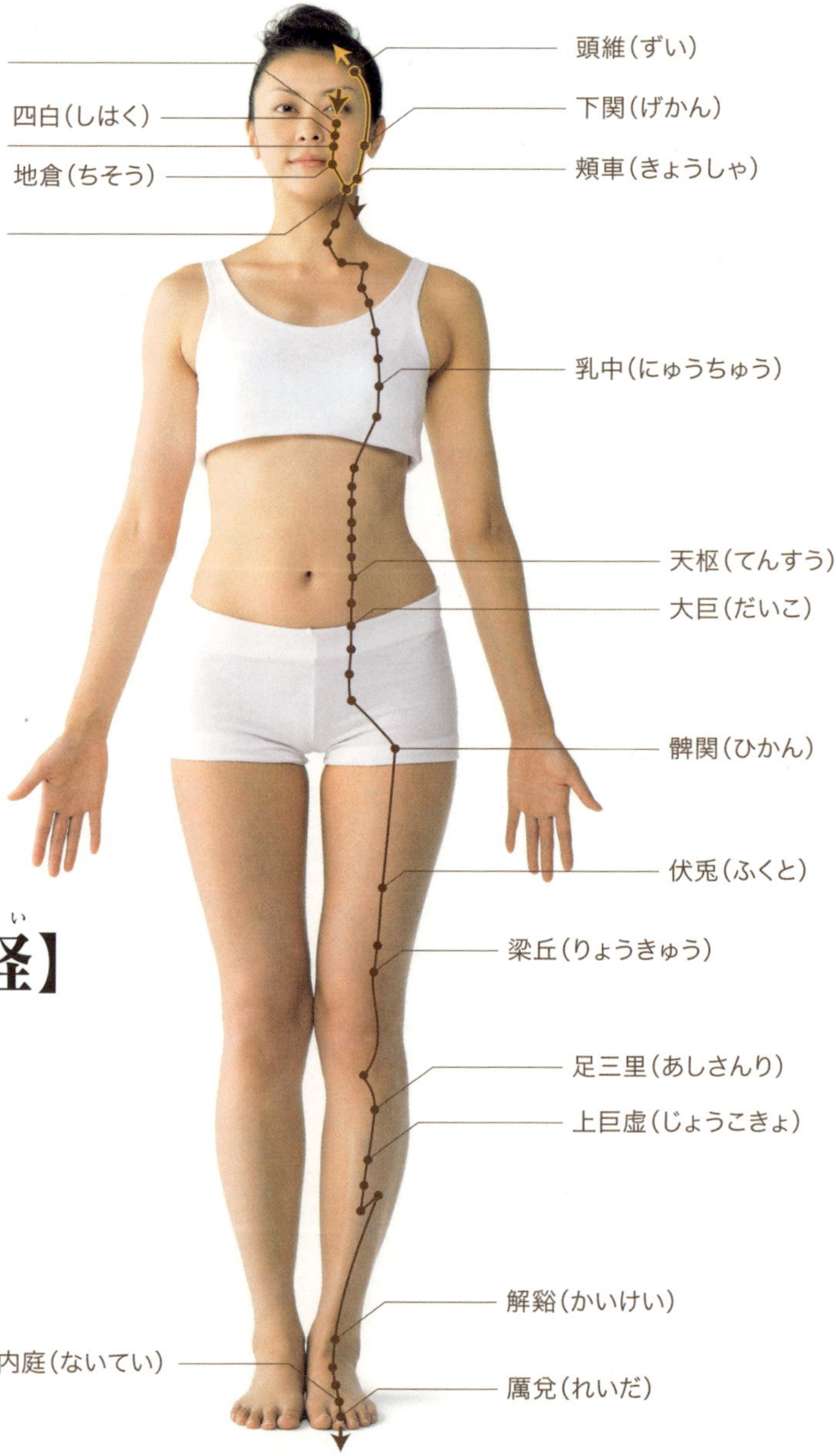

【胃経《いけい》】

［胃経］ 刺激すると胃腸を強くし、体中に「気」「血」を充実させることができます。また、顔を通っているため、しわやたるみなどにも効果的。足の指先で「脾経」に連なります。

脾タイプの経絡

「気」「血」のめぐる道

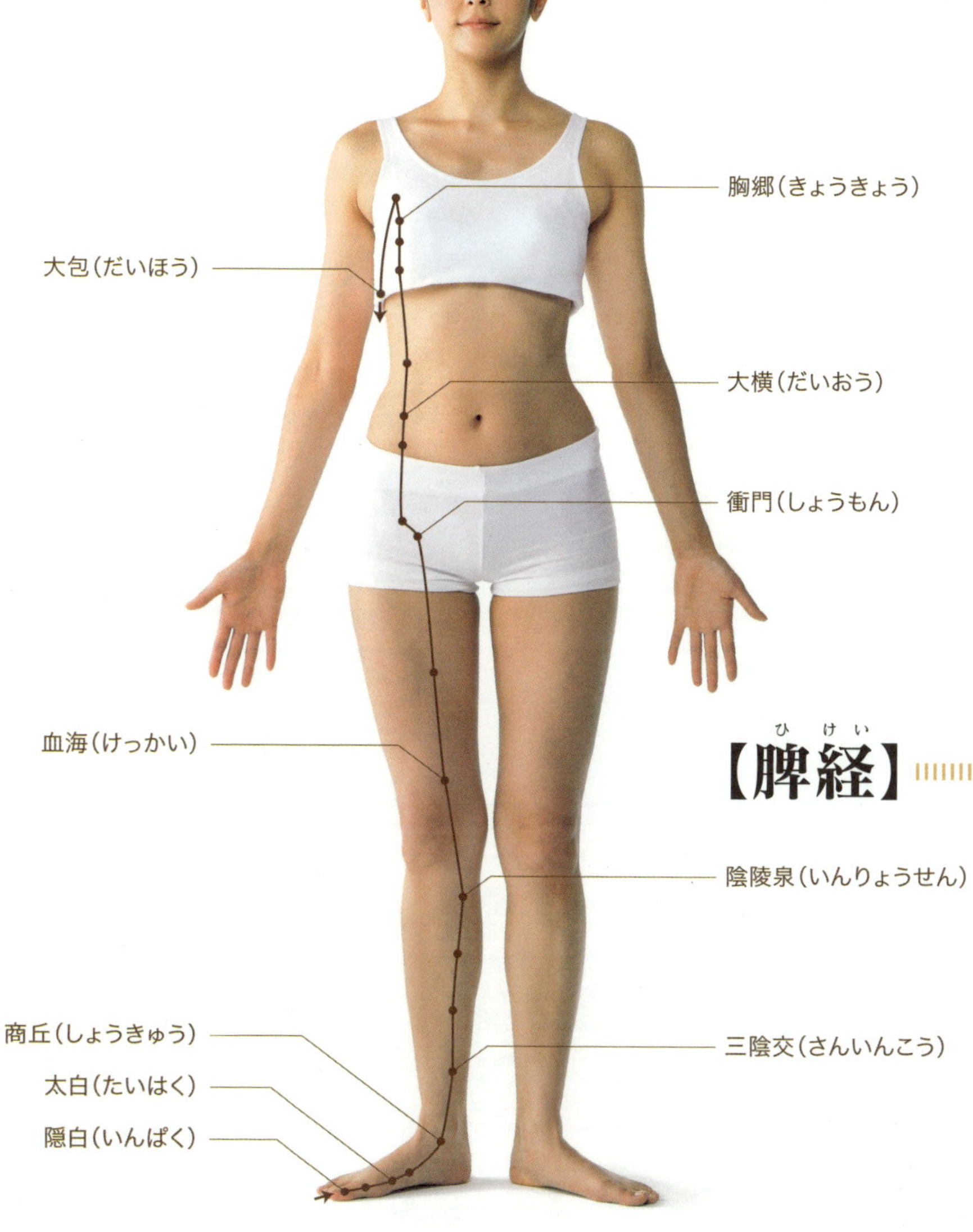

[脾経] 「脾」は消化吸収をつかさどる臓。この経絡を刺激すれば胃腸トラブルの解消に役立ちます。冷え症や月経痛など女性特有の疾患にも有効。脇の下で「心経」に連なります。

TYPE-2 基本

ペパーミント

健胃・清熱・抗菌

このオイルには冷却作用や頭脳明晰化作用があり、「気」を通してくれるので、香りをかぐとすっきりクールダウンして、しっかりものごとを考える力が生まれてきます。ペパーミントは、とても適応性が高く、雑草のように増えていく植物です。葉を手でちぎって揉みつぶすと、さわやかな清涼感のある香りが広がります。洗ってティーポットに入れ、お湯を注ぐだけで、葉の色素や精油成分が溶け出し、色鮮やかなグリーンのペパーミントティーを楽しむことができます。脂っこい食事の後には、ペパーミントティーで体のなかを洗い流すと、胃がもたれる心配がありません。ただし、空腹のときに飲むと胃腸を荒らしてしまう恐れがあるので注意しましょう。

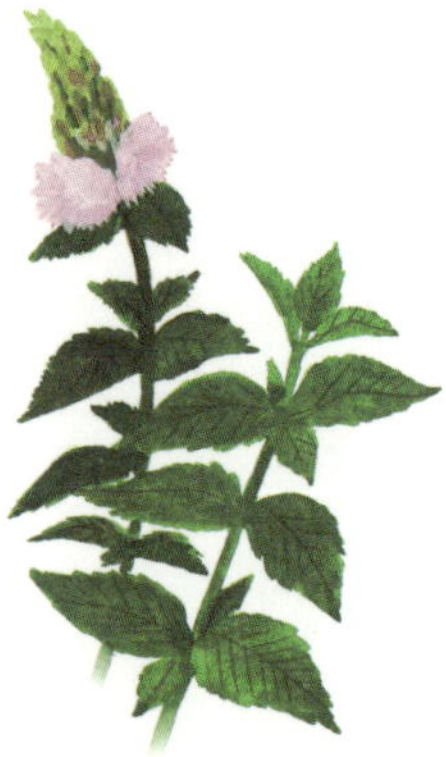

学名	*Mentha piperita*	原生地	ヨーロッパ
科名	シソ科	蒸留部位	葉（全草）
採油方法	水蒸気蒸留法	ノート	トップ
香りの強さ	強い・刺激強	ブレンドファクター	1
香りの特徴	爽やかな甘みにすっきりとメントールの刺激があるハーブの香り		
相性の良いエッセンシャルオイル	ハーブ系、特にユーカリグロブルスやティートリーなどフトモモ科のオイル、ラベンダーやローズマリーなどシソ科のオイル など		
中医学的観点	消化不良、下痢、嘔吐、胃痛、など消化器系の症状に対して効果がある。冷却作用や抗菌作用を持つため、感染症の場合の熱症状には特に効果的。滞った「気」の流れを良くし、頭痛や筋肉痛など痛み全般にも効果があるといわれる。【帰経】脾・肝・肺【性質】涼性 ※刺激があり、血圧上昇作用があるので、妊婦や子どもへの使用は要注意。		

TYPE-1 基本

スイートマージョラム

温める・鎮静・鎮痛

母なる大地の温情を蒸留したものともたとえられるオイルです。こころと体のバランスを保ち、温かく包み込んでくれるでしょう。母なる温かさは「土」の性質。「脾」の「気」を補い、加温する作用があり、無気力なときや、ストレスを感じて思い悩んだり、考え込んだりしているときに高い効果を発揮します。子育て中のお母さんにとっては、母性を育み、慰めてくれるオイルとして大活躍してくれるでしょう。ラベンダーのオイルとの相性が抜群で、肩こりや精神的ストレスによるさまざまな症状に対し、2つのオイルをブレンドして使います。あらゆる欲を抑える精油としても知られていて、過剰な性欲や食欲を抑えるはたらきがあるといわれています。

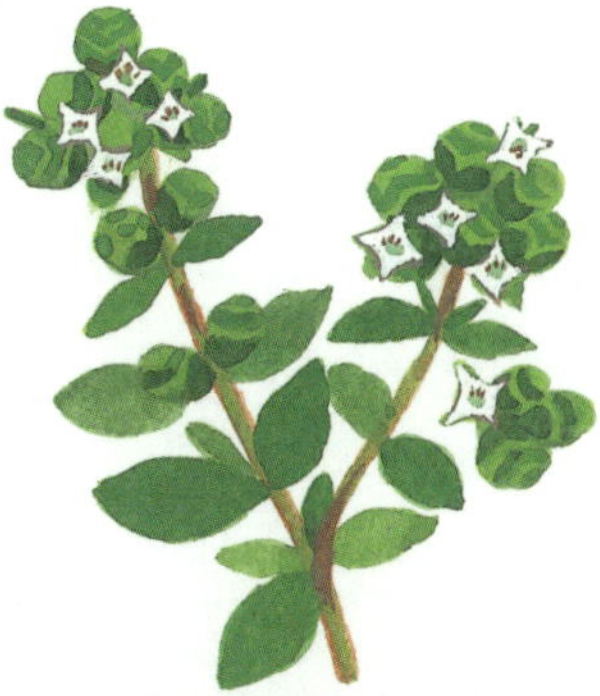

学名	*Origanum majorana*	原生地	ヨーロッパ
科名	シソ科	蒸留部位	全草
採油方法	水蒸気蒸留法	ノート	トップ
香りの強さ	穏やか	ブレンドファクター	4
香りの特徴	温かく、少しスパイシーなハーブの香り。ほのかにウッディな香りも		
相性の良いエッセンシャルオイル	ラベンダー、サイプレス、ネロリなど鎮静作用のあるオイル、ユーカリグロブルス、ローズマリー、柑橘系の各種オイル など		
中医学的観点	加温効果は精神的なものだけでなく、胃腸や筋肉に対しても温めて「気」「血」の循環を促し、お腹の冷えによる下痢や便秘、消化不良、筋肉のこりや痛み、関節炎、血行不良、月経不順や月経痛にも効果を示す。また、高血圧や不眠など「心」の症状に対しても効果的で、免疫力を高める効果も期待できる。【帰経】脾・心【性質】温性		

TYPE-1

パチュリ

除湿・吐き気、下痢、便秘に

学名	*Pogostemon patchouli*	原産地	インドネシア
科名	シソ科	蒸留部位	葉
採油方法	水蒸気蒸留法	ノート	ベース
香りの強さ	強い	ブレンドファクター	1～2
香りの特徴	エキゾティックで土の匂いも感じるハーブの香り		
相性の良いエッセンシャルオイル	どんなオイルにも合わせやすい。特に、サンダルウッド、シダーウッド、ゼラニウム、ペパーミント など		
中医学的観点	漢方生薬では藿香(かっこう)として用いる。「湿」を取り除くので、高温多湿期の食欲不振や吐き気、夏風邪、頭痛、下痢、便秘などに効果あり。血流を促進させるため、むくみにも効果的。「気」を補い「心」を鎮める効果も持ち、皮膚湿疹や静脈瘤にも有効。抗菌・防虫作用も。【帰経】脾・心・肺【性質】平性～温性		

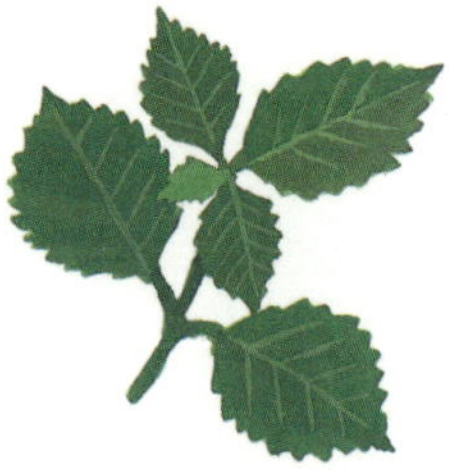

TYPE-1

レモン

消化促進・肝強化・うっ滞除去

学名	*Citrus limon*	原産地	インド・ヒマラヤ西部
科名	ミカン科	蒸留部位	果皮
採油方法	冷圧搾法	ノート	トップ
香りの強さ	やや弱い・揮発性高	ブレンドファクター	4
香りの特徴	フレッシュで鋭く、みずみずしい天然レモンの香り		
相性の良いエッセンシャルオイル	柑橘系、ペパーミント、パチュリ、ローズマリー、ティートリー、ユーカリグロブルス、ニアウリ など		
中医学的観点	二日酔いや、気分がスッキリしない日に。滞った「気」を流して胃腸のつかえを解消し、便通を整える効果あり。「血」の流れを良くし、血行を改善する。「肺」に作用し免疫力を高める効果も。また「肝」に作用し解毒作用を高める。【帰経】脾・肺・肝【性質】微寒性 ※光毒性あり。塗布後、12時間は紫外線に当たらないこと。		

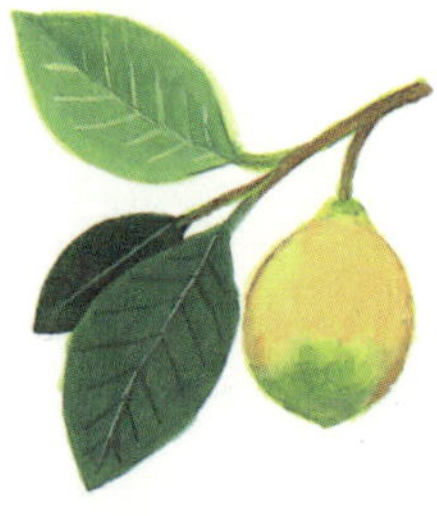

TYPE-2

フランキンセンス

免疫力アップ・皮膚をきれいに保つ・精神安定

学名	*Boswellia carterii*	原産地	アフリカ東部〜中央アジア
科名	カンラン科	蒸留部位	樹脂
採油方法	水蒸気蒸留法	ノート	ミドル
香りの強さ	強い	ブレンドファクター	3〜5
香りの特徴	穏やかでほんのりとしたウッディな香り		
相性の良いエッセンシャルオイル	フローラル系・ウッド系の各種オイルのほか、パチュリ、スイートマージョラム、ネロリ、シナモン など		
中医学的観点	漢方生薬では乳香(にゅうこう)として使用。イエス誕生のとき、東方の三賢人が贈り物にしたという。呼吸を長く深くさせ、精神的な緊張をほぐし、リラックスさせる。血行を良くし、皮膚をきれいにする。「気」を補い、流れを良くする。精神を鎮め、地に足をつけたいときに。鎮痛効果も。【帰経】脾・心・肝・肺【性質】涼性〜温性		

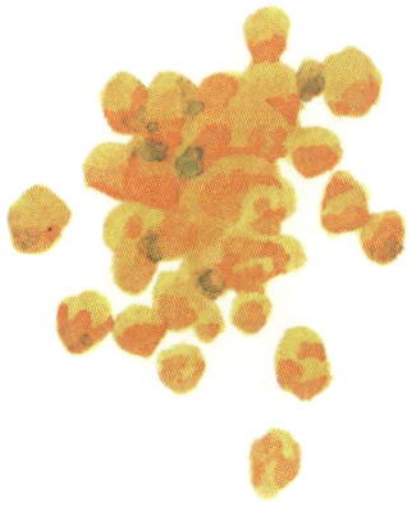

TYPE-2

サンダルウッド

精神的基盤をつくる・鎮静・排尿

学名	*Santalum album*	原産地	インドネシア南東部
科名	ビャクダン科	蒸留部位	心材(木部)
採油方法	水蒸気蒸留法	ノート	ベース
香りの強さ	弱い	ブレンドファクター	4〜6
香りの特徴	甘くエキゾティックで、デリケートな木の香り		
相性の良いエッセンシャルオイル	ハーブ系・ウッド系・フローラル系のオイル。特にローズオットー、ラベンダー、フランキンセンス など		
中医学的観点	日本では白檀(びゃくだん)と呼ばれ、香木として親しまれる。地にしっかりと足をつけたいときにおすすめ。「気」を補い、潤いを与え、「気」「血」のめぐりを良くする。また、胃腸を温め、痛みを和らげる効果も。「腎」にも作用し、水分代謝の改善に有効。考えごとをしていて眠れないときにも。【帰経】脾・腎・心【性質】涼性〜温性		

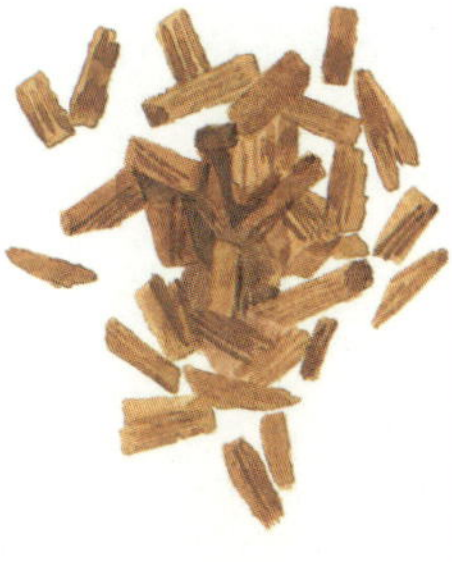

ダイエットのためのマッサージ

きちんと食べ、体調を整えてやせるのが中医アロマ式ダイエット。デトックス中心のブレンドで、「気」「血」「水」のバランスをとりながら、健康的な体を手に入れましょう。

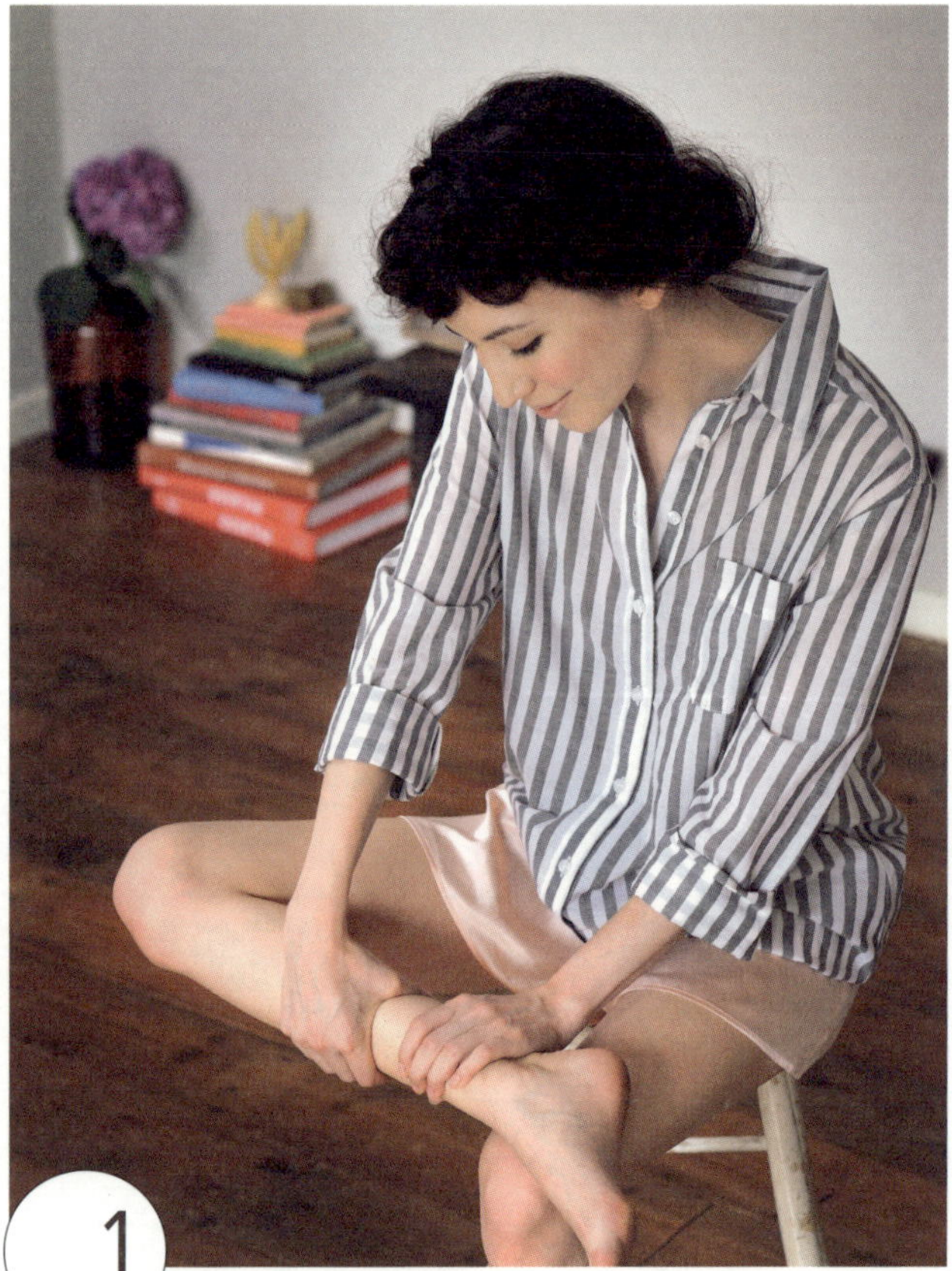

1

500円玉大のオイルを手にとり、
脚全体に下から上へ向かって、
ぞうきんを絞るようにマッサージ。
特に足首は念入りに。(両脚×3セット)

“このレシピのポイント”

ペパーミントとレモンは胃腸のトラブル全般のお助けオイル。ジュニパーベリーで体を温め代謝をアップし、グレープフルーツで消化促進、脂肪代謝、セルライト撃退！食欲過多にはスイートマージョラムがおすすめ。

おすすめレシピ

Essential Oil

脾 ペパーミント 1滴 基本
脾 レモン 2滴
腎 ジュニパーベリー 2滴
肝 グレープフルーツ 3滴

Carrier Oil

ホホバ 20ml 基本

2

両親指を重ねて、
足三里《あしさんり》のツボを5秒間押す。
（両脚×3セット）

【足三里】
ひざの外側、ひざ下のくぼみから指4本下。
胃腸トラブル、全身の疲れ、代謝異常などに効果あり。

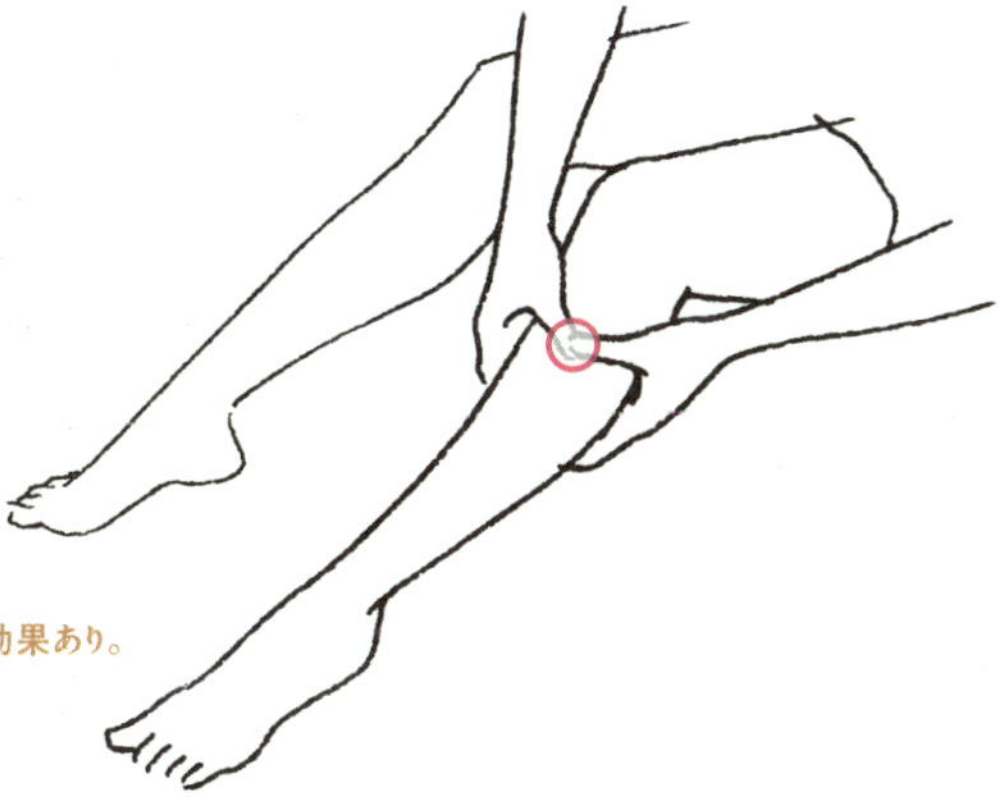

3

10円玉大のオイルを手にとり、
時計回りでお腹全体に塗る。
（×10回）

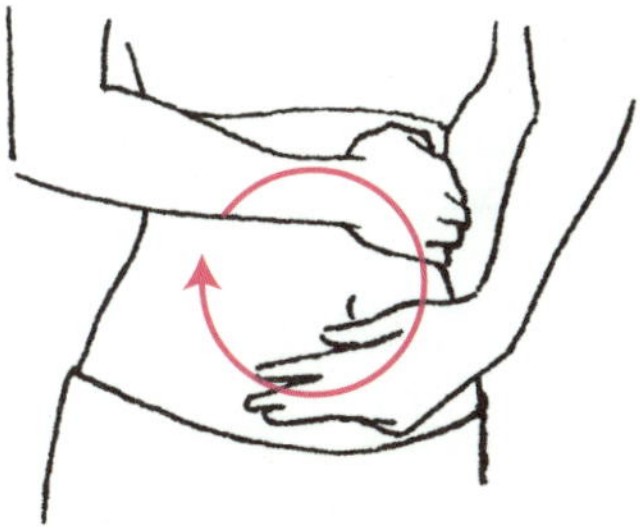

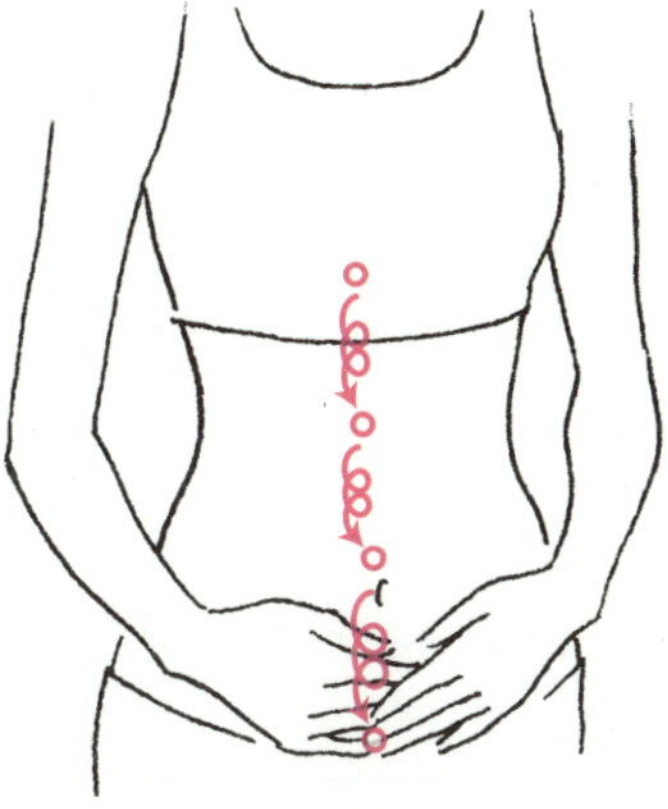

4

両手の人差し指、中指、薬指を使って、
みぞおちからおへそに向かって
くるくるマッサージ。（×3セット）

《主に消化器系などに作用する4つのツボ》
【巨闕（こけつ）】 みぞおちの指3本下。
【中脘（ちゅうかん）】 おへそから指5本上。
【水分（すいぶん）】 おへそから指1本上。
【関元（かんげん）】 おへそから指4本下。

顔のたるみに効くマッサージ

「脾」の昇清機能（「気」を上に引き上げるはたらき）を高め、下に下がったお肉を上に引き上げましょう。余分な水分や老廃物を流してむくみの解消や、ほうれい線の予防にも。

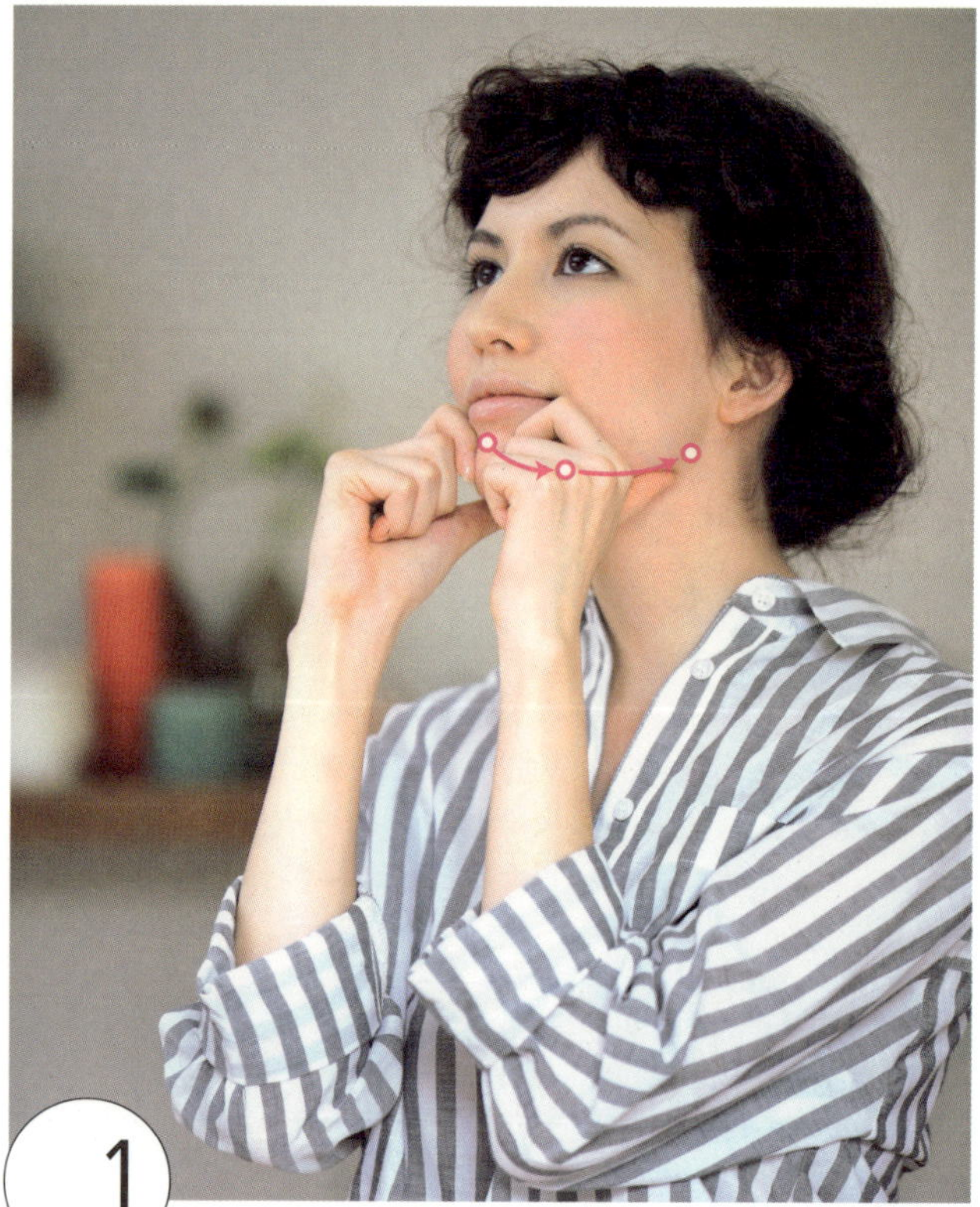

1

10円玉大のオイルを手にとって顔にのばし、
両手の親指と人差し指であごを挟んで、
あごのラインに沿って耳の下まで流す。（左右×3セット）

《顔のむくみなどに効果がある3つのツボ》

【承漿（しょうしょう）】唇の下中央のくぼみ。
【大迎（だいげい）】口角の下、下あごの両端。
【頬車（きょうしゃ）】あごのエラのくぼみ。

“このレシピのポイント”

顔に使用するのは、刺激が少なく美肌効果のあるオイル。顔を温め、血流を良くするスイートマージョラム、シミやしわにも効果のあるフランキンセンスで「気」を上に引き上げ、サンダルウッドでキュッと鎮静させます。

おすすめレシピ

Essential Oil
脾 スイートマージョラム **1**滴 基本
脾 フランキンセンス **2**滴
脾 サンダルウッド **1**滴

Carrier Oil
ホホバ **10**ml 基本

2

両手の人差し指と中指で、
口角から耳の手前まで押し流す。
（左右×3セット）

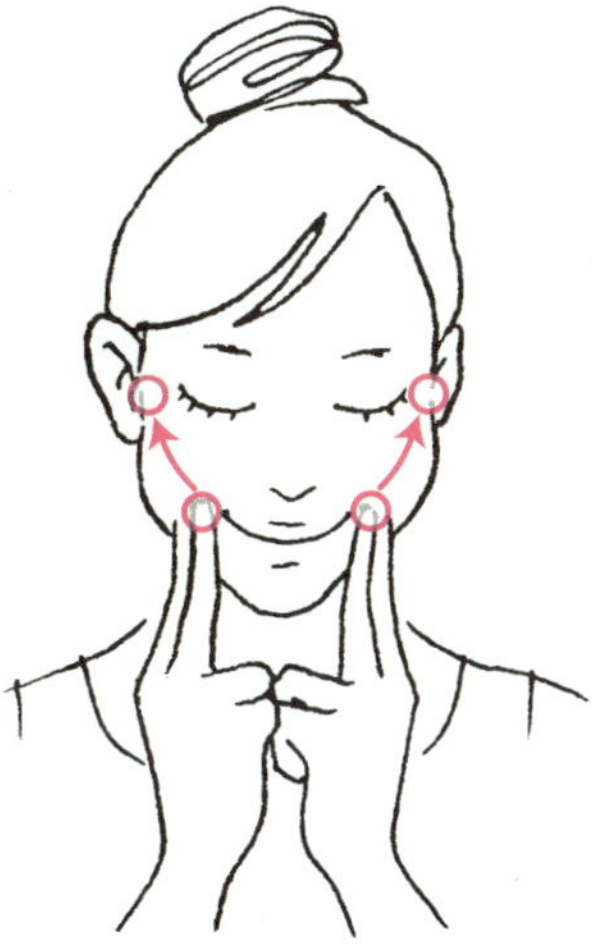

【地倉（ちそう）】
口角、瞳の真下。口内炎予防、
ほうれい線のしわに効果あり。

【聴会（ちょうえ）】
耳穴の手前の突起の下。耳鳴り、難聴、
顎関節痛などに効果あり。

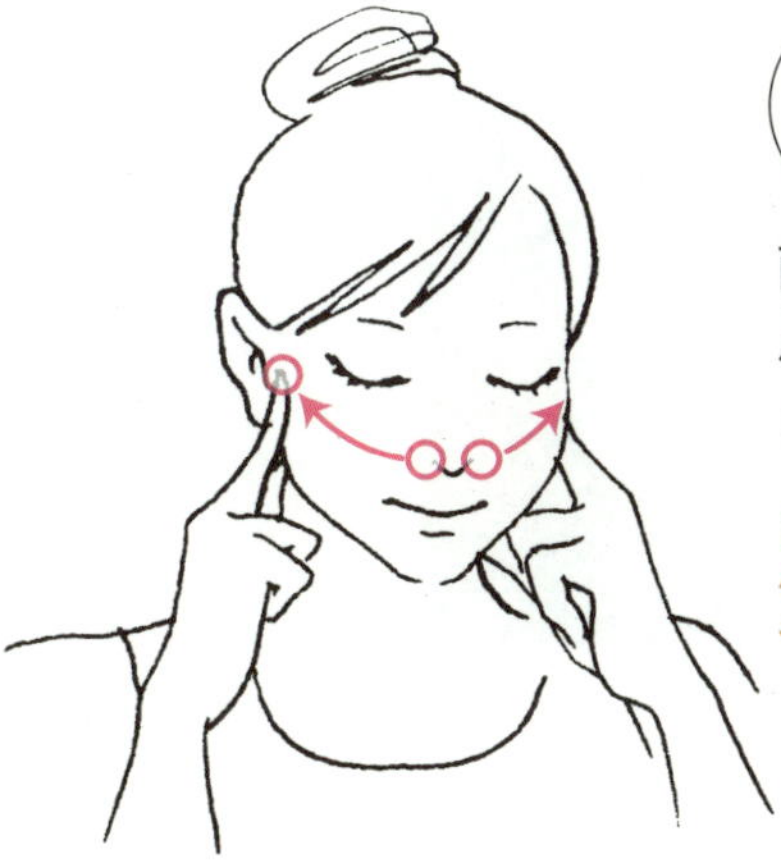

3

両手の人差し指と中指で、
小鼻から耳の手前まで押し流す。
（左右×3セット）

【迎香（げいこう）】
小鼻の両脇のくぼみ。花粉症、鼻づまり、
ニキビ予防に。美肌効果もあり。

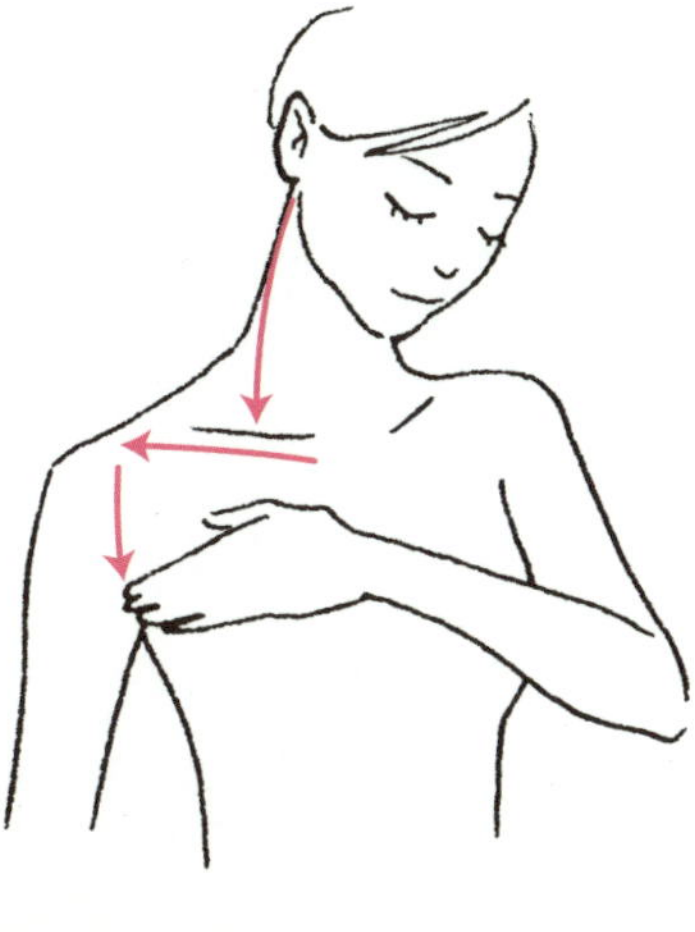

4

四指で、耳の後ろから首の前を通り、
鎖骨から脇の下まで流す。
（左右×3セット）

胃腸の疲れのためのマッサージ

食べ過ぎ飲み過ぎのとき、食欲がわかないときは、「脾」の「気」を滞りなく流すことが大切です。ストレスも「脾」の機能に影響することがあるので、肝タイプのケアも併せて行いましょう。

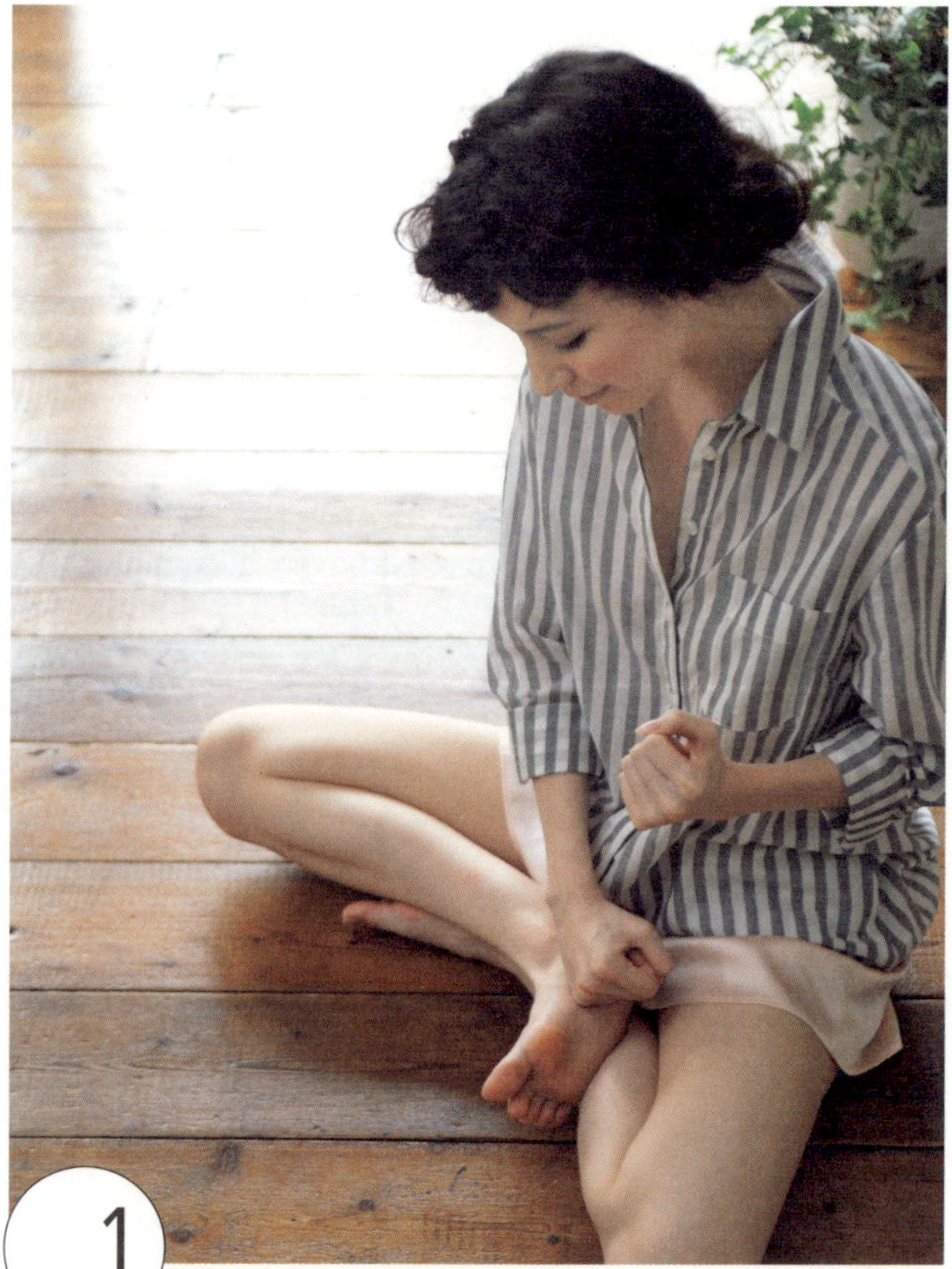

1

10円玉大のオイルを手にとり、足全体に塗る。
こぶしで足裏をトントンたたく。（両足×10回）

“このレシピのポイント”

「脾」の「気」のめぐりを良くし、余分な湿気を取り除くペパーミントとレモンで、爽やかに消化を促進しましょう。温性のジンジャーをプラスすると、胃腸を温め、消化吸収を助けます。お腹のマッサージにもおすすめ。

おすすめレシピ

Essential Oil

脾 ペパーミント **1**滴 基本

脾 レモン **2**滴

腎 ジンジャー **1**滴

Carrier Oil

ホホバ **10**ml 基本

2

親指で、足裏反射区の胃部分
(85ページ参照)を、内側へ向かって
少しずつ押し進む。(両足×3セット)

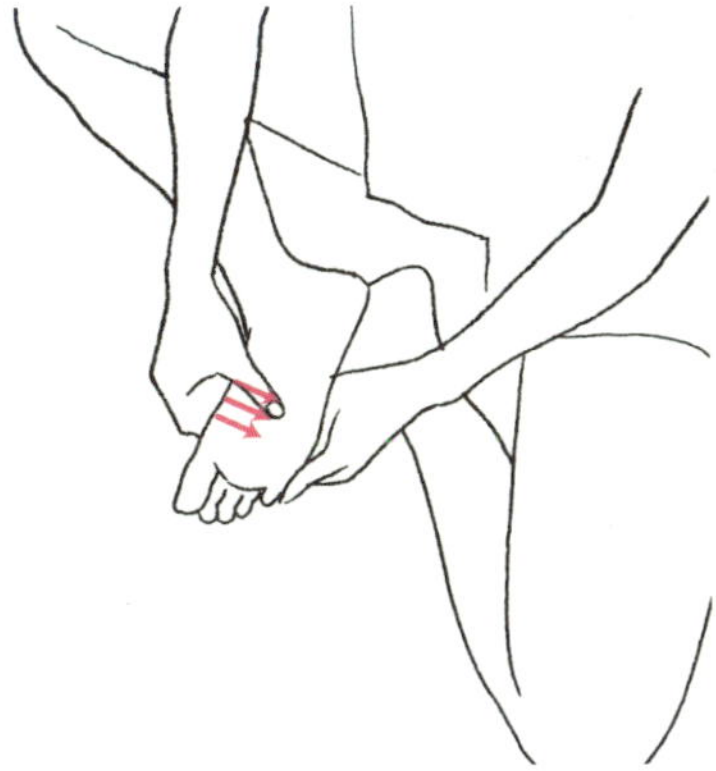

3

十二指腸部分(85ページ参照)も
同様に押し進む。(両足×3セット)

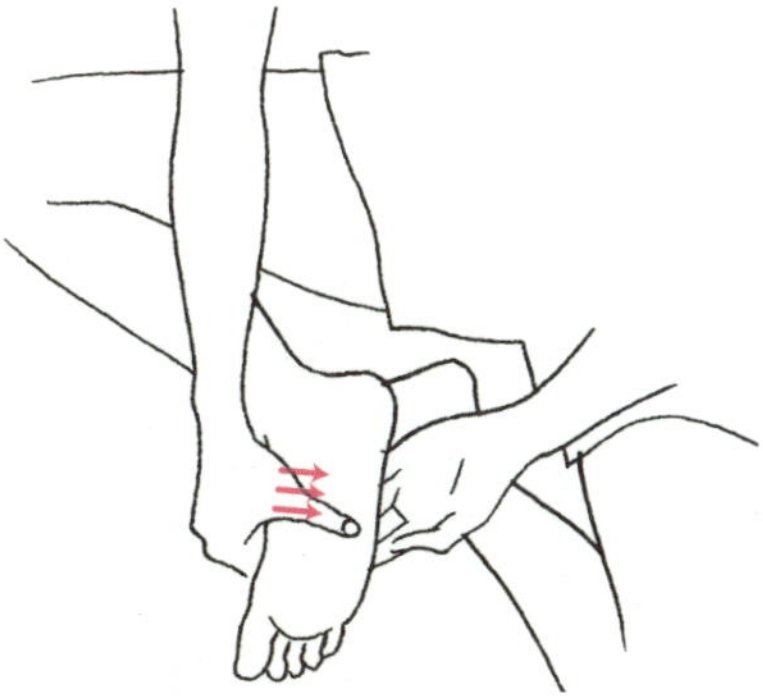

4

両親指を重ねて三陰交《さんいんこう》のツボを押す。
ゆっくり息を吐きながら5秒間。
(両足×3セット)

【三陰交】
内くるぶしから指4本上。すねの後ろのくぼみ。
婦人科系の悩みに効果あり。

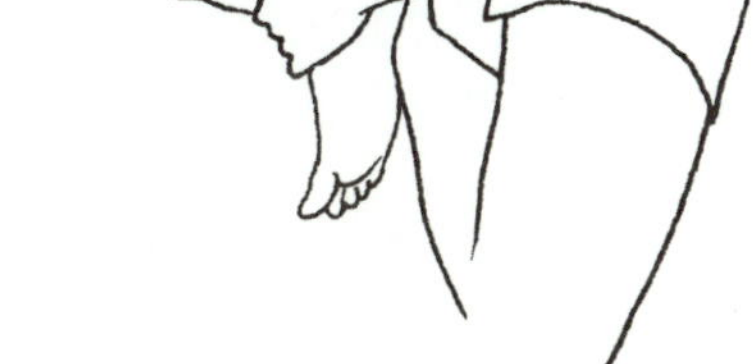

体がだるい人のためのマッサージ

ぐっすり寝ても取れない疲れや倦怠感は、ひょっとしたら体内の余計な水分や老廃物が原因かも。手足に力が入らないときは、オイルとツボ押しで清気を補い、シャキッと元気に。

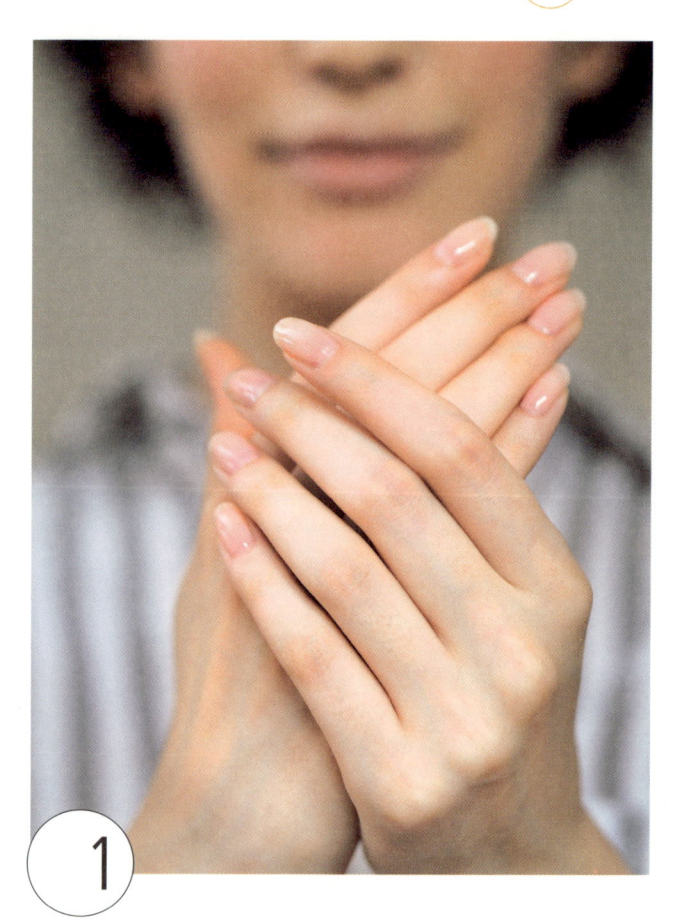

1

500円玉大のオイルを手にとり、
意識を集中させてよくこすり合わせ、温める。

“このレシピのポイント”

ペパーミントですっきりと発散し、「気」の流れを整えながら、「脾」の「湿」を取り除くパチュリと、脾の「気」を補い利尿作用を持つサンダルウッドで水分代謝を改善しましょう。ローズマリーもおすすめです。

おすすめレシピ

Essential Oil

脾 ペパーミント 1滴 基本

脾 サンダルウッド 2滴

脾 パチュリ 1滴

Carrier Oil

ホホバ 10ml 基本

2

両脚全体に、下から上へ、
両手のひらで包み込んで
絞り上げるように
オイルを塗り込む。

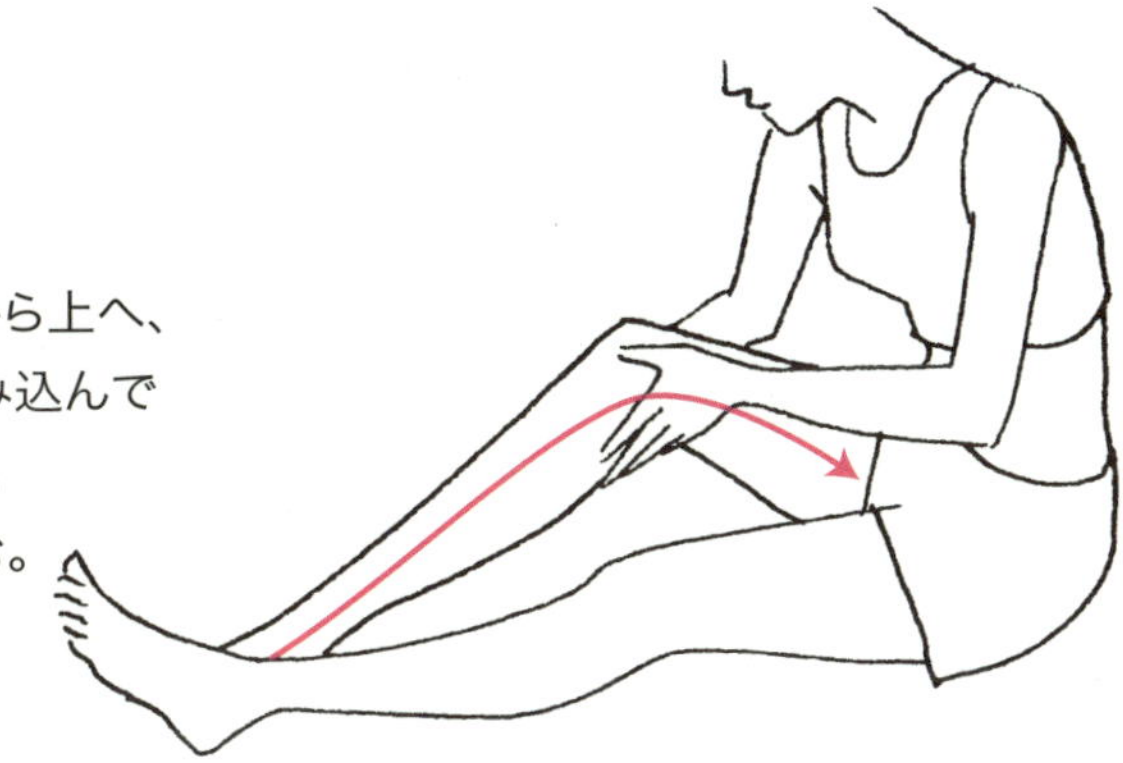

3

両親指を重ねて、三陰交《さんいんこう》と足三里《あしさんり》のツボを
5秒ずつ押す。(両脚×3セット)

【三陰交】
内くるぶしから指4本上。すねの後ろのくぼみ。
婦人科系の悩みに効果あり。

【足三里】
ひざの外側、ひざ下のくぼみから指4本下。
胃腸トラブル、全身の疲れ、代謝異常などに効果あり。

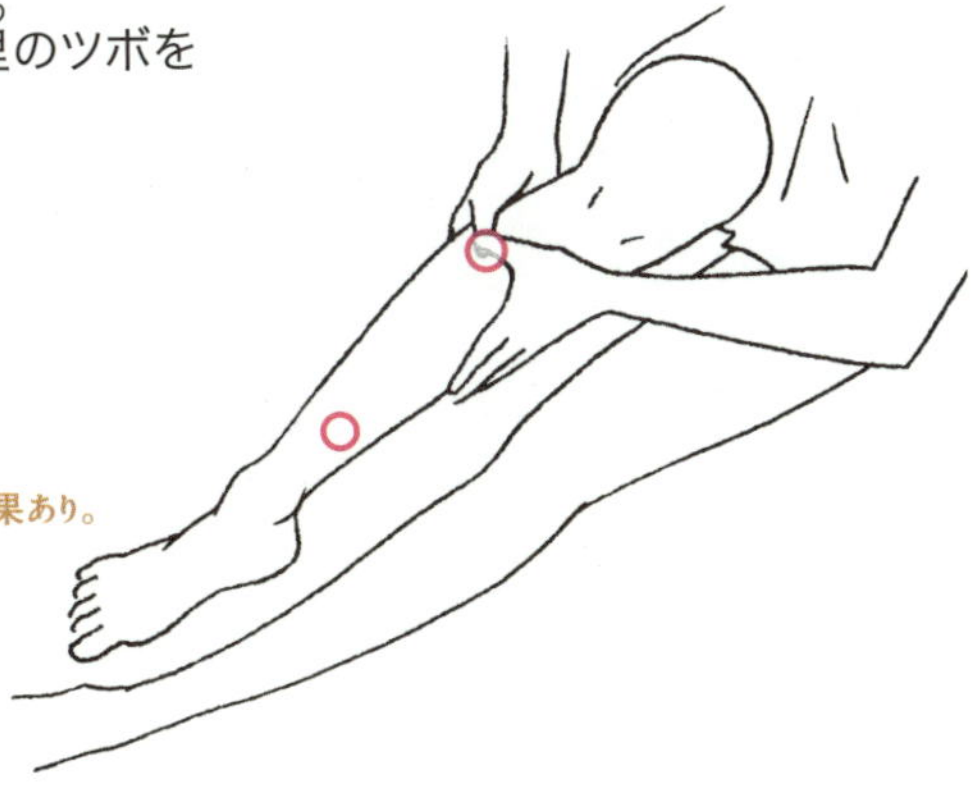

4

腰に両手を当て、
背中側の命門《めいもん》と腎兪《じんゆ》のツボを
5秒ずつ押す。(左右×3セット)

【命門】
おへその真裏。エネルギーを増やすツボ。全身疲労、
腰痛、精力減退などに効果あり。

【腎兪】
腰のおへその高さで背骨から指2本外側。
冷え性、むくみ、腰痛に効果あり。

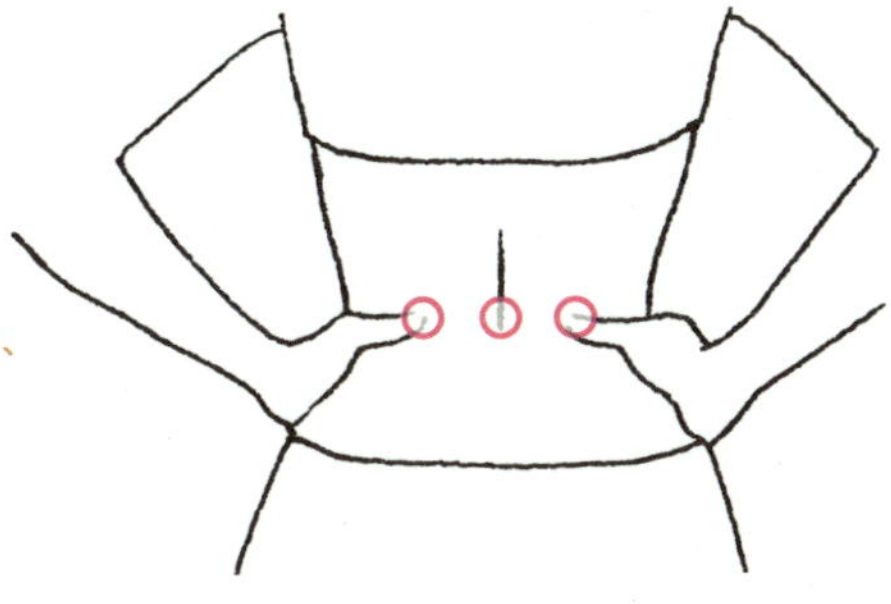

便秘のためのマッサージ

お腹を直接刺激することで胃腸の活動を促して、いらないものは体の外へ。毎朝の習慣にして、肌荒れの原因にもなる便秘を防ぎましょう。

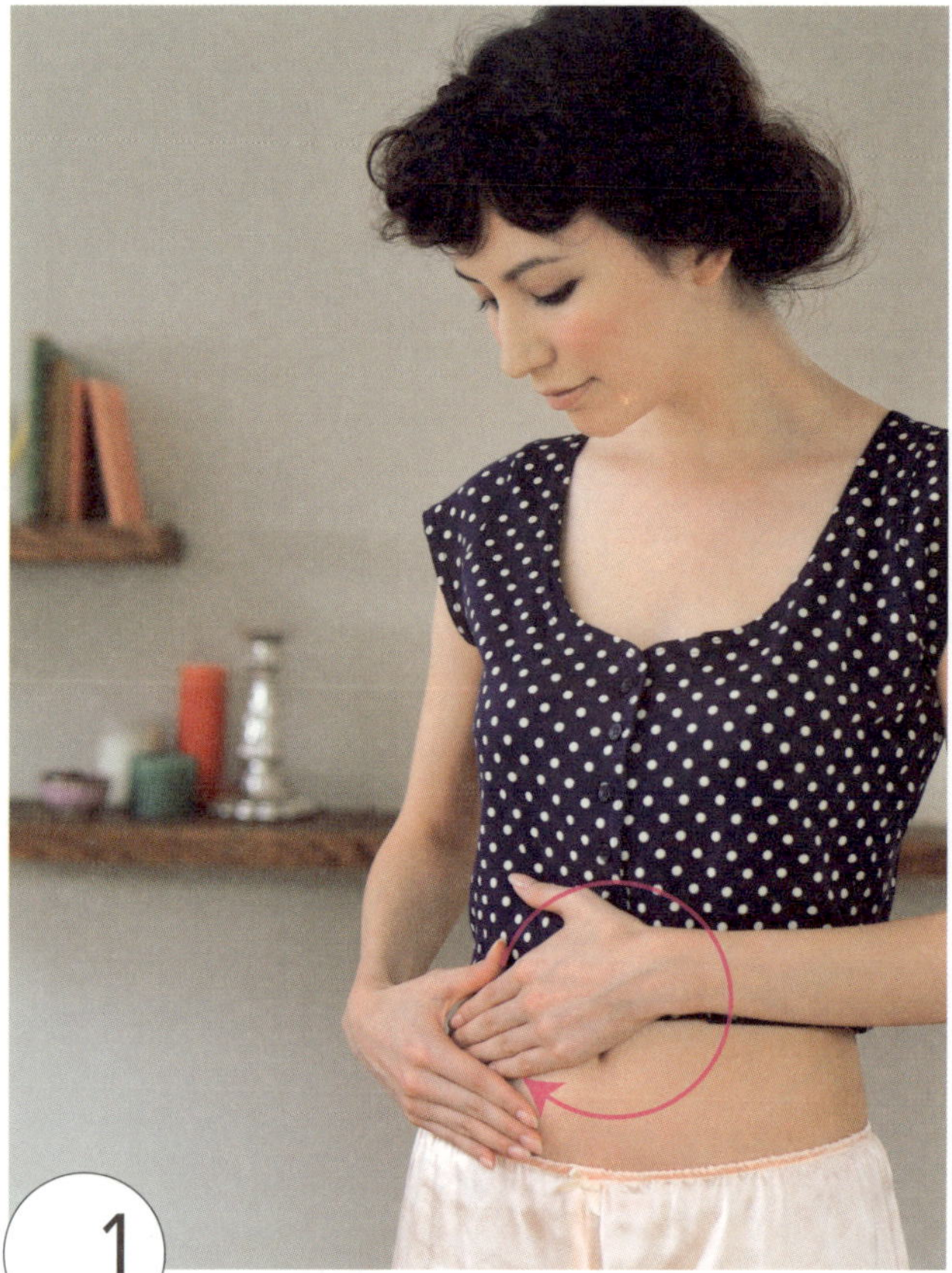

1

10円玉大のオイルを手にとり、
お腹全体に時計回りに塗る。
お腹が温かくなるまで10回程度。

"このレシピのポイント"

「脾」に「気」を補い、胃腸の活動を助けるスイートマージョラムと、消化吸収を促進するペパーミント、胃の熱を取り除くレモンで、排便力をつけていきます。ほかの柑橘系オイルやパチュリも気の滞りを解消します。

おすすめレシピ

Essential Oil

- 脾 スイートマージョラム **3**滴 基本
- 脾 ペパーミント **1**滴 基本
- 脾 レモン **4**滴

Carrier Oil

ホホバ **20**ml 基本

2

手のひらのつけ根を使い、大腸の向きに沿って、
直腸に近いところから、くるくるマッサージ。
1、2→1、3→2→1、4→3→2→1の順で。
（×3セット）

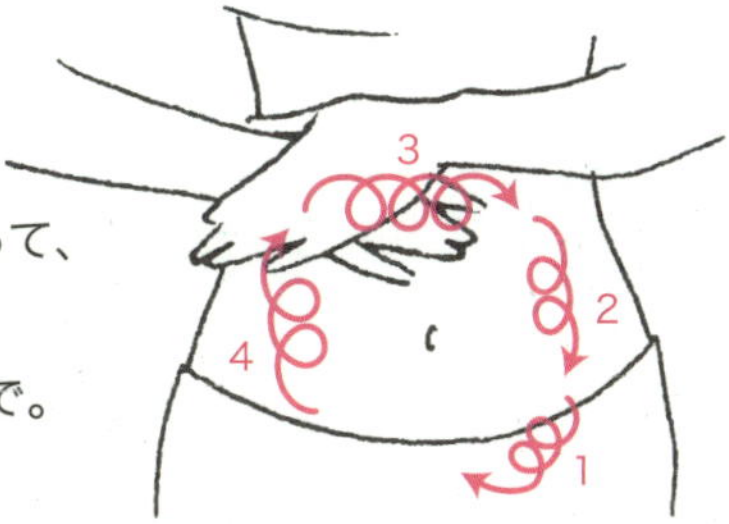

《直腸》大腸の最終部分で、下端は肛門。

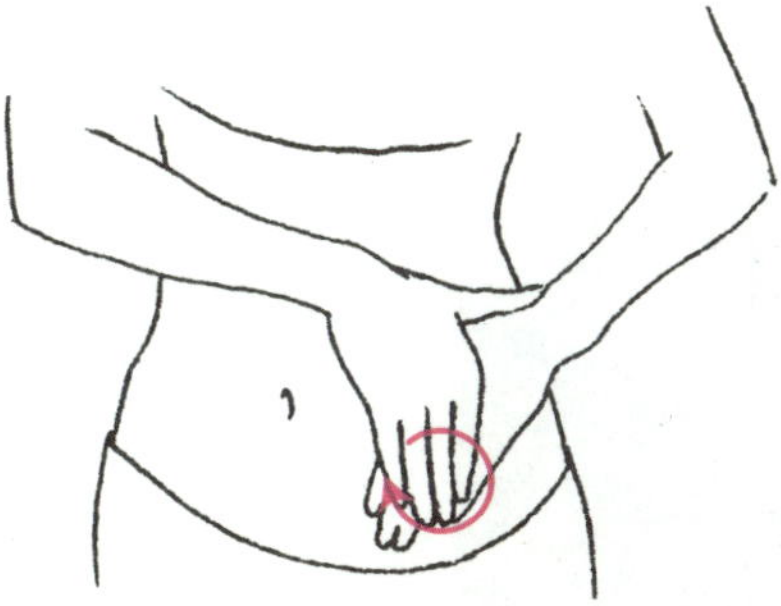

3

左下腹のS状結腸のあたりは
宿便がたまりやすいので、
両手の四指を重ねて軽く押し当て、
念入りにマッサージ。（×6セット）

《S状結腸》
大腸のうち、直腸につながる結腸のS字形になった末端部分。

4

両親指で天枢《てんすう》のツボを5秒間押し、
最後にもう一度、お腹全体を時計回りに
流すようにマッサージ。（×3セット）

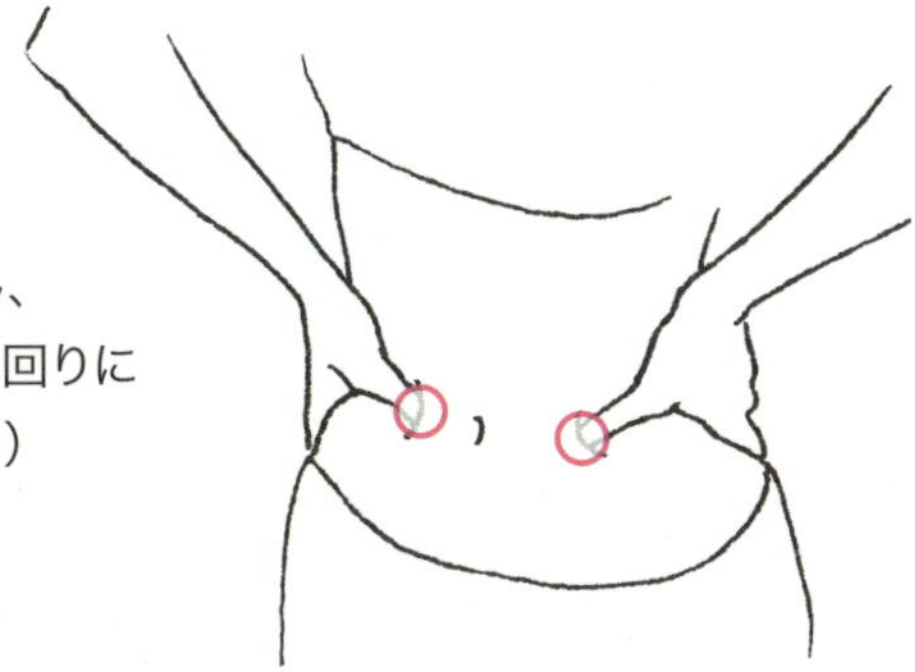

【天枢】
おへそから指3本外側。便秘のときは圧痛がある。
消化器系トラブルに効果あり。

梅雨を快適に過ごすためのマッサージ

ジメジメとした梅雨には体のなかにも湿気がたまりやすく、むくみや食欲不振などにつながります。「脾」に湿気をためないようにすることが、この時期を乗り切るポイントです。

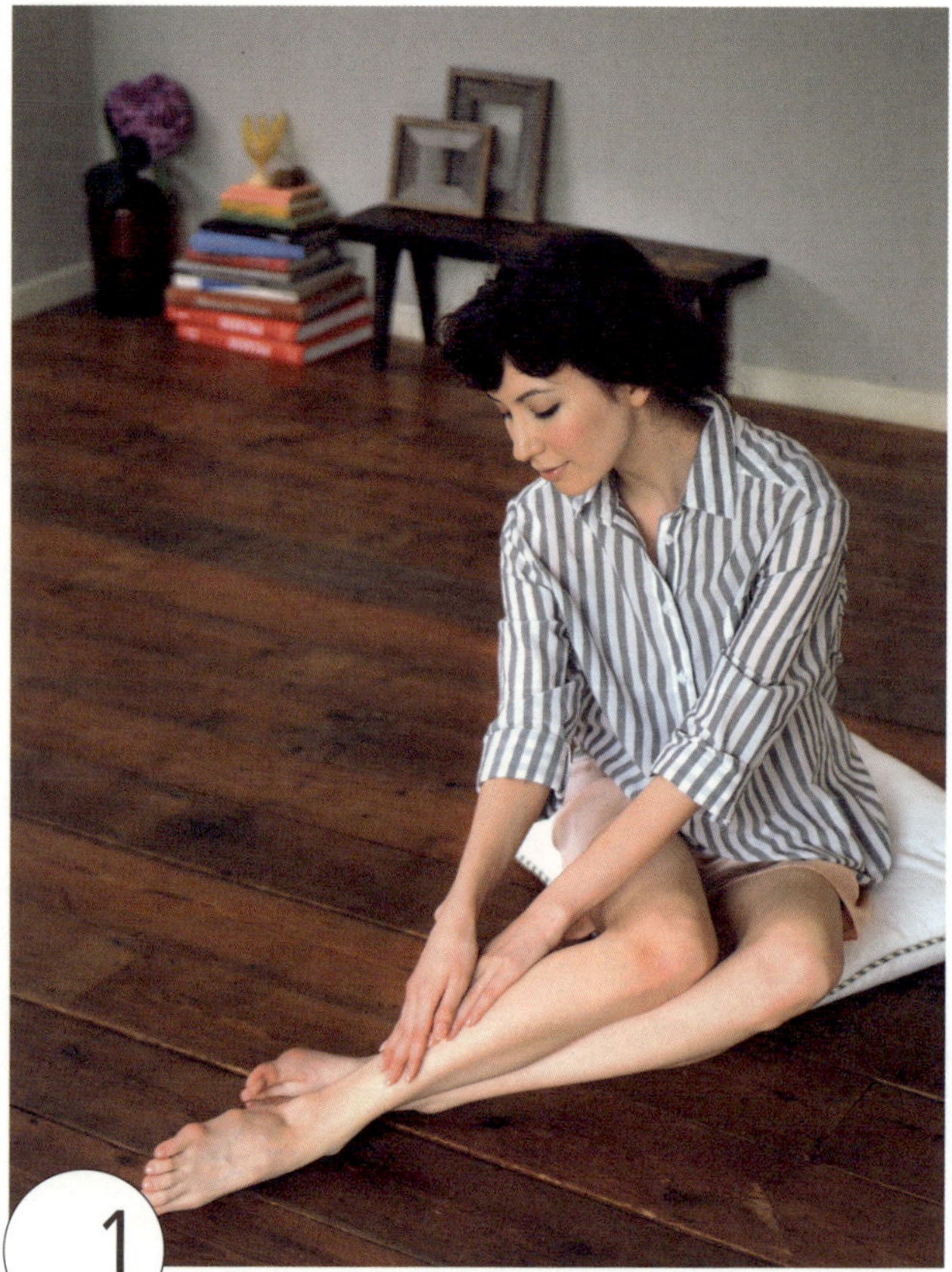

1

500円玉大のオイルを手にとり、両脚全体に、下から上へ向かって塗る。

"このレシピのポイント"

胃腸のなかの余分な「湿」をしっかり取り除いてくれるのがパチュリ。体の重だるさや夏風邪にも効果的。清涼感のある香りのペパーミントと元気を与えてくれるレモンがあれば、ジメジメとしたお天気でも快適です。

おすすめレシピ

Essential Oil

- 脾 ペパーミント 2滴 基本
- 脾 レモン 5滴
- 脾 パチュリ 1滴

Carrier Oil

ホホバ 20ml 基本

② 両手を重ねて
脚の内側の脾経（145ページ参照）を、
つま先から内ももに向かって
さすり上げる。
（両脚×1セット）

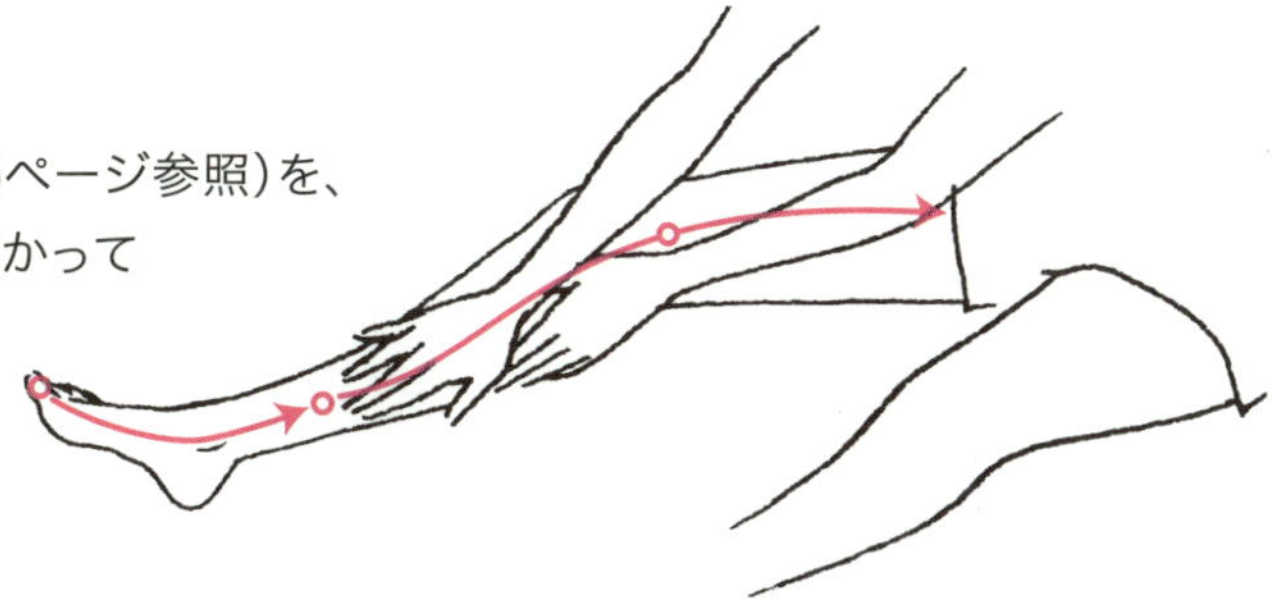

③ 手のひらのつけ根を使い、太ももの真ん中からひざに向かって、
胃経（144ページ参照）をくるくるマッサージ。
（両脚×3セット）

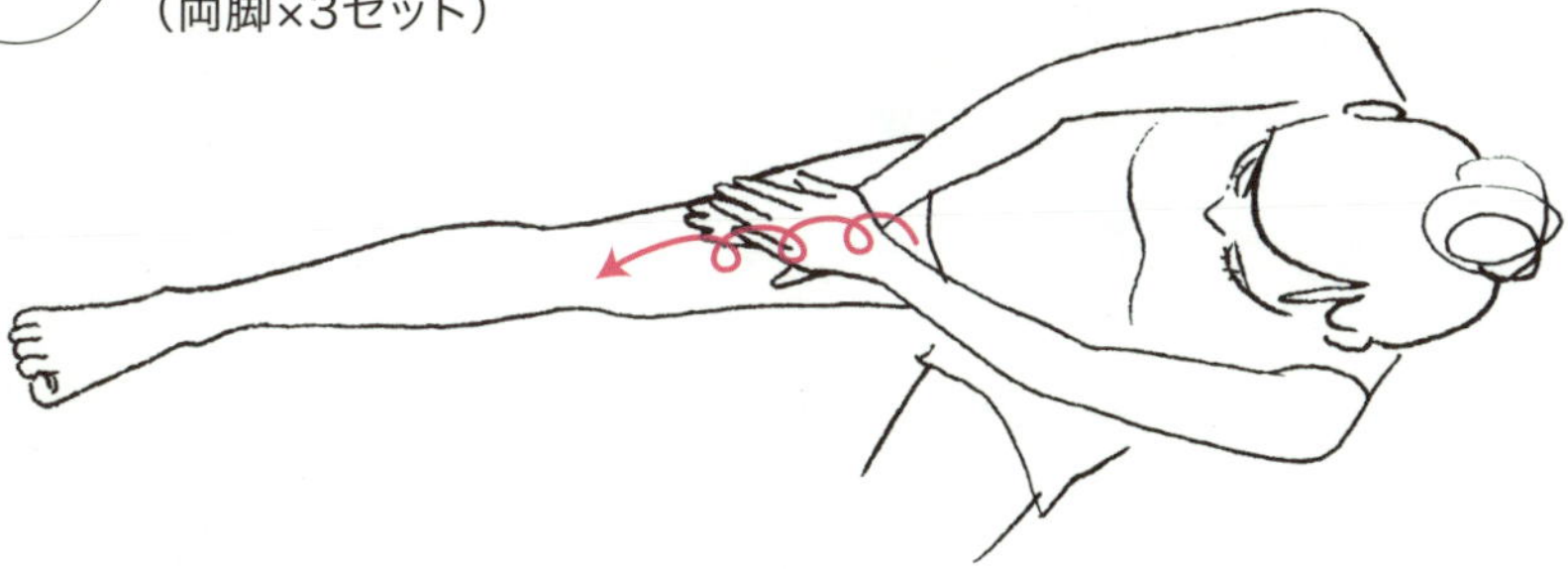

④ 両親指を重ね、足三里のツボから
すねに沿って足首まで一気に流す。
（両脚×3セット）

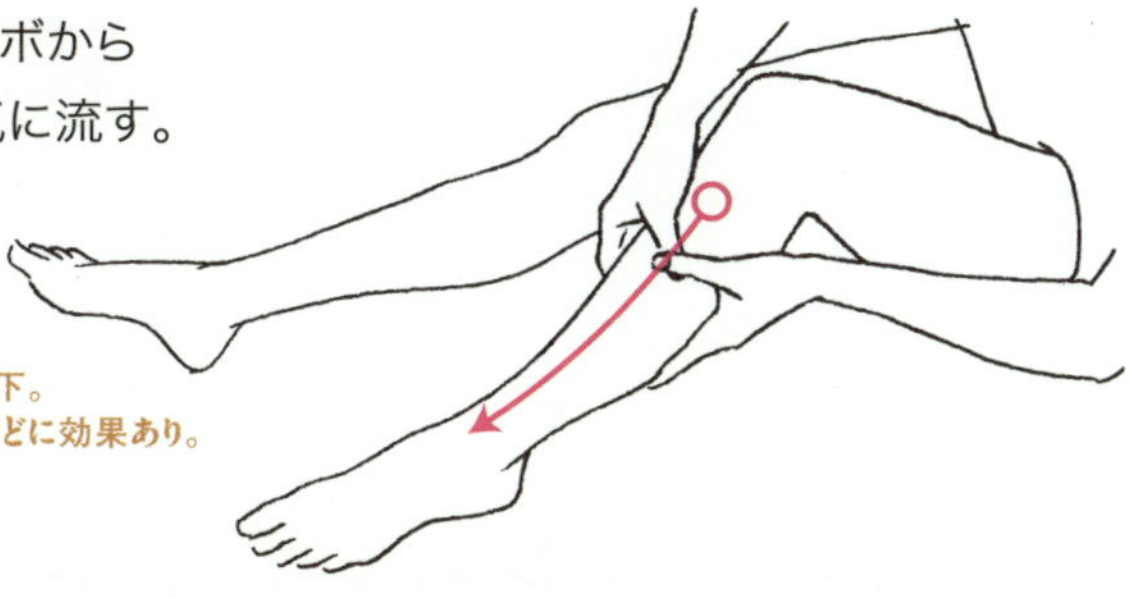

【足三里】
ひざの外側、ひざ下のくぼみから指4本下。
胃腸トラブル、全身の疲れ、代謝異常などに効果あり。

肝 wood
心 fire
脾 earth
肺 metal
腎 water

【CHAPTER 4】五行体質タイプ別トリートメント〈脾〉

今日からはじめましょう！
脾タイプのためのらくらく養生法

薬食同源

甘いもの・黄色い食材

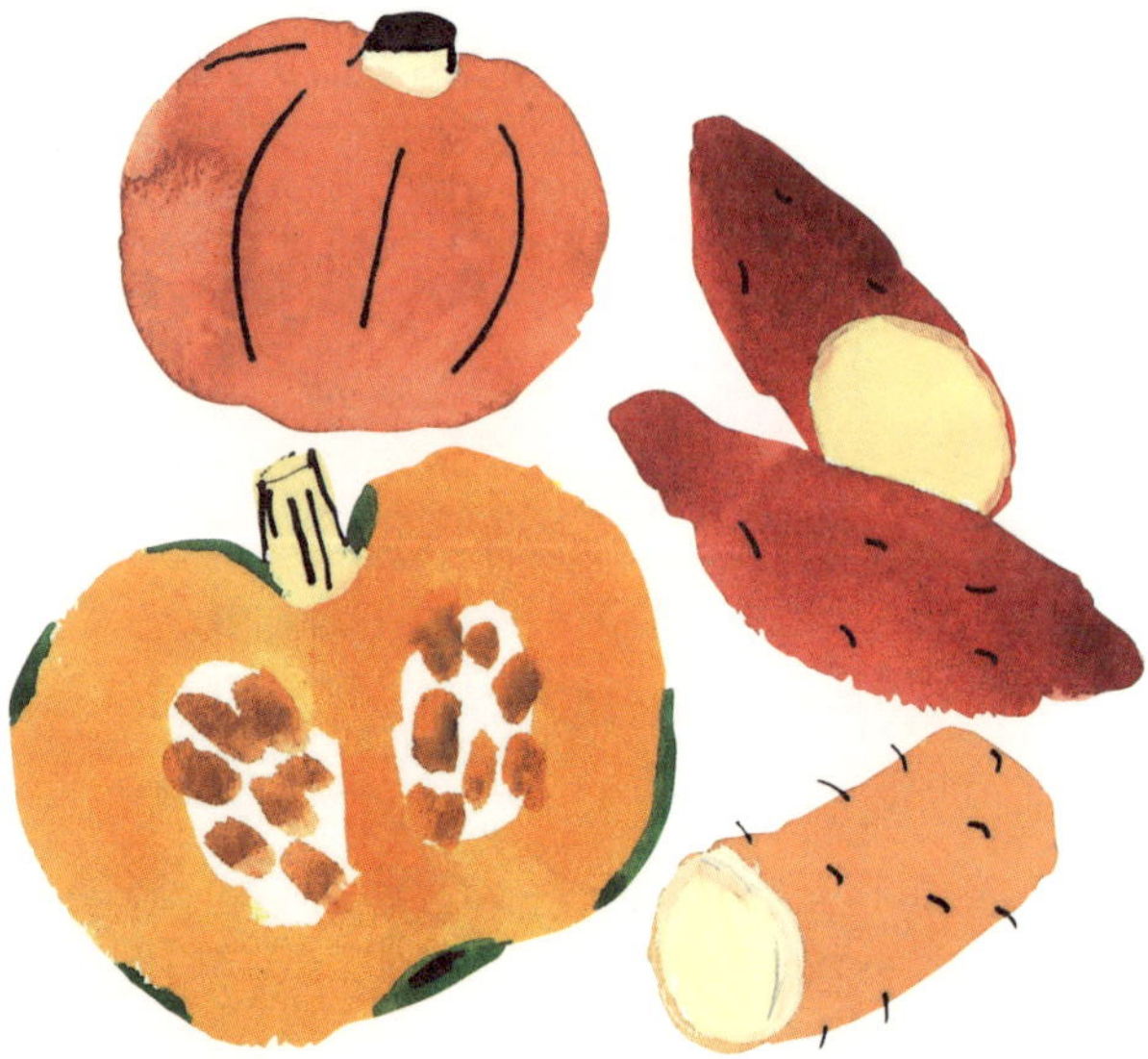

かんたんレシピ

かぼちゃとキノコの山椒煮

かぼちゃを里芋やサツマイモに代えてもOK。山椒も、体を温め、消化吸収を助けてくれます。鶏ひき肉をゴマ油で炒め、好きなキノコと塩ひとつまみ、粒山椒を加えてさらに炒めます。キノコがしんなりしたら、大きめに切ったかぼちゃとかぼちゃが半分浸るくらいのカツオだし、砂糖、醤油、酒を加え、落とし蓋をして煮込めばできあがり。

食欲不振や食べ過ぎ、便秘や下痢、冷えなど、消化器系にトラブルのある人が多いのが脾タイプの特徴です。胃腸にやさしい食べものの代表格は、甘くて黄色いかぼちゃ。ほかにも、芋類、栗などの甘い食べものは、胃腸のはたらきを活発にし、消化吸収を助けてくれます。トウモロコシやパイナップルといった黄色い食べものも「脾」に入りやすいとされます。ほかに、食物繊維が豊富なキノコ類、雑穀類、キャベツ、寒天など、また、良質なたんぱく質を含み、栄養価の高い大豆製品や青魚もおすすめ。

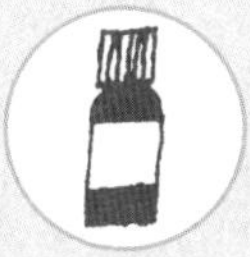

アロマオイル応用術

食事前後の芳香浴

食欲がないときは、食事の前後にレモンやペパーミントのエッセンシャルオイルの香りが、胃腸のはたらきを促進してくれます。ボトルのキャップを外して、そのまま香りを嗅げばOK。逆に、過剰な食欲を抑えたい場合には、スイートマージョラムが向いています。

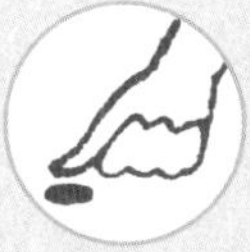

特効ツボ

三陰交《さんいんこう》・関元《かんげん》

どちらも、さまざまな症状に関わる重要なツボ。内くるぶしから指4本上にある「三陰交」は「気」のめぐりを良くして胃腸のはたらきを助けるので、ダイエットにも効果があります。おへそから指4本下にある「関元」に両手を重ねてあてると、冷えをとってくれます。

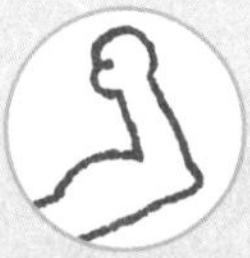

プチ運動

ジョギング

脾タイプの人には、手足の筋肉が少なかったり、衰えてしまっていたりする人が多くいます。運動するときには、あまり激しい運動を急激に行うことは避けてください。ジョギングなどの軽い運動を無理のない程度に、継続的に行い、少しずつ筋肉をつけていきましょう。

体質改善茶

竜眼肉《りゅうがんにく》茶・陳皮《ちんぴ》茶

消化不良や下痢のときは、漢方茶が特におすすめです。「竜眼肉」は、ライチやランブータンなどと同じムクロジ科のリュウガンの果肉を乾燥させたもの。「陳皮」は、ウンシュウミカンの皮を乾燥させたものです。どちらも、生薬や食材としてもよく使われ、独特の芳香があります。

体で聴く音楽

サティ『ジムノペディ No.1』

母のような寛容さと、死をも受け入れる厳かさを併せ持つ曲。ゆううつで心が閉じてしまいそうなときには、ゆとりを与えてくれるでしょう。自然の音を5つに分けた音階「五音(ごいん)」のうち、「土」「脾」に対応する音は「宮(きゅう)」といい、荘厳と鎮静を象徴しています。

"自然の力を感じるコラム⑧"

中医アロマのスクール＆資格

中医アロマを気軽に試してみたい人も、仕事につなげたい人も、目的に合わせて体系的に知識を深めていただきたいと思います。人の体に作用する精油を扱い、トリートメントを行うには、基本的な知識をしっかり身につけておくことが大変重要です。資格取得を目標に、スクールへ通ってみませんか？

◆気軽に楽しく学びたい人には、"おうちセラピスト"の資格を

日常生活において、中医アロマを心身の健康管理に役立てるための知識が問われます。自分だけでなく、家族や友人にも心（こころ）を込めてトリートメントできるようになるのが目的です。

◆しっかり本気で身につけたい人には、仕事に生かせる資格を

[中医アロマサロンセラピスト]

中医学の理論に基づいた精油選びのスキル、ボディやフェイシャルのトリートメント技術はもちろん、サロンセラピストとして必要なカウンセリング技術やアフターケアの知識など、中医アロマの施術を第三者に行うことができるようになるための上級資格。

[中医アロマインストラクター]

スクールの講師やボランティアとして教育活動に携わるために必要な資格。中医アロマ認定校講師になるためのステップ。

《問い合わせ先》

◎**中医アロマセラピー協会**
http://www.xiang.co.jp

◎**東西中医学院**（東京）
Tel. 0422-47-9646

◎**中医アロマスクール**（島根）
Tel. 0853-43-7234

※日本のアロマセラピーの資格は「民間資格」なので、資格がないと仕事がないわけではありません。中医アロマの資格も同様です。

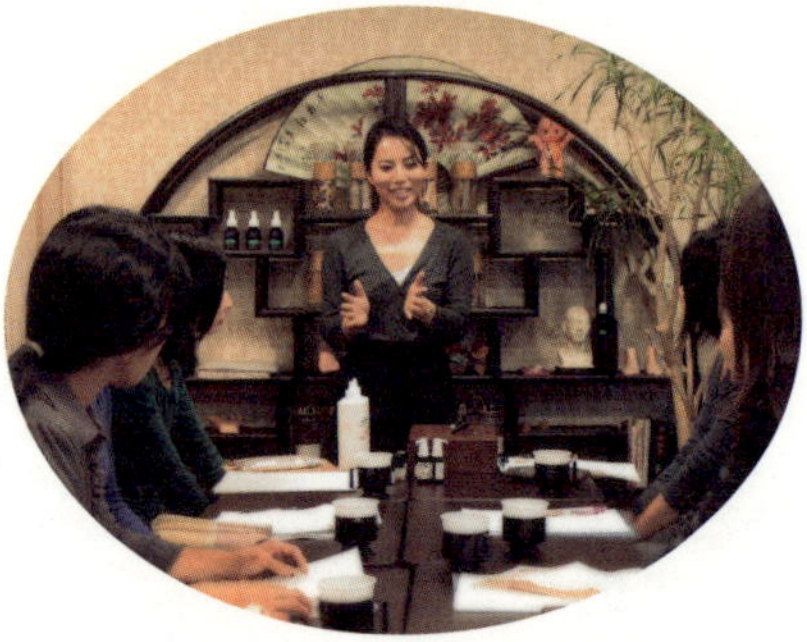

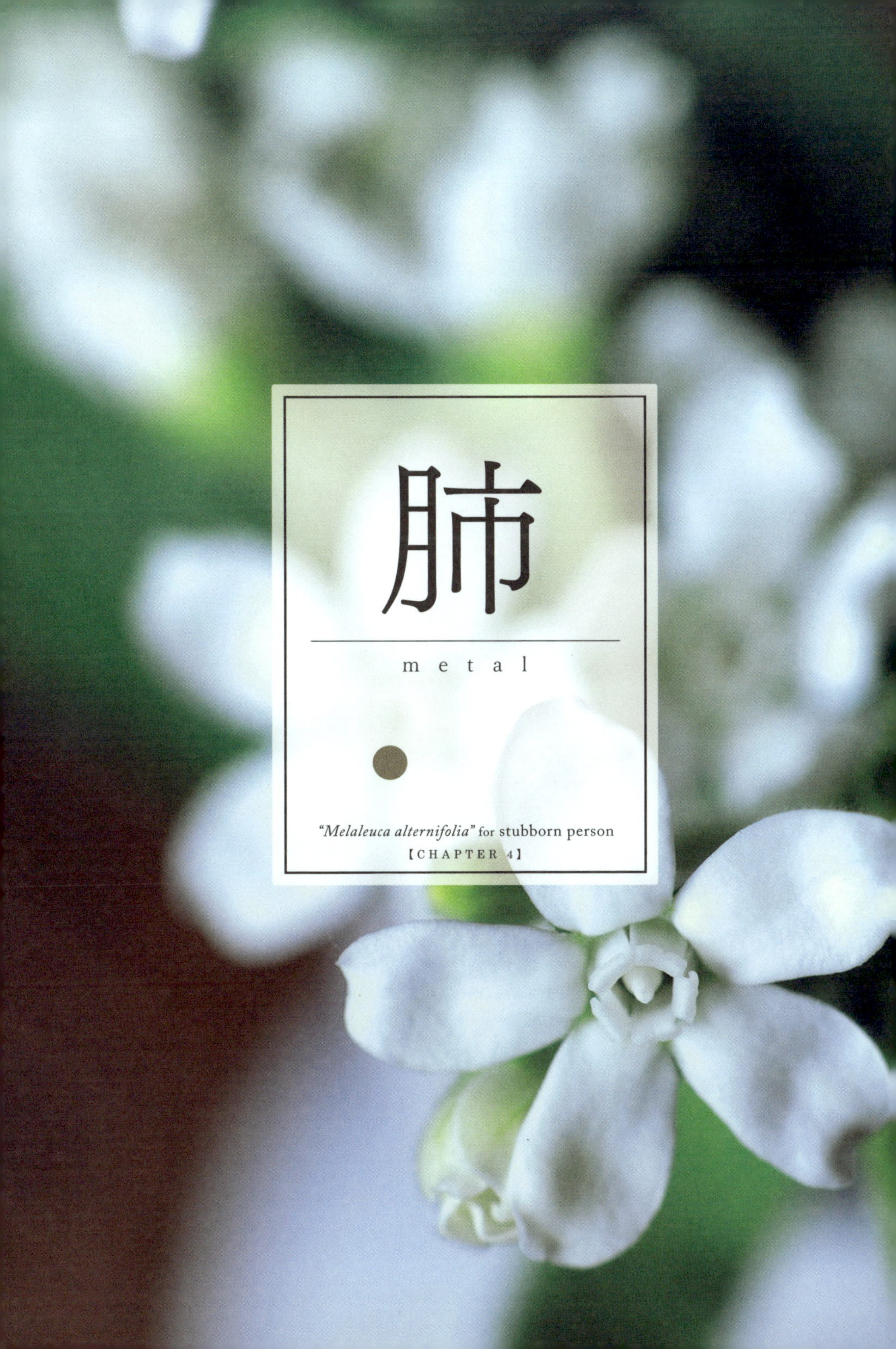

肺

metal

"Melaleuca alternifolia" for stubborn person

【CHAPTER 4】

>>> 肺 タイプを細かく分析します。

あなたはどっち？

どちらのタイプも乾燥に弱く、鼻やのどなど呼吸器系の症状や皮膚のトラブルを抱えている人が多く、花粉症などのアレルギーがあったり、風邪をひきやすいなど、体全体のバリア機能が低下しているという共通点があります。ただ、それぞれ治療法は異なるので、この後の解説をよく読み、適切なトリートメントを行ってください。

○息切れ
○弱い咳、連続的な咳
○ほてりやすい
○色白で頬が赤い
○汗っかき、寝汗をたくさんかく
○皮膚が弱い
○のどが渇くがたくさん飲めない
○顔や全身がむくむ
○慢性の下痢または便秘

TYPE-1

肺の力不足または肺が弱い

〈おすすめオイル〉

クラリセージ
サイプレス
ニアウリ

→ 172～175ページ参照

TYPE-2

肺が強くなり過ぎている

〈おすすめオイル〉

ティートリー
ユーカリグロブルス
パインニードル

→ 172～175ページ参照

○咳がよく出る
○鼻づまり
○胸が痛む
○黄色く粘っこい痰が出る
○のどが痛む
○便秘
○血便が出る、痔になりやすい
○発熱
○鼻血が出やすい

こんな人は“肺”タイプ

ちょっと強情な色白美人タイプ

宝石のように輝き、
意思が強く、
ハッキリしている人。
乾燥による肌トラブルに注意。

「肺」は、五行では「金」に対応します。金は「GOLD」の金だけでなく、そのほかの金属すべてを指しています。金属は溶かして固められ、さまざまな形に変化するものです。たとえば鉄格子や盾となって外敵を防ぎます。また、宝石のような貴金属は、手間と時間をかけてじっくり磨かれていくものです。そして、金は土の中に存在し、冷えると表面に水滴がついて水を生み出します。

このタイプの人は、貴金属のようにきらきらと繊細な光を放ち、宝石のようにじっくり磨かれて美しく輝いている人です。とがったナイフのようにスパッと切れ味の良い、竹を割ったような性格の人も多いでしょう。一方で、硬い金属のように意志が強く、強情なところもあるようです。勉強でも仕事でも、ひとつのことに打ち込んで、あきらめず、やり遂げる強さを持っているのですが、言い換えれば、執着心が強い人ということにもなります。

重い症状がなくても、髪や肌の状態を観察すると、体質や体調の判断基準になります。体の調子が良いときは、髪にこしがありつややかで、肌のキメも細かく、いわゆる色白美人タイプの人が多いようですが、バランスを崩すと、肌が乾燥し、しわが気になるようになり、花粉症などアレルギーのトラブルを抱えてしまうことも。呼吸器系や皮膚が弱い人、また、幼い頃にぜんそくやアトピーを患っていた人は、要注意のタイプです。体のバリア機能が低下して、風邪をひきやすくなるのも特徴です。

「肺」は悲しみの感情との関連が深く、このタイプの人は、ものごとを悲観的に考えてしまうのも特徴ですが、体調の変化が皮膚や髪などに表れ、目に見えて明らかなことも多いので、自己管理しやすいタイプだとも言えます。蒸し暑い夏が終わり、空気が乾燥し始める秋になると症状が出やすくなる傾向があるので注意しましょう。

肝 wood
心 fire
脾 earth
肺 metal
腎 water

毎日の養生で美肌と免疫力アップを

「肺」は、鼻やのどなどの呼吸器系のほか、皮膚も含めた体全体のバリア機能に関係があります。肺タイプの人はこのバリア機能が弱っていることが多く、どちらかといえば虚弱体質。風邪をひきやすい人、鼻炎・花粉症などのアレルギー疾患を抱えている人も多いようです。乾燥肌やアトピーなど、皮膚のトラブルを抱えていることが多いのもこのタイプです。

日本の気候では、特に空気が乾燥している秋や、季節の変わり目にトラブルを起こしやすく、風邪をひきやすくなったり、すねや肘がカサカサになってきたりします。アトピーやぜんそくの発作が深夜から朝方にかけて多くみられるように、一日の間では朝3時~7時に症状が出やすくなります。

辛い食べものが好きな人が多いようですが、このタイプの人が香辛料の効いたものを食べ過ぎると、肺が潤い不足になり、皮膚病がひどくなったり、咳が出やすくなったりします。呼吸器や皮膚のトラブルの改善には時間がかかることも多いので、宝石を磨くように、じっくりと気長に向き合いましょう。宝石が磨けば磨くほど光り輝くように、免疫力が高まり、美しい肌も手に入れられるはずです。

肺のはたらきをまとめると次のようになります。

○ きれいな空気を吸い込み、体内の汚い空気を外に排出します

○ 体の周りに「気」を張りめぐらせ、バリアを張っています

○ 皮膚、汗腺、毛穴と関係しています

○ 毛穴の開閉を管理し、熱を発散させて体温を調整しています

○ 鼻と関連があり、肺の症状は鼻に表れます

○ 呼吸をつかさどり、尿の生成など、体内の水分代謝にもかかわっています

肺とそのほかの五臓との関係は？

肺は腎の母、脾の子、肝の見張り役

中医学はバランス医学。症状は単独の臓腑が原因で表れることもありますが、いくつかのほかの臓腑とのバランスが崩れて起こることも多いので、それぞれに対して適切な改善策をとる必要があります。

［肺と肝］

肺には本来、ストレスなどで興奮しやすい「肝」の「気」を抑制するはたらきがあり、気の機能の調節はこの関係で成り立っています。怒りや緊張などで肝が異常に興奮すると、肺の機能が低下して熱を持ち、痰や咳、胸やわき腹が熱く痛むなどの症状が出ます。サイプレスやクラリセージなどのオイルが、肺の熱を取り除いてくれるだけでなく、肝の火も消し止めます。

［肺と心］

肺は「気」の作用により「心」の「血」の運搬を促進し、心は肺に気を運んで呼吸を維持します。慢性的な咳や肉体疲労から肺の気が不足すると血を推し出すことができなくなり、心の機能も低下してしまいます。呼吸が弱くなる、咳や痰、胸がもだえるなどが主な症状です。心と肺を一緒に補うのは、ユーカリグロブルスやティートリーなどのオイルです。

［肺と脾］

肺は「気」や水分を下へ送る作用で「脾」の消化吸収や栄養を全身へ送る機能を補い、脾は肺へ気や「血」を運んで潤いを与えます。慢性的な咳で肺の機能が低下したり、不摂生により脾の気が不足したりすると、消化器系、呼吸器系の症状が出ます。パインニードルやユーカリグロブルスなどのオイルが双方を補い、抵抗力を上げ、温めて余分な水分を取り除きます。

［肺と腎］

肺と「腎」は、お互いに潤いを補い合っています。よく空咳をしたり、声がかすれていたりする人は要注意。肉体疲労や過度のセックスも腎の潤い不足を招くので注意が必要です。肺と腎の乾燥が原因で月経不順になることもよくあります。双方に潤いを補給し、免疫力を高めてくれるオイルには、クラリセージやサイプレスなどがあります。

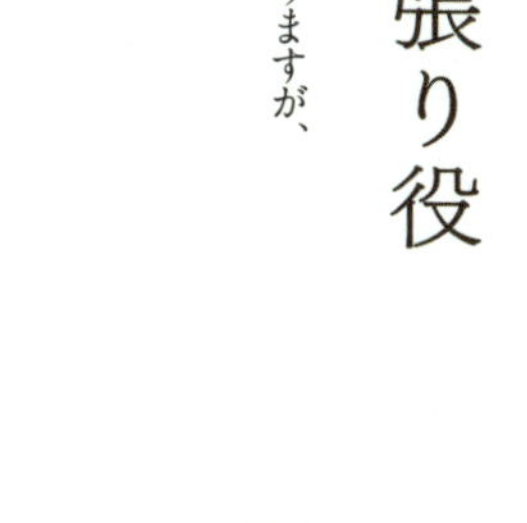

肺タイプの経絡
「気」「血」のめぐる道

【大腸経《だいちょうけい》】

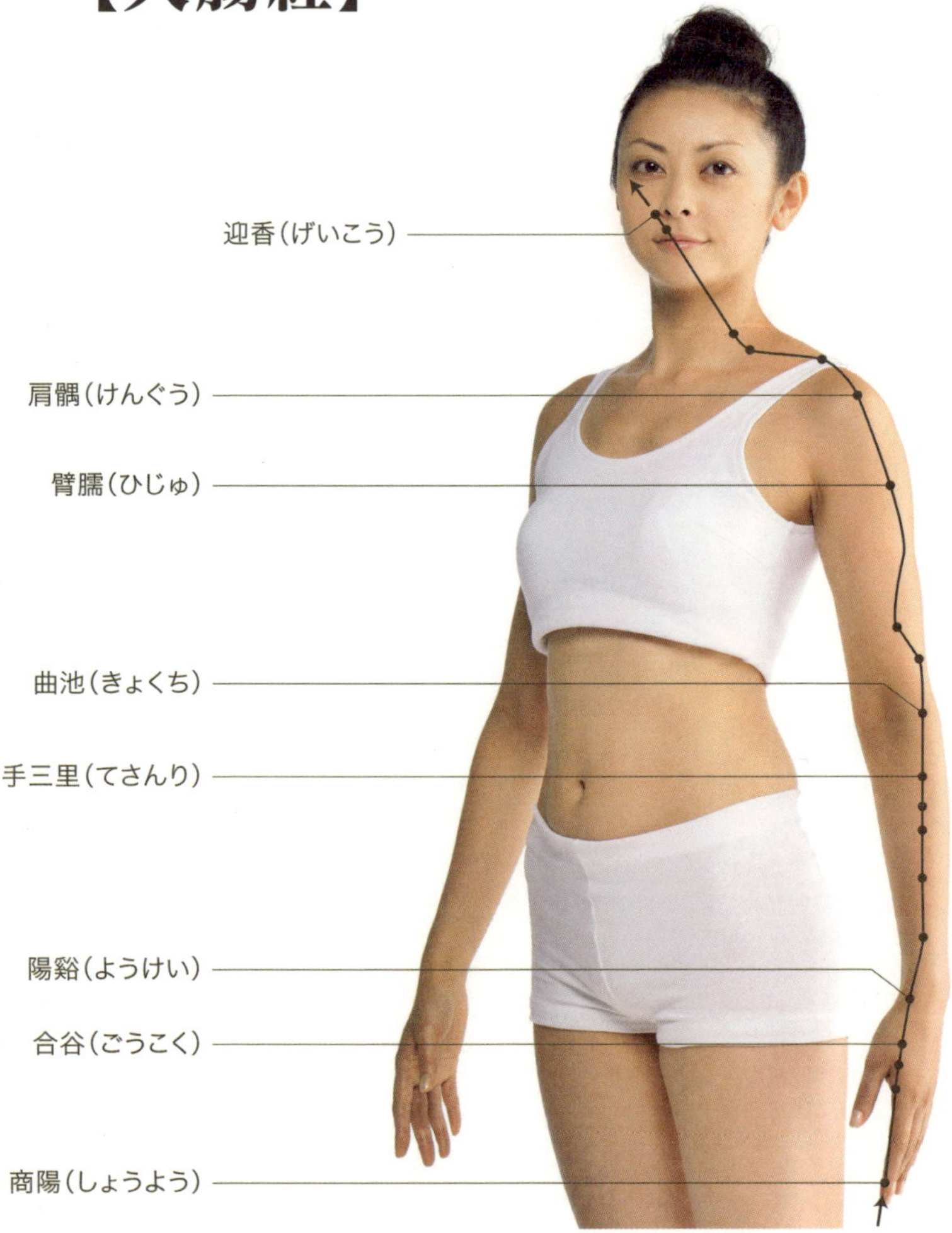

［大腸経］　刺激すると、便秘や肌荒れ、花粉症などのアレルギー疾患のほか、呼吸器系疾患の改善にも効果的です。「肺経」とともに刺激すると効果倍増。鼻横で「胃経」に連なります。

【肺経《はいけい》】

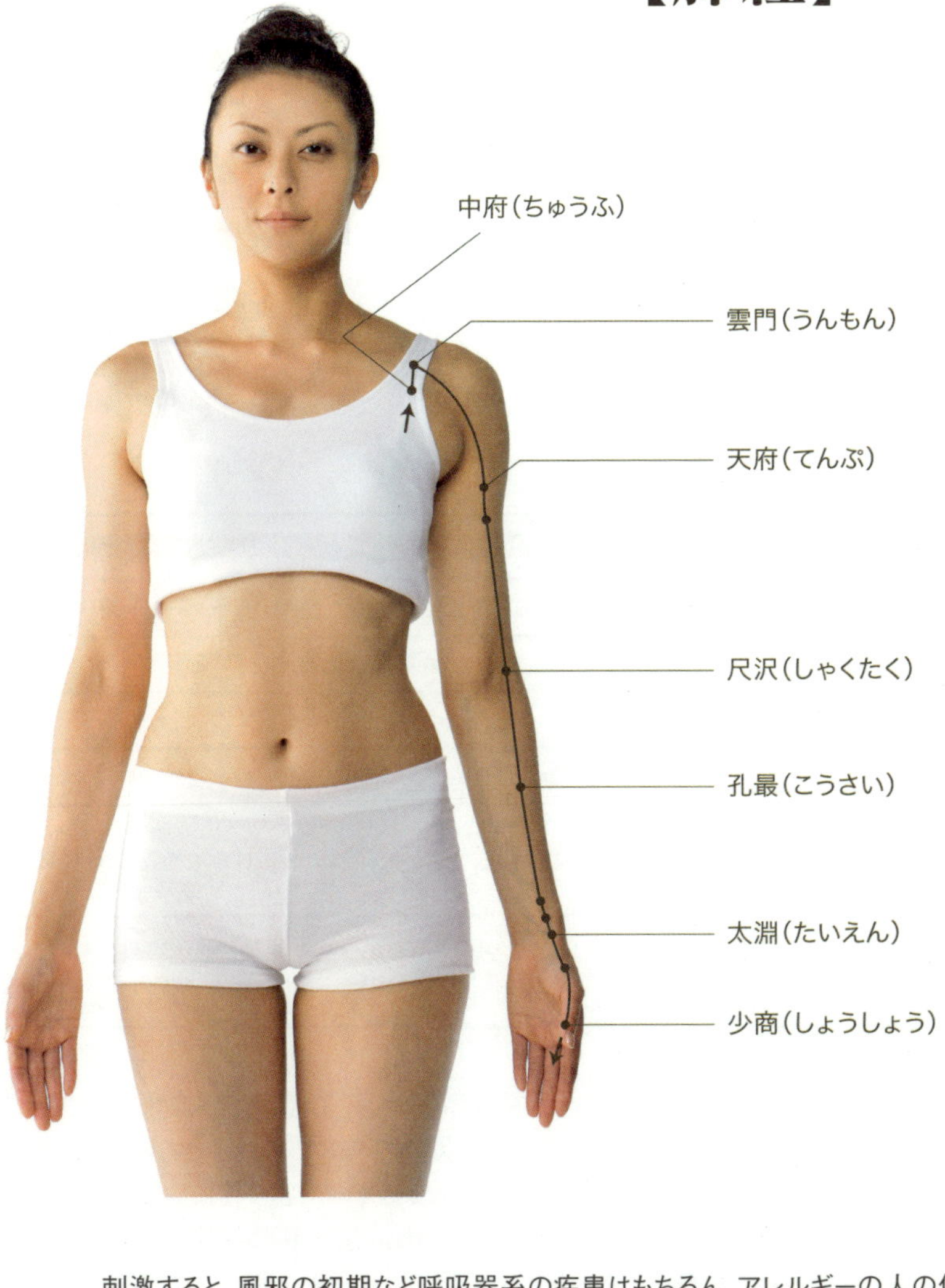

［肺経］　刺激すると、風邪の初期など呼吸器系の疾患はもちろん、アレルギーの人の体質改善、アトピーなど皮膚のトラブルの改善にも効果的。指先で「大腸経」に連なります。

TYPE-2. 基本

ユーカリグロブルス

抗感染・免疫力アップ・リフレッシュ

忙しいとき、緊張しているとき、ものごとに集中しているときなど、知らず知らずのうちに呼吸が浅くなっていることがあります。そんなとき、このオイルは、肺を広げ、「気」を補い、深呼吸を促してくれます。まるで森林浴をしているかのように、抑圧されている心(こころ)や体をリフレッシュし、活力を与えてくれるのです。ユーカリには、なんと600種以上もの品種があるといわれています。オーストラリアの先住民族、アボリジニの人々は、このユーカリを、古くから、感染症や発熱の治療に用いてきたそうです。ちなみに、ユーカリは、消臭防虫剤にもなるので、ペットの臭いやノミが気になるとき、ラベンダーのオイルと混ぜて使うと便利です。

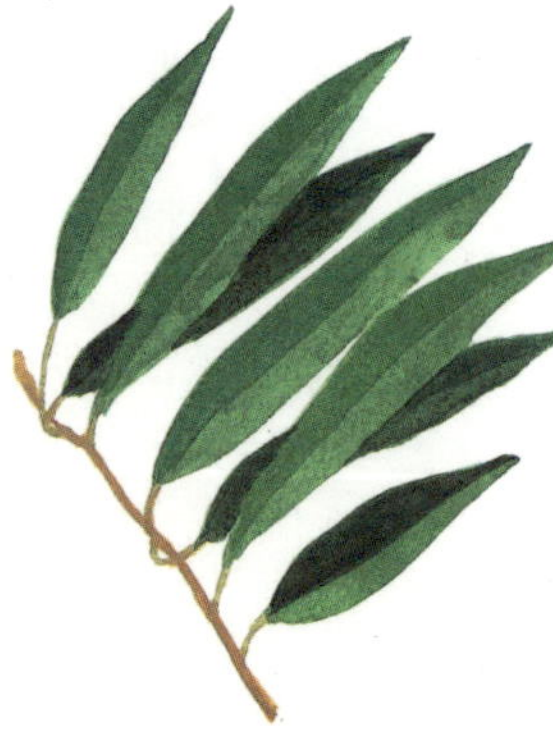

学名	*Eucalyptus globulus*	原産地	オーストラリア・タスマニア
科名	フトモモ科	蒸留部位	葉
採油方法	水蒸気蒸留法	ノート	トップ
香りの強さ	強い・やや刺激強	ブレンドファクター	2～5
香りの特徴	シャープで清涼感あるミント系。ほのかな甘みもあるハーブの香り		
相性の良いエッセンシャルオイル	パインニードル、サイプレス、シダーウッドなどウッド系オイル、スイートマージョラム、ローズマリー、ラベンダーなどハーブ系オイル		
中医学的観点	「肺」に作用し、殺菌作用を持つので、呼吸器系のトラブル全般に効果あり。また、体の周りを「気」のバリアで守り、免疫力を高める。風邪などの感染症予防に最適。ひき始めの風邪や花粉症の回復を早める。抗アレルギー、鎮痛、神経強壮作用も。【帰経】肺【性質】温性 ※刺激があるので、敏感肌の人は濃度を薄めにして使用すること。		

TYPE-2. 基本

ティートリー

強い殺菌力・皮膚の消毒・免疫力アップ

病院の独特な消毒薬の臭いをかぐと、注射の針や血液を想像して、緊張してしまいますよね。ところが、イギリス留学中、病院へ行ったとき、消毒薬とは違う何とも爽やかな香りがしているのに気づきました。ティートリーの香りでした。このオイルは、抗菌作用が精油のなかでもっとも高く、風邪やインフルエンザの院内感染予防になるほどの抗感染作用を持っています。秋から冬にかけての乾燥する季節には、お部屋で香らせておくと良いでしょう。オーストラリアの先住民の人々は、これを傷薬としても活用しているそうです。また、玄関にティートリーを希釈したスプレーを用意して、玄関マットや靴にスプレーすると、水虫予防や消臭効果があります。

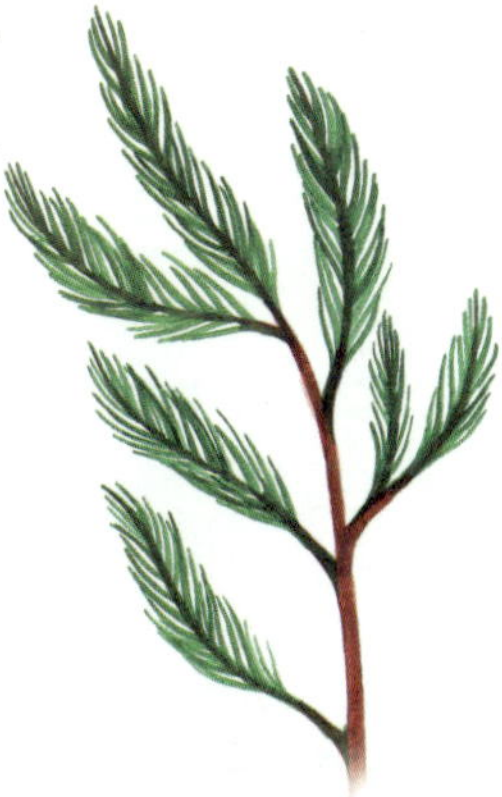

学名	*Melaleuca alternifolia*	原産地	オーストラリア
科名	フトモモ科	蒸留部位	葉
採油方法	水蒸気蒸留法	ノート	トップ
香りの強さ	強い・やや刺激強	ブレンドファクター	3～5
香りの特徴	すっきりとして鼻に抜ける香り。薬のような苦味もあるハーブの香り		
相性の良いエッセンシャルオイル	特に、ユーカリグロブルス、ローズマリー、ラベンダー、レモン、パインニードルなど、消毒作用のあるオイルがおすすめ		
中医学的観点	「気」を補い、滞った「気」を流す。また、血行を良くする。きわめて強い抗菌力で、体の周りに「気」のバリアを張って免疫力を高め、外邪の侵入を防ぐ。風邪、インフルエンザ、ウイルス、細菌、真菌まで作用。皮膚感染症に対しても効果が高く、ニキビやヘルペス、水虫には少量なら原液を直接塗布することも可能。【帰経】肺【性質】温性		

クラリセージ

TYPE-1

抗炎症・鎮静・婦人科系疾患に

学名	*Salvia sclarea*	原産地	地中海沿岸
科名	シソ科	蒸留部位	葉と花
採油方法	水蒸気蒸留法	ノート	ミドル
香りの強さ	中程度	ブレンドファクター	2～4
香りの特徴	ハーブ系だが、やや甘いナッツのような香り		
相性の良いエッセンシャルオイル	柑橘系、ラベンダー、ゼラニウム、サンダルウッド、シダーウッド、ローズウッド、サイプレス など		
中医学的観点	クリアを意味する「claris」が語源。抗炎症作用を持ち、皮膚のほてりや炎症を和らげる。「肺」の「気」を補い、呼吸器系に作用する。また、「肝」の「気」の流れを良くし、月経リズムを整えるほか、更年期の症状にも作用する。パニックになったときには、精神を鎮めてくれる効果がある。【帰経】肺・肝【性質】涼性～平性		

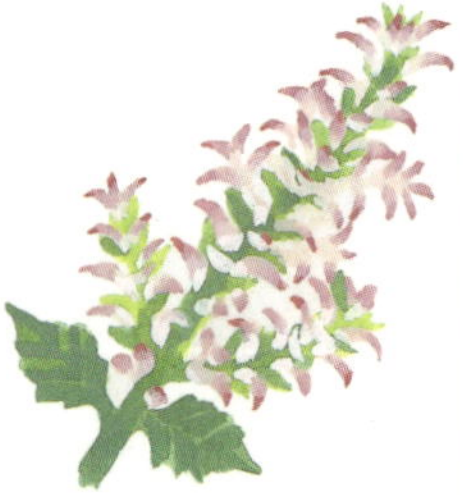

サイプレス

TYPE-1

呼吸器、婦人科系疾患に・デトックス

学名	*Cupressus sempervirens*	原産地	地中海沿岸・中東
科名	ヒノキ科	蒸留部位	葉
採油方法	水蒸気蒸留法	ノート	ミドル
香りの強さ	中程度	ブレンドファクター	5～7
香りの特徴	軽くて爽やか、スパイシーなウッド系の香り		
相性の良いエッセンシャルオイル	柑橘系・ハーブ系の各種オイル、サンダルウッド、ラベンダー、ゼラニウム、フランキンセンス など		
中医学的観点	「気」を補い、「気」のバリアを張りめぐらせて免疫力を高める。「肺」を開き、呼吸を楽にするので、深呼吸したいときにおすすめ。「湿」を取り除き、余分な水分や老廃物を排泄するため、むくみの解消やデトックス効果に優れる。「腎」にも作用し、ホルモンバランスを整え、月経のリズムを整える。【帰経】肺・腎【性質】涼性		

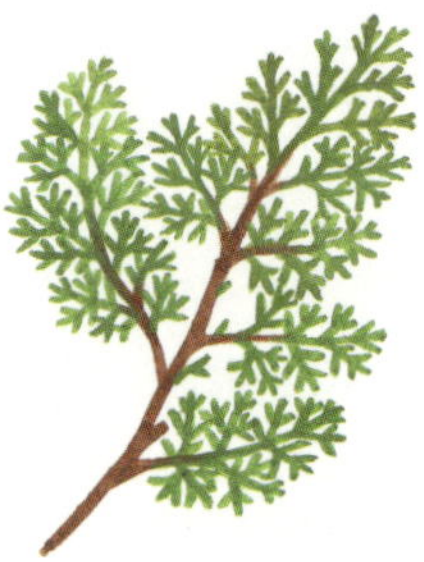

TYPE-1

ニアウリ ｜ 抗菌・免疫力アップ・花粉症に

学名	*Melaleuca viridiflora*	原産地	オーストラリアほか
科名	フトモモ科	蒸留部位	葉・枝
採油方法	水蒸気蒸留法	ノート	トップ
香りの強さ	穏やか・揮発性高	ブレンドファクター	3

香りの特徴	鼻に抜けていくような、軽く甘いハーブ系の香り
相性の良いエッセンシャルオイル	サイプレス、ユーカリグロブルス、ティートリー、パインニードル、ゼラニウム、シダーウッド など
中医学的観点	「気」を補い、「気」のバリアを張りめぐらせて免疫力を高める。清熱作用や抗炎症作用を持ち、のどの痛みや咳、花粉症に有効。また、皮膚のトラブルにも。「湿」を取り除いて余分な水分や老廃物を排泄し、むくみや静脈血のうっ結を解消。【帰経】肺【性質】平性～温性 ※覚醒作用もあるので、就寝前の使用は避けること。

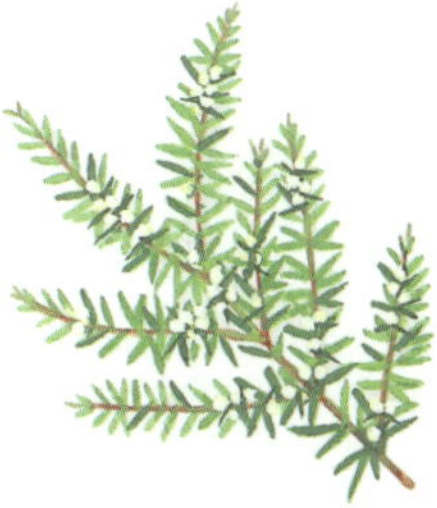

TYPE-2

パインニードル ｜ 免疫力アップ・殺菌・呼吸器系疾患に

学名	*Pinus sylvestris*	原生地	ユーラシア大陸全域
科名	マツ科	蒸留部位	葉
採油方法	水蒸気蒸留法	ノート	ミドル
香りの強さ	穏やか	ブレンドファクター	2～5

香りの特徴	スッキリとしたミント系。森林浴しているような香り
相性の良いエッセンシャルオイル	ローズマリー、シダーウッド、ローズウッド、ティートリー、サイプレス、ニアウリ など
中医学的観点	日本人にも親しみ深い松の森の香り。深く深呼吸して、スッキリしたいときにおすすめ。「気」を補い、免疫力を高める。殺菌作用や抗炎症作用があり、咳や痰、咽頭炎など、呼吸器系の症状に幅広く対応。リウマチにも。また、膀胱炎など泌尿器系のトラブルにも効果を示し、尿酸値を下げる効果もある。【帰経】肺・腎【性質】温性

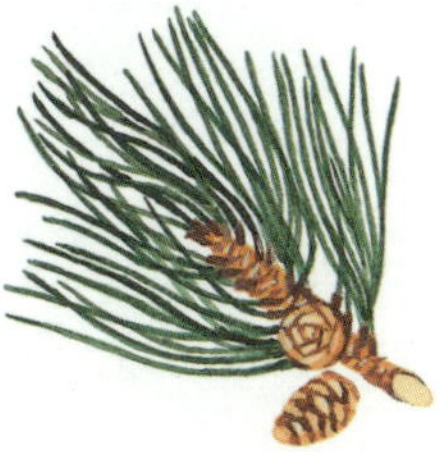

肌荒れのためのマッサージ

「肺は皮毛をつかさどる」といわれ、中医学では、皮膚のトラブルは、「肺」の機能が低下して起こると考えられます。ストレスや乾燥にも強い肌を作りましょう。

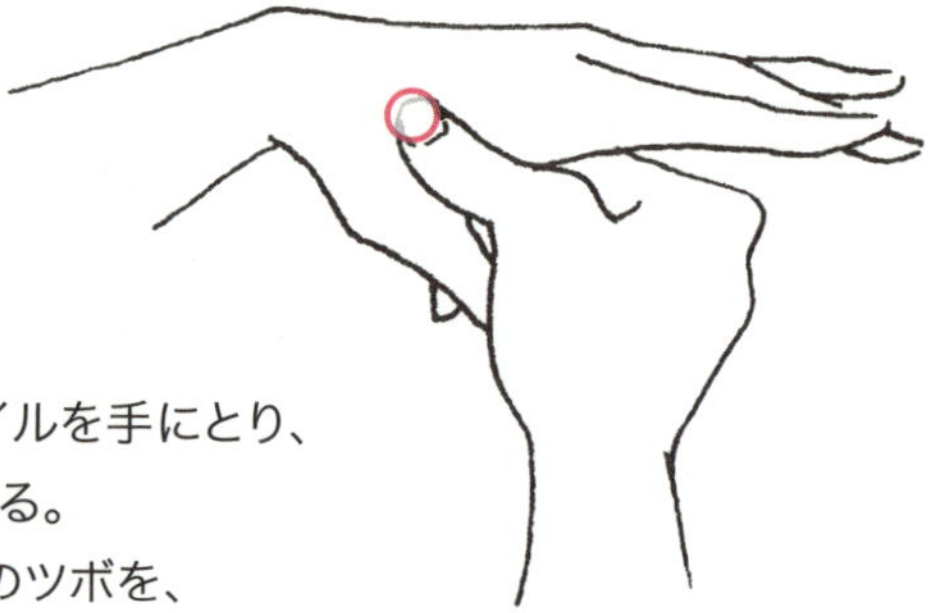

1

10円玉大のオイルを手にとり、
まず顔全体に塗る。
次に、手の合谷《ごうこく》のツボを、
手で挟み込むようにして親指で5秒間押す。
（両手×3セット）

【合谷】
人差し指と親指の手の甲側の分かれ目にある鎮痛ツボ。ニキビ、肌荒れの特効ツボでもある。

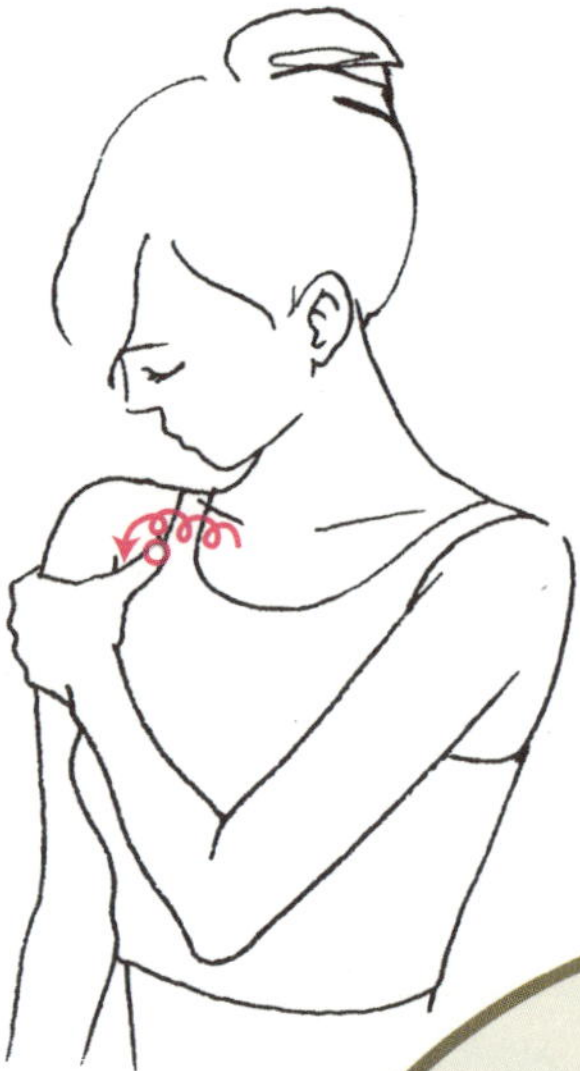

2

親指で肩をつかむようにして、
鎖骨から脇に向かって
ゴリゴリとマッサージ。
雲門《うんもん》のツボは念入りに。
（両肩×1セット）

【雲門】
鎖骨の外側の端のすぐ下にあるくぼみ。呼吸器系トラブル、肩や背中のこりにも効果あり。

"このレシピのポイント"

「気」を張りめぐらせるブレンド。ティートリーでニキビやヘルペス予防。サイプレスで毛穴を締め、パインニードルでむくみを解消します。キャリアオイルにイブニングプリムローズを加え乾燥やPMSによる肌荒れにも対応。

おすすめレシピ

Essential Oil
- 肺 ティートリー **2**滴 基本
- 肺 サイプレス **1**滴
- 肺 パインニードル **1**滴

Carrier Oil
- ホホバ **15**ml 基本
- イブニングプリムローズ **5**ml

3

両手の四指を使い、
こめかみから耳の前を通り、
あごの先まで流す。
(左右×1セット)

【太陽(たいよう)】
こめかみのツボ。
シミ・しわ・ニキビに効果あり。

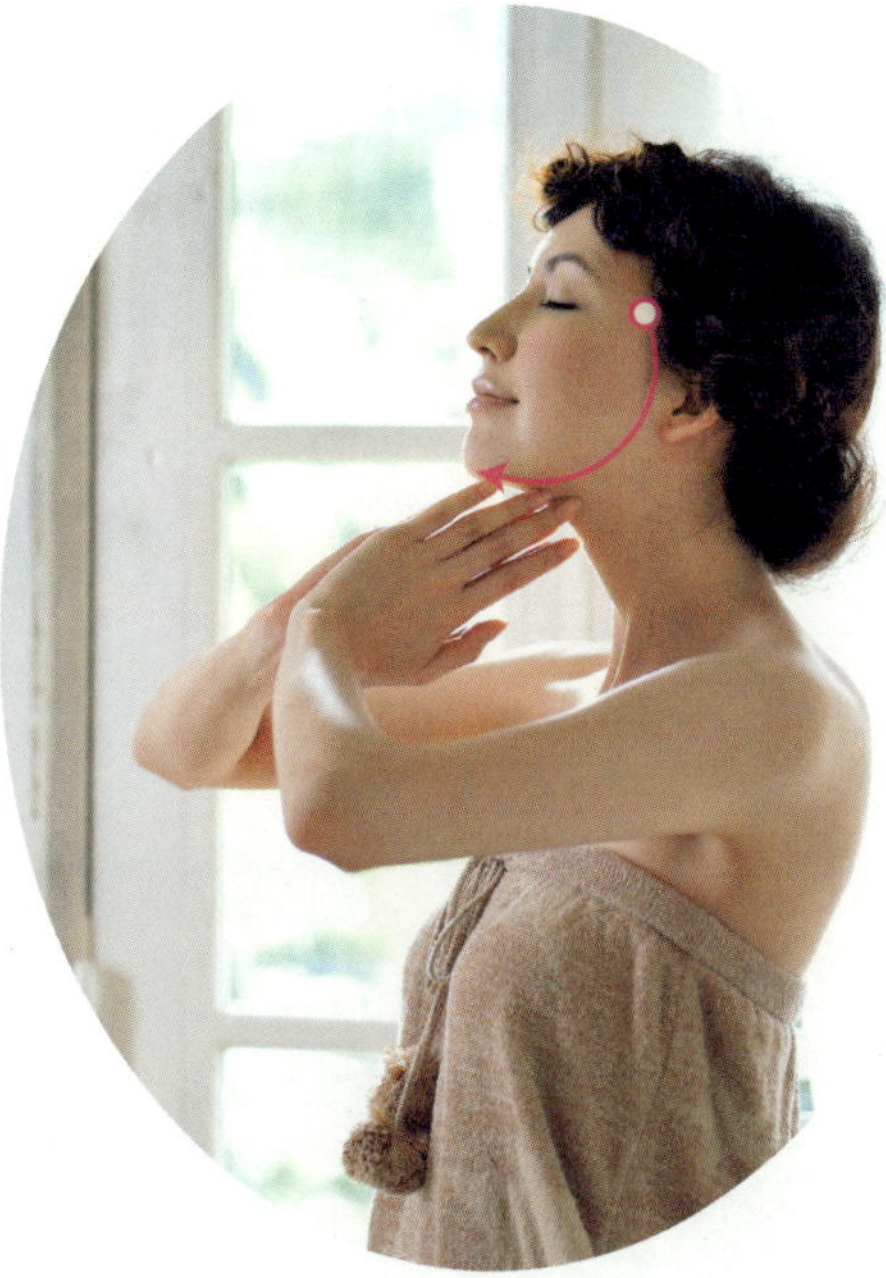

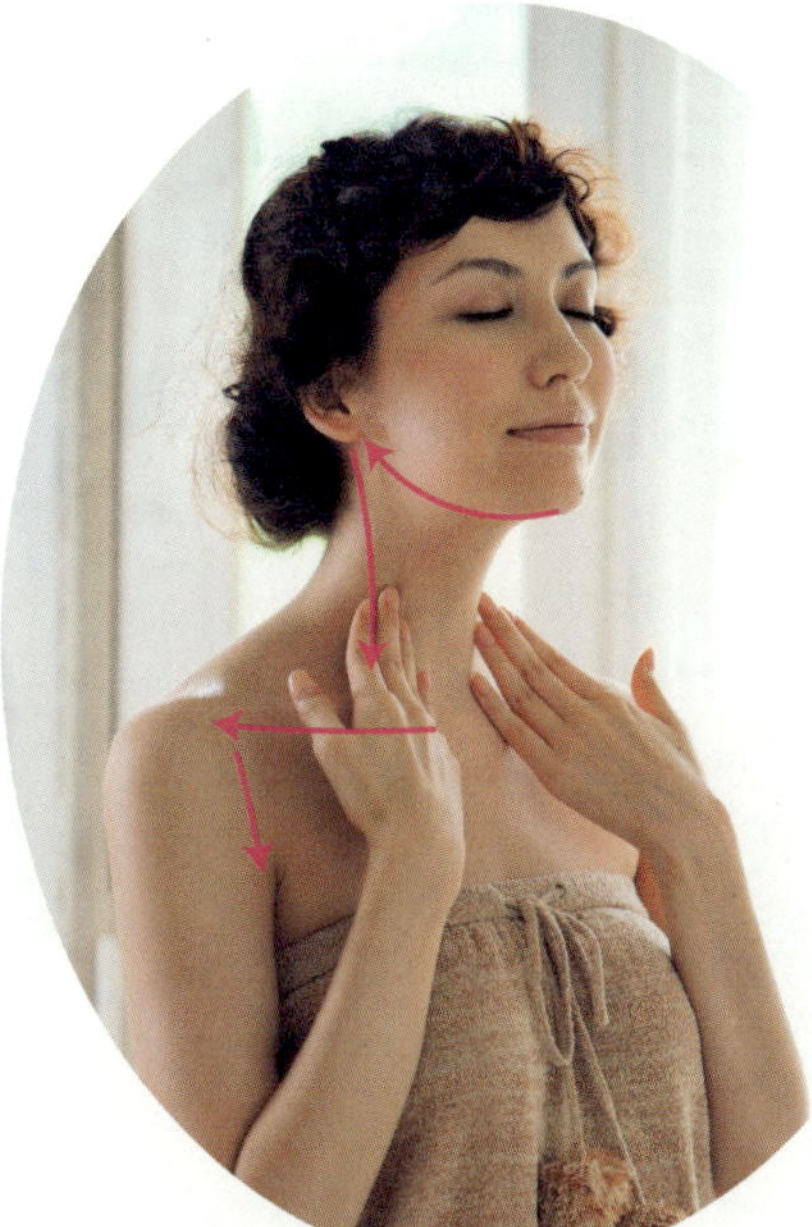

4

同じ流れで、あごの下から
耳の後ろ→耳の後ろから
首の前を通って鎖骨→
脇の下まで流す。
(左右×1セット)

乾燥肌のためのマッサージ

肌をつかさどる「肺」は乾燥を嫌がります。肺に潤いを与えることで、みずみずしいお肌を手に入れるだけでなく、内側からしっとりとしなやかな体になりましょう。

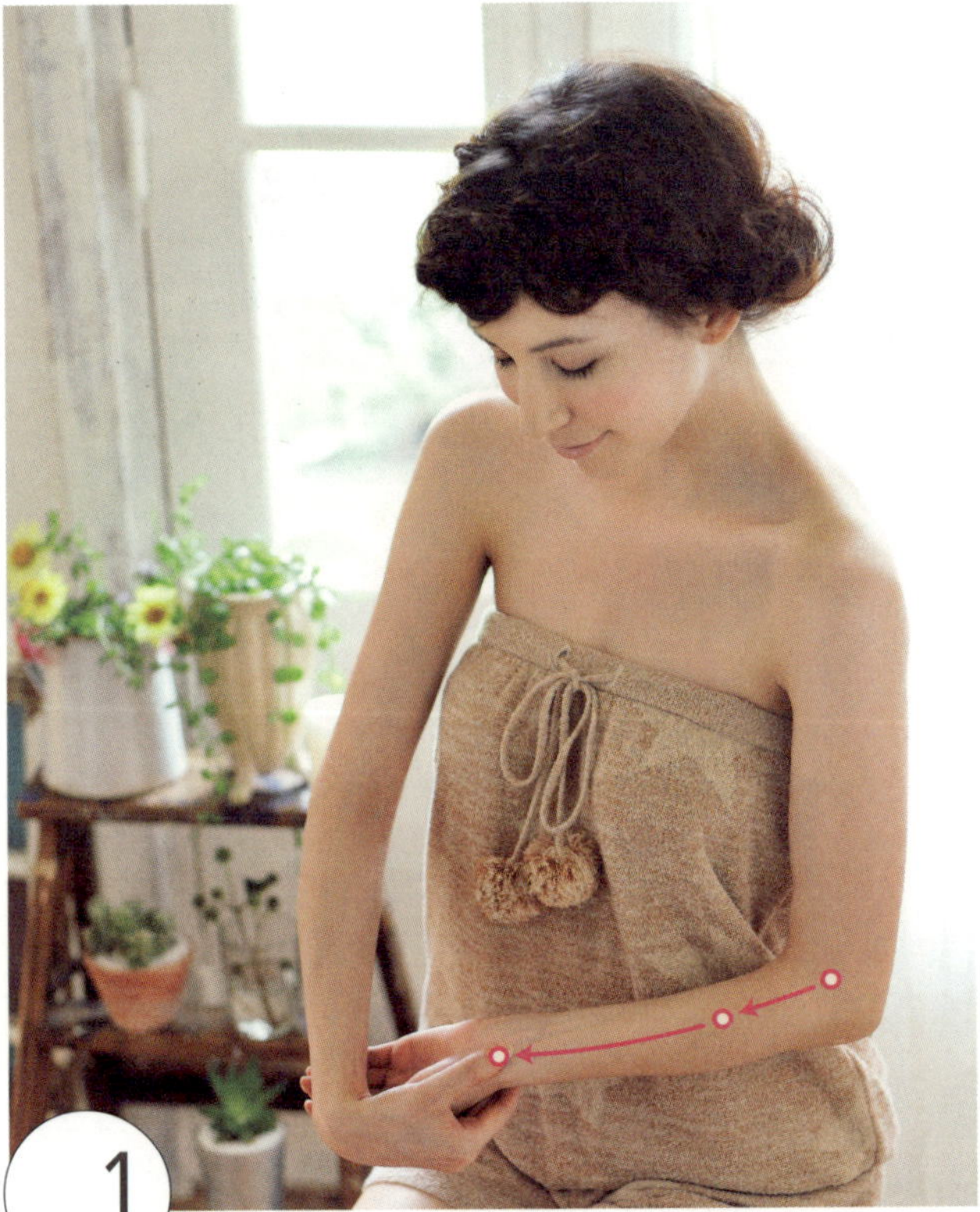

1

500円玉大のオイルを手にとり、両手、両脚にまんべんなく塗る。ひじは念入りに手のひらでおおうようにパックし、尺沢《しゃくたく》、孔最《こうさい》、太淵《たいえん》のツボを順に5秒ずつ押す。(両腕×3セット)

《肺経の3つのツボ》

【尺沢】ひじを曲げるとできるしわのやや外側。

【孔最】腕内側の親指側で、ひじから指先までの長さの3分の1下。

【太淵】手首内側の親指側の端。

“このレシピのポイント”

クラリセージは「肺」に作用し、皮膚を体の内側から潤します。ゼラニウムは「腎」に作用し、ホルモンバランスを整えて肌を調整します。フランキンセンスは「脾」に作用し、潤いを与えながら皮膚のたるみを解消します。

おすすめレシピ

Essential Oil

肺 クラリセージ **2**滴

腎 ゼラニウム **3**滴

脾 フランキンセンス **3**滴

Carrier Oil

ホホバ **15**ml 基本

イブニングプリムローズ **5**ml

2

ひざから下は特に乾燥しやすいので、
かかと、足首、ひざまわりは
念入りにマッサージする。

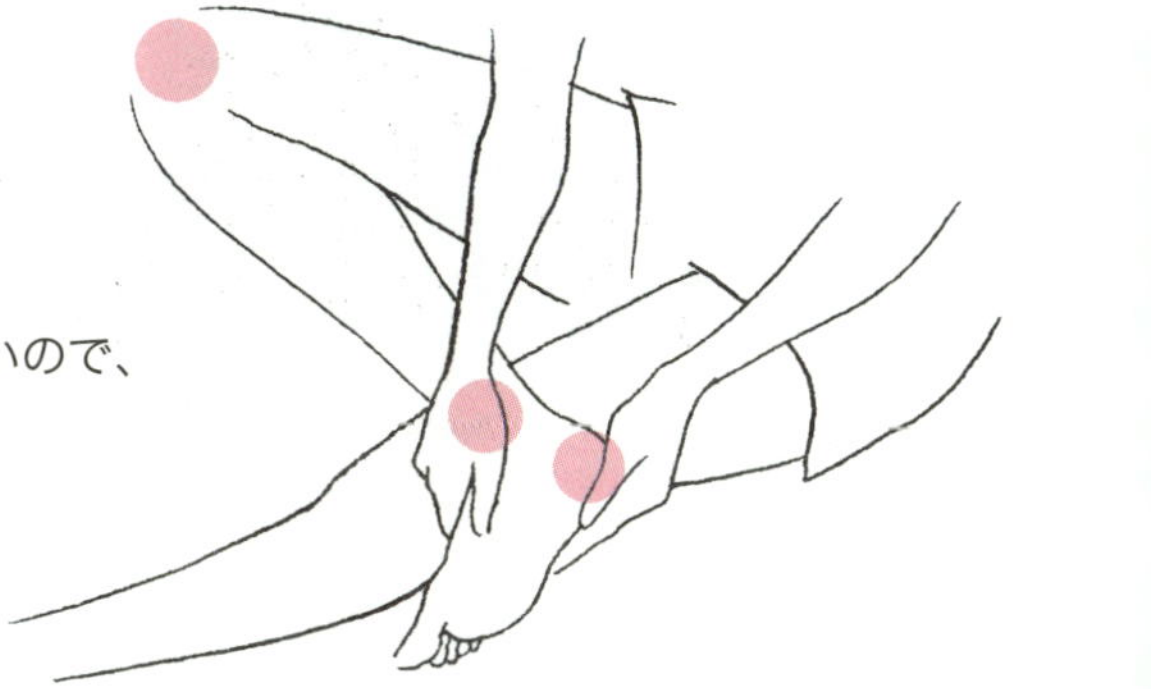

3

両手のひらで、
足首から足のつけ根に向かって
流すようにマッサージ。
（両脚×1セット）

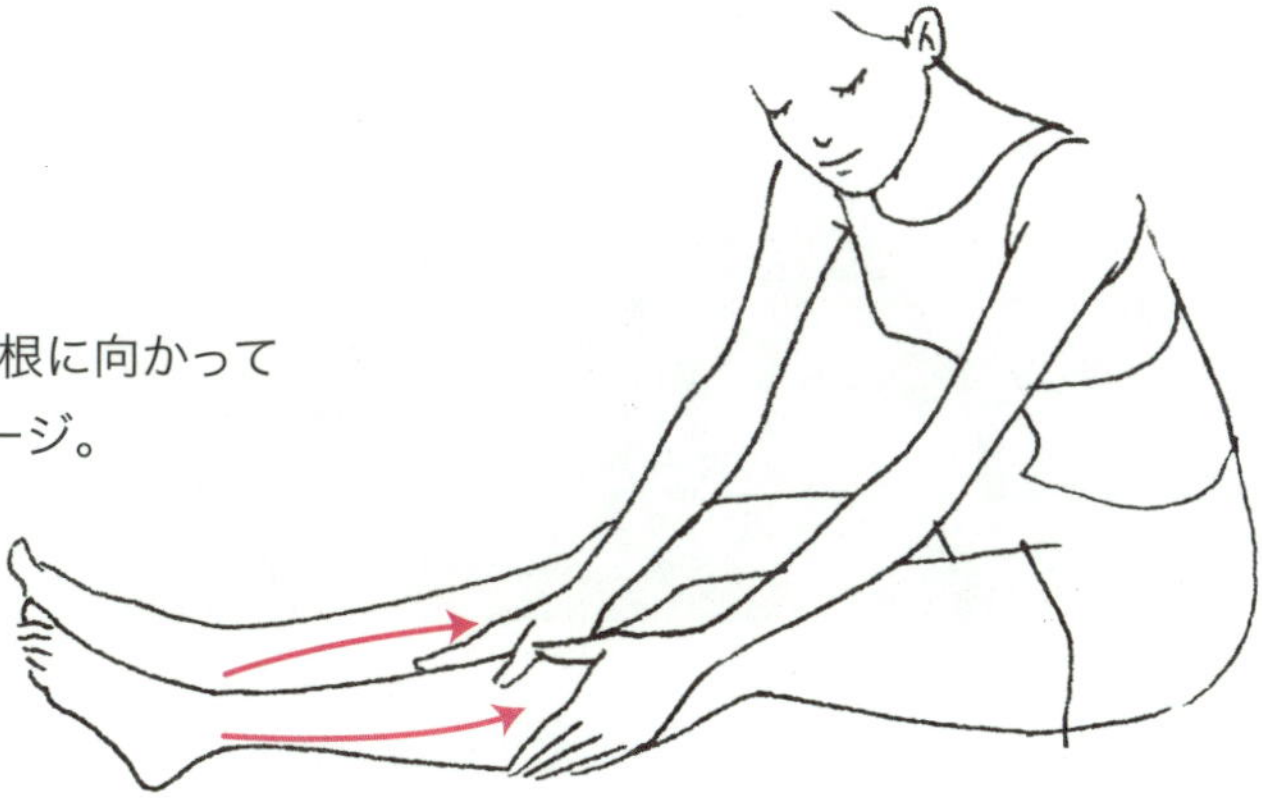

4

両親指で血海《けっかい》のツボを5秒間押す。
（両脚×3セット）

【血海】
ひざのお皿の内側の骨が出ているところから、指3本上。婦人科系の悩みに効果あるほか、肌に潤いをプラスする。

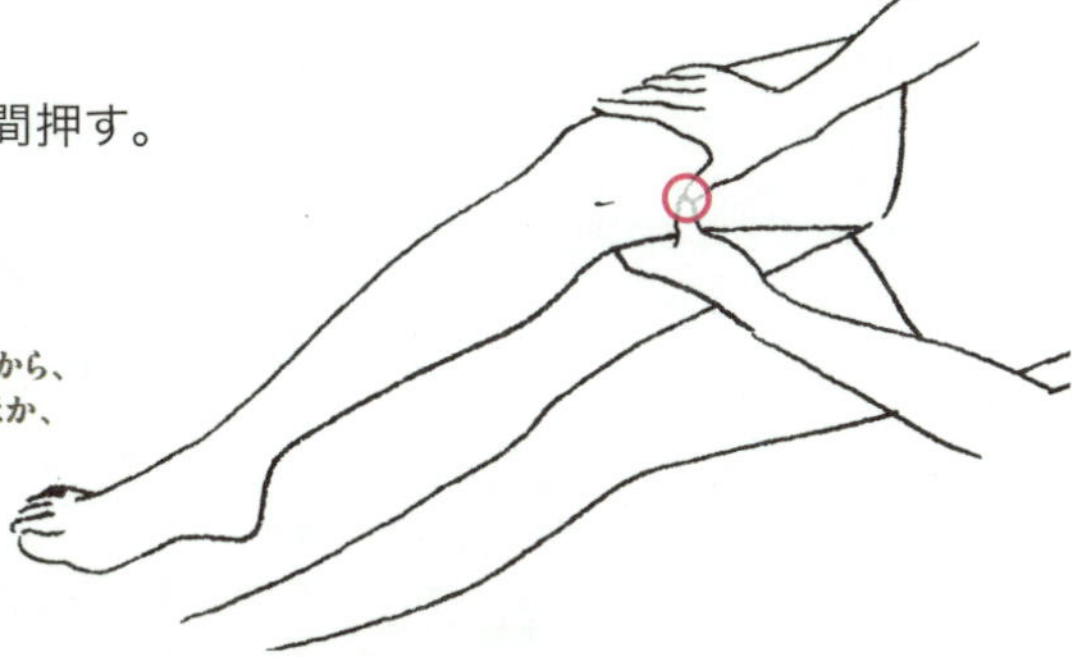

風邪のひき始めに効くマッサージ

「熱い風邪」か？　「寒い風邪」か？　2つの風邪を見分けることで、治りの早さが違います。2種類の香りのブレンドを使い分け、自分の手で治していきましょう。

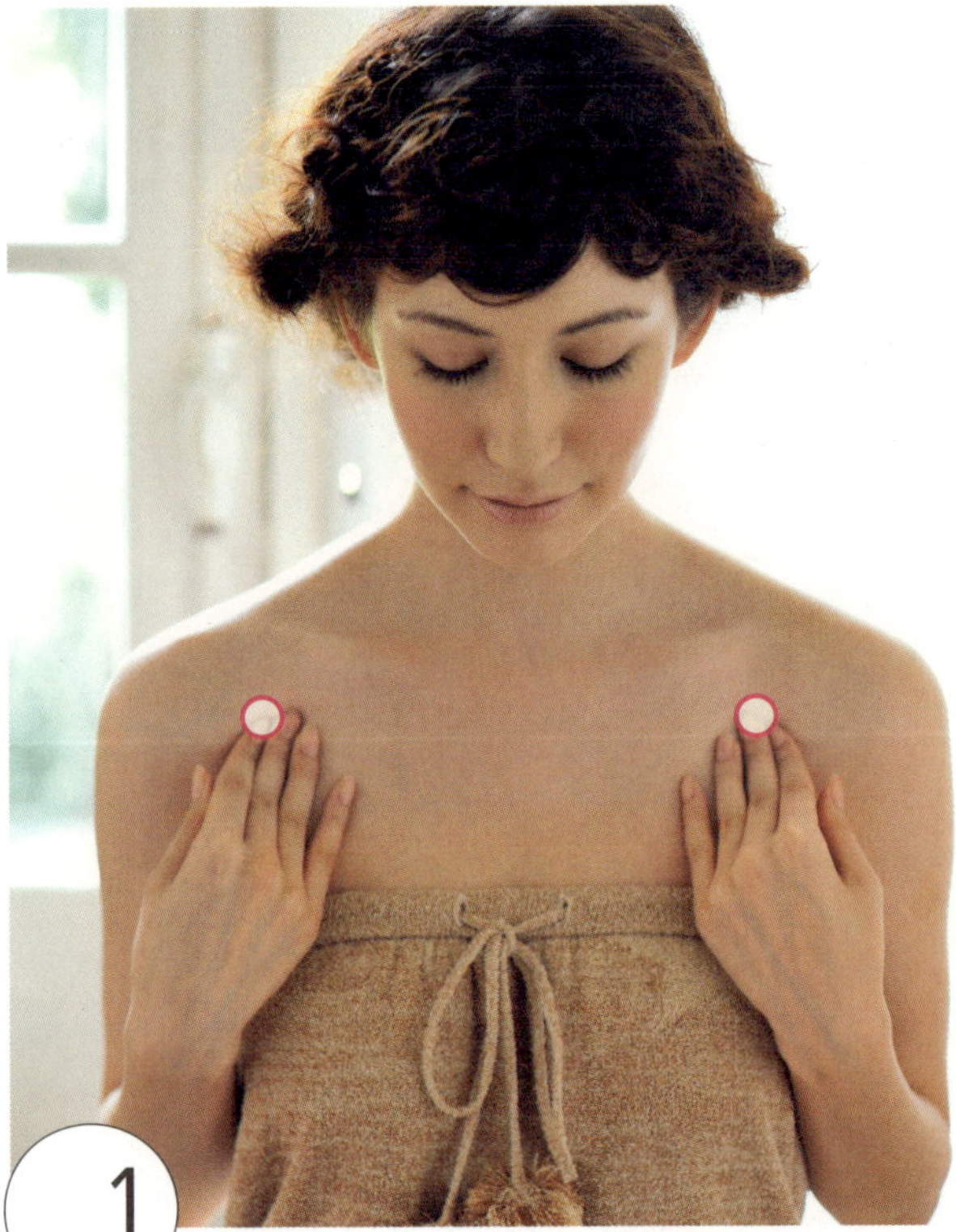

1

体が熱っぽいときは「熱い風邪」の処方、寒気がするときは「寒い風邪」の処方をブレンドし、10円玉大のオイルを手にとって、首の前からデコルテにかけてまんべんなく塗り込む。人差し指、中指、薬指の3本で中府《ちゅうふ》のツボを5秒ずつ押す。（左右×3セット）

【中府】
第2肋骨の外側と肩の関節の間のくぼみ。肺機能アップに効果あり。

“このレシピのポイント”

熱い風邪には涼性のサイプレスと殺菌作用も持つラベンダーを使用。体を冷まして解毒していきます。寒い風邪には、温性で殺菌力もあるユーカリグロブルスとティートリーで免疫力を高め、体を温めながら解毒します。

おすすめレシピ

Essential Oil

《熱い風邪》

肺 サイプレス **2**滴

心 ラベンダー **2**滴

《寒い風邪》

肺 ユーカリグロブルス **2**滴 基本

肺 ティートリー **2**滴 基本

Carrier Oil

ホホバ **10**ml 基本

2 オイルを首の後ろから肩にかけて塗り込む。

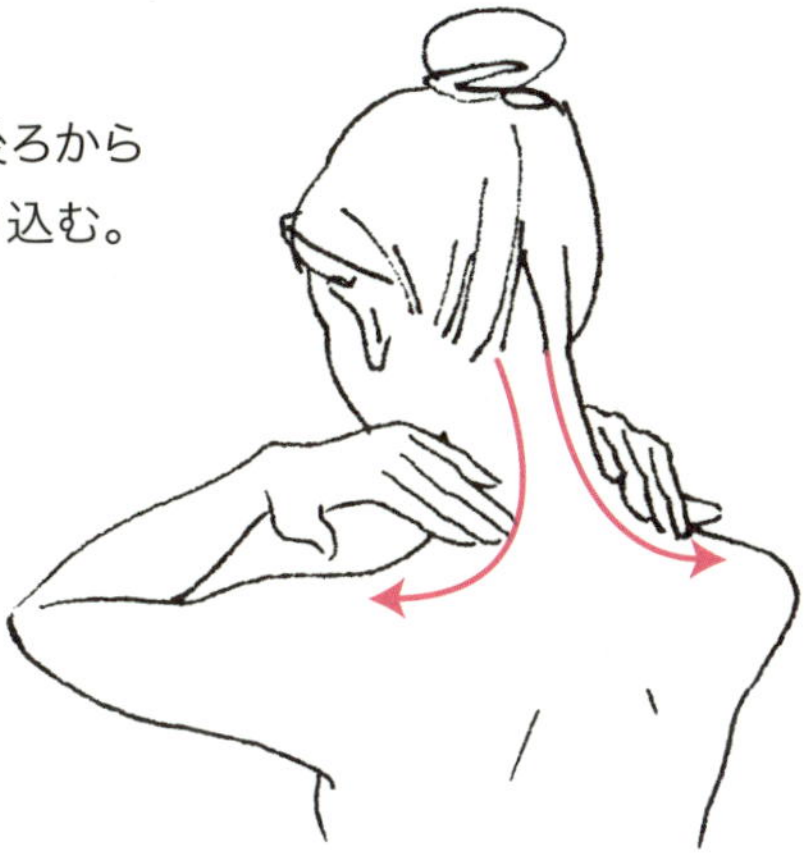

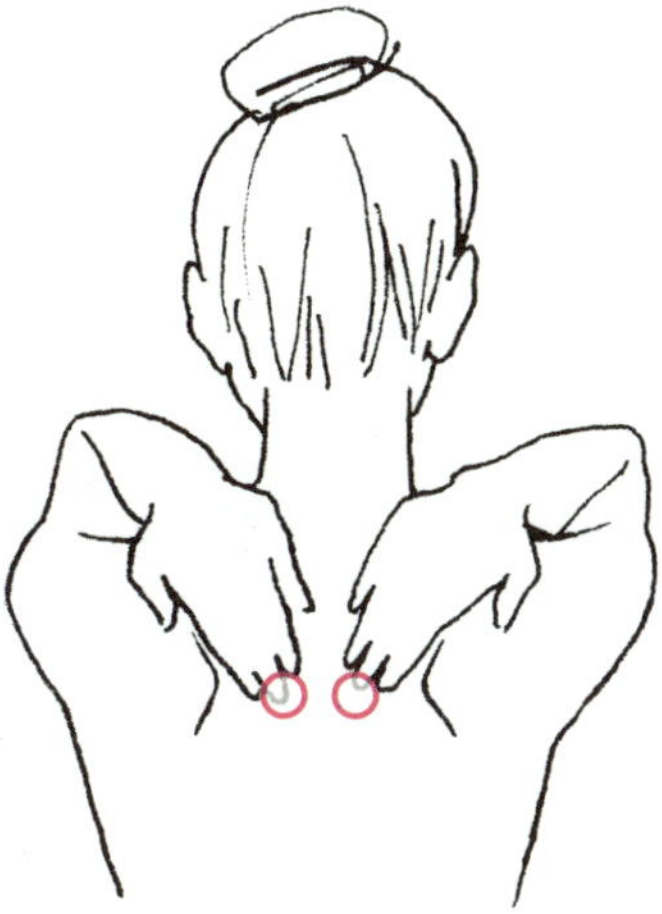

3 人差し指、中指、薬指の3本で、左右の風門《ふうもん》のツボを10秒間温める。

【風門】

肩甲骨上部の間。顔を前に倒したとき、首のつけ根に出る2つ目の骨の下から、指2本外側。風邪予防に効果あり。

4 親指で、肺経（171ページ参照）を、指先から鎖骨に向かって逆に流す。（両腕×1セット）

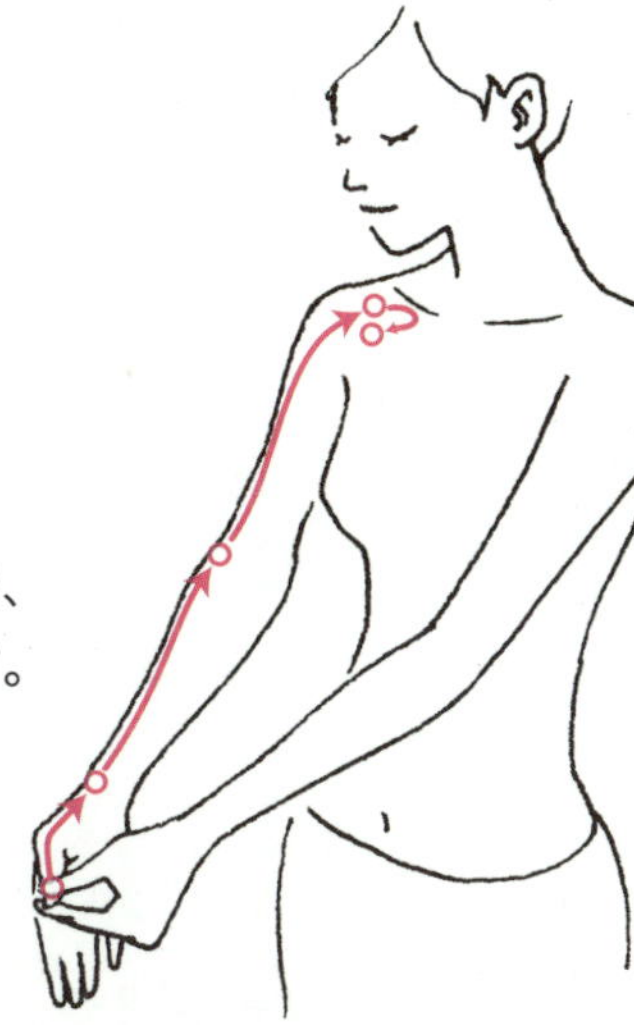

花粉症のためのマッサージ

「気」のバリアを張りめぐらせ、「肺」の機能を高めることで、花粉をシャットアウト。辛い症状は、オイルとツボ押しで解消。対症療法と体質改善の両側からアプローチします。

1

オイルを薬指につけ、
迎香《げいこう》のツボに塗り込んだ後、
指を垂直にツボに当てて5秒間、
押し回す。(左右×3セット)

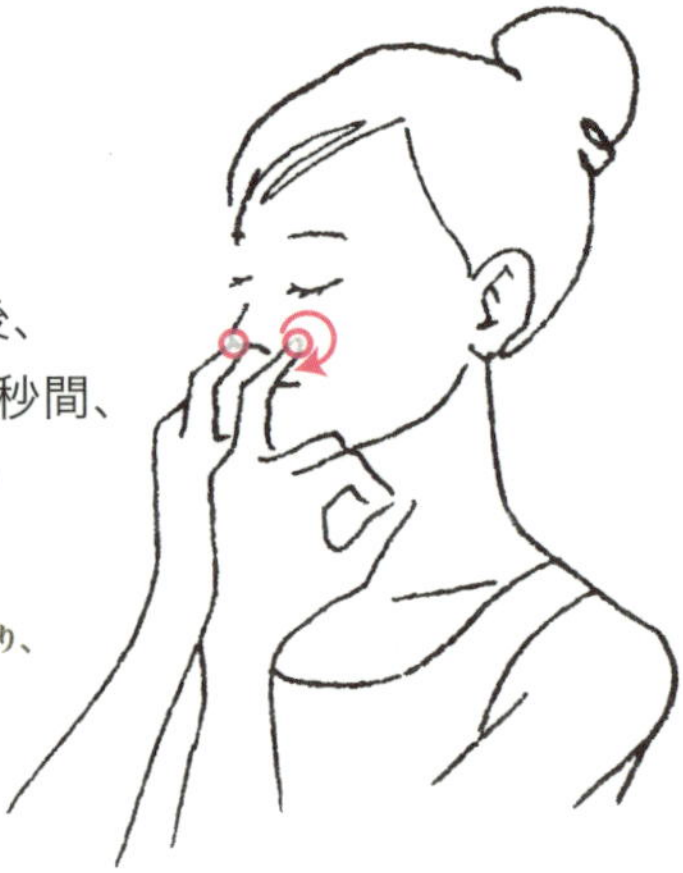

【迎香】
小鼻の両脇のくぼみ。花粉症、鼻づまり、ニキビ予防のほか、美肌効果もあり。

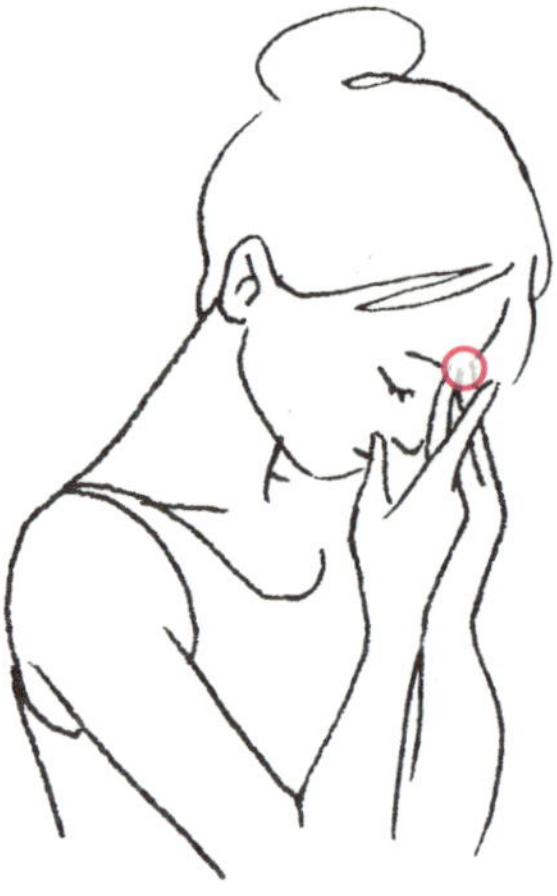

2

オイルを中指と薬指につけ、
印堂《いんどう》のツボに塗り込む。
頭の重みでツボを
押すイメージで5秒間。
(×3セット)

【印堂】
眉頭の間、眉間の中央。ハリのある肌をつくる。

“このレシピのポイント”

体の表面を取り囲む「気」のバリアを充実させ、花粉をシャットアウト。鼻水やくしゃみにも効果大。ペパーミントは熱を持った鼻やのどをクールダウンさせます。花粉の時期はマスクに1滴たらせば、爽やかに過ごせます。

おすすめレシピ

Essential Oil

- 肺 ユーカリグロブルス **2**滴 基本
- 肺 ティートリー **1**滴 基本
- 脾 ペパーミント **1**滴

Carrier Oil

- ホホバ **10**ml 基本

3

オイルを中指と薬指につけ、
上星《じょうせい》からこめかみの太陽《たいよう》に向かって、
らせんを描きながらマッサージ。
最後に太陽を5秒間押す。(左右×3セット)

【上星】
鼻頭の直線上で髪の生え際から親指1本上。
鼻水や鼻の通りが悪いときに効果あり。

【太陽】
こめかみのツボ。シミ・しわ・ニキビに効果あり。

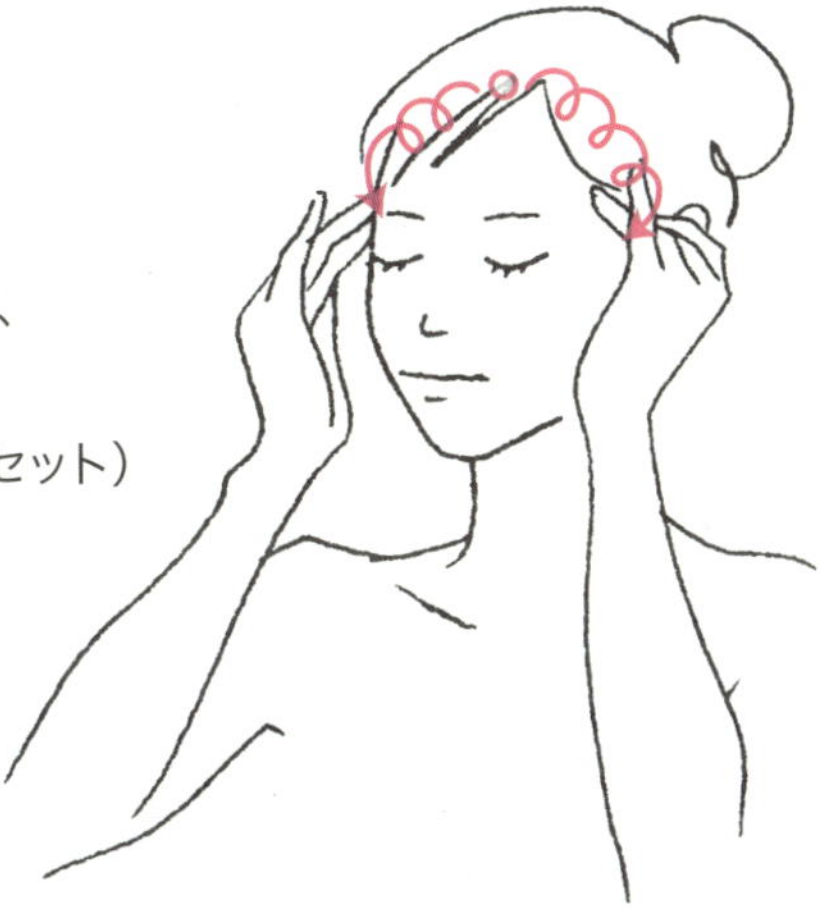

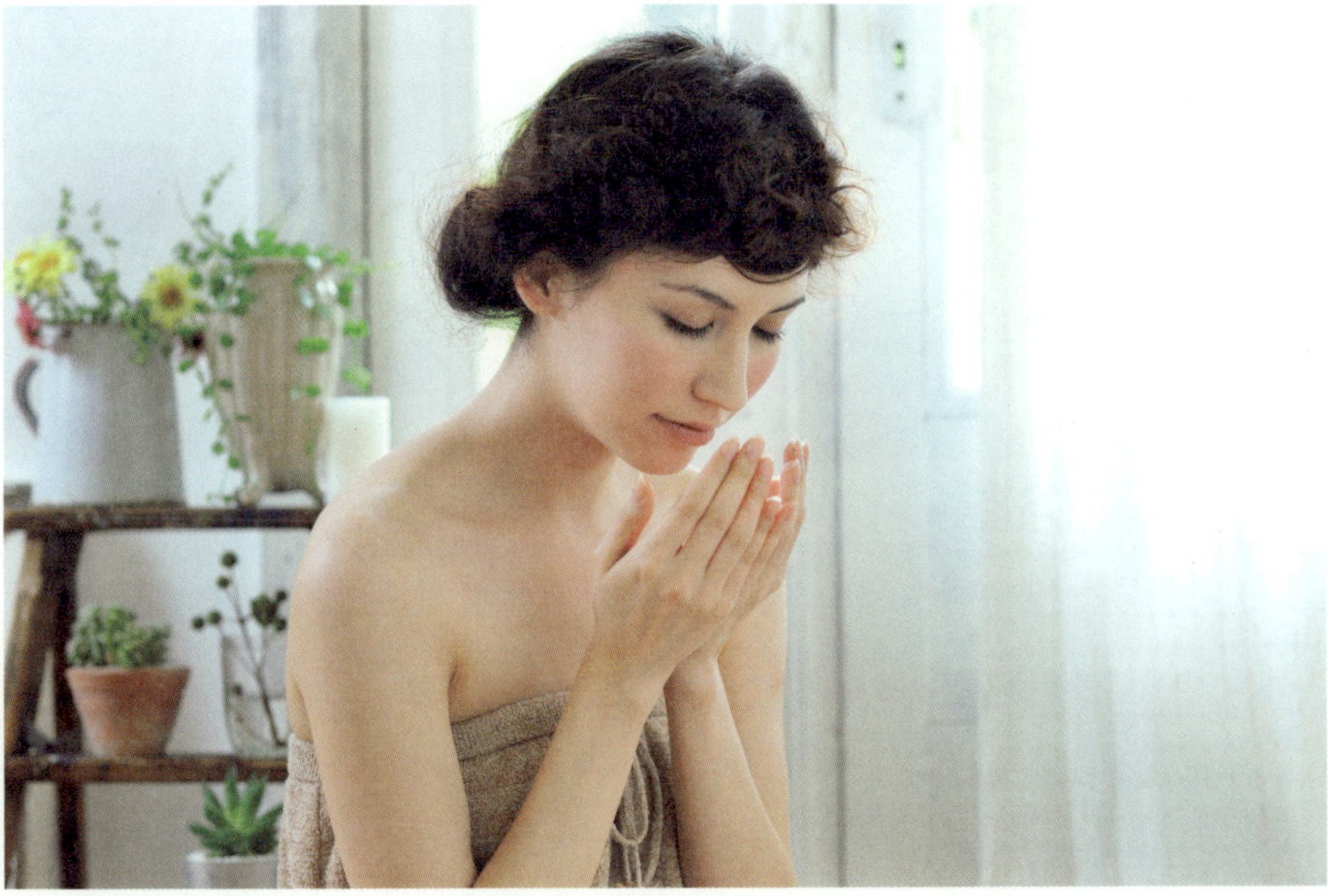

4 少量のオイルを手にとり、口と鼻をおおうようにして大きく深呼吸。

免疫力を高めるためのマッサージ

マッサージに呼吸法を取り入れて、体の内側と外側の「気」を調整します。「肺」の機能を高めるオイルで気を充実させ、免疫力アップにつなげましょう。

1

10円玉大のオイルを
両手のひらにのばして
膻中《だんちゅう》のツボに塗り込み、
胸の上を左右に
ゆっくりとさする。
(×3セット)

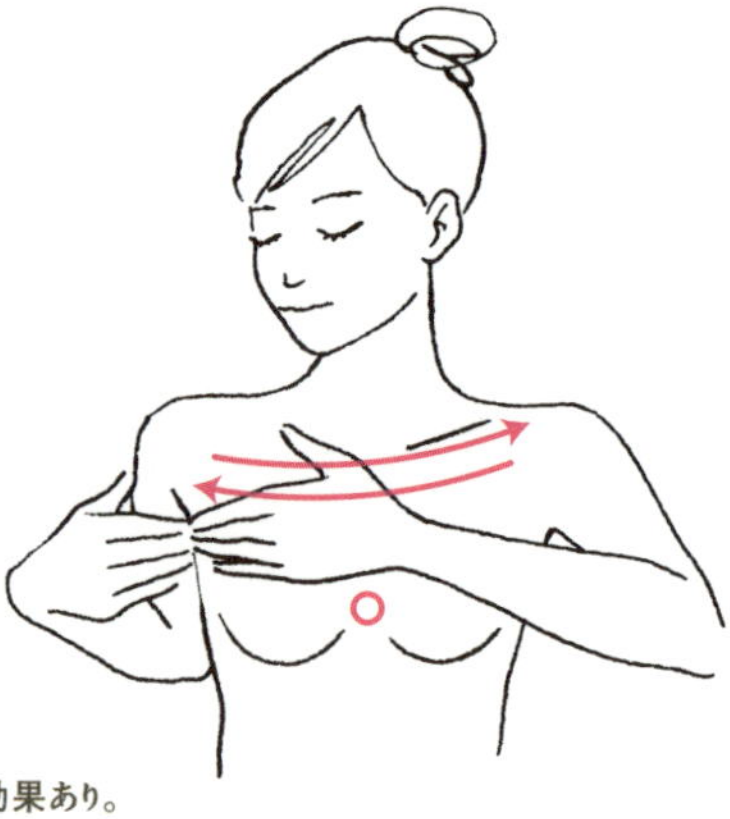

【膻中】
左右の乳首を結ぶ線の真ん中。
動悸、息切れ、精神を落ち着ける効果あり。

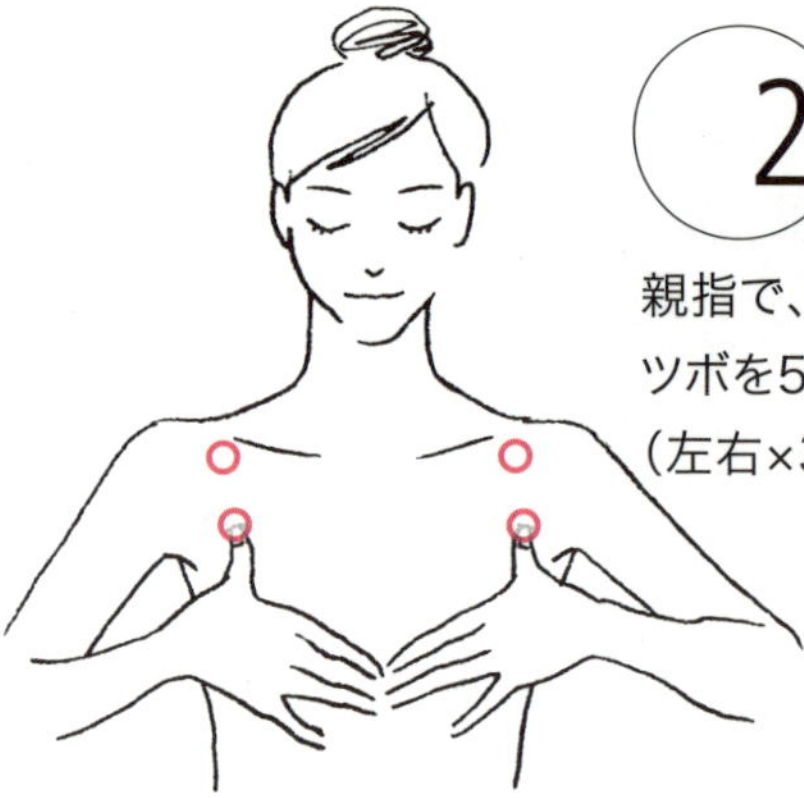

2

親指で、中府《ちゅうふ》と雲門《うんもん》の
ツボを5秒ずつ押す。
(左右×3セット)

【中府】
第2肋骨の外側と肩の関節の間のくぼみ。肺機能アップに効果あり。

【雲門】
鎖骨の外側の端のすぐ下にあるくぼみ。
呼吸器系トラブル、肩や背中のこりに効果あり。

“このレシピのポイント”

呼吸を深く、スムーズにするオイルを使用します。特に、「肺」の「気」を補い、殺菌・清浄作用を持つこの3種のオイルは、免疫力を高めたいときにおすすめのオイル。放射線治療や手術後などの免疫力が低下しているときにも。

おすすめレシピ

Essential Oil

- 肺 ティートリー 1滴 基本
- 肺 ユーカリグロブルス 2滴 基本
- 肺 ニアウリ 1滴

Carrier Oil

ホホバ 20ml 基本

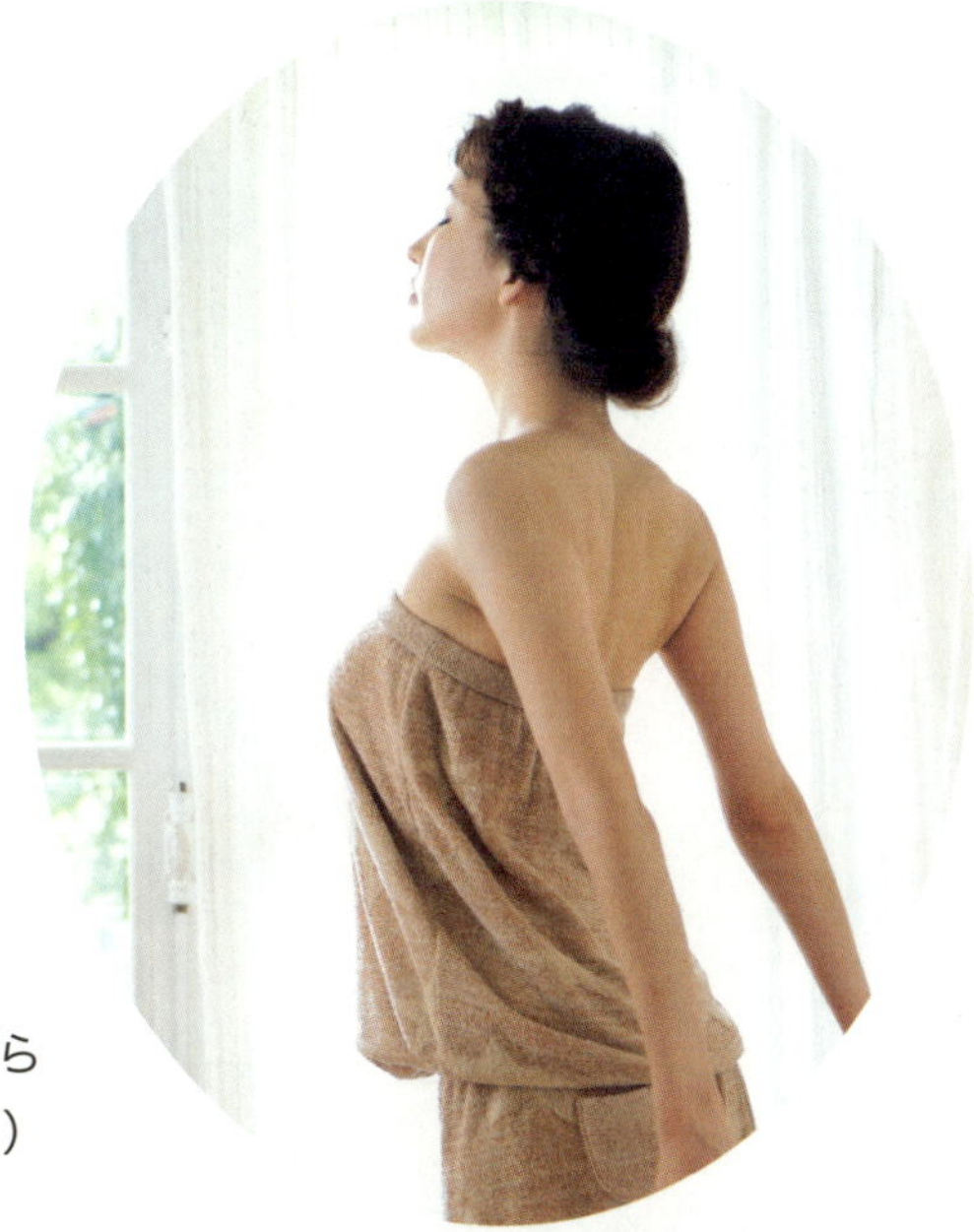

3

香りを感じながら、
大きく息を吸って
両側の肩甲骨を引き寄せ、
次に、ゆっくり息を吐きながら
肩甲骨を広げる。(×3セット)

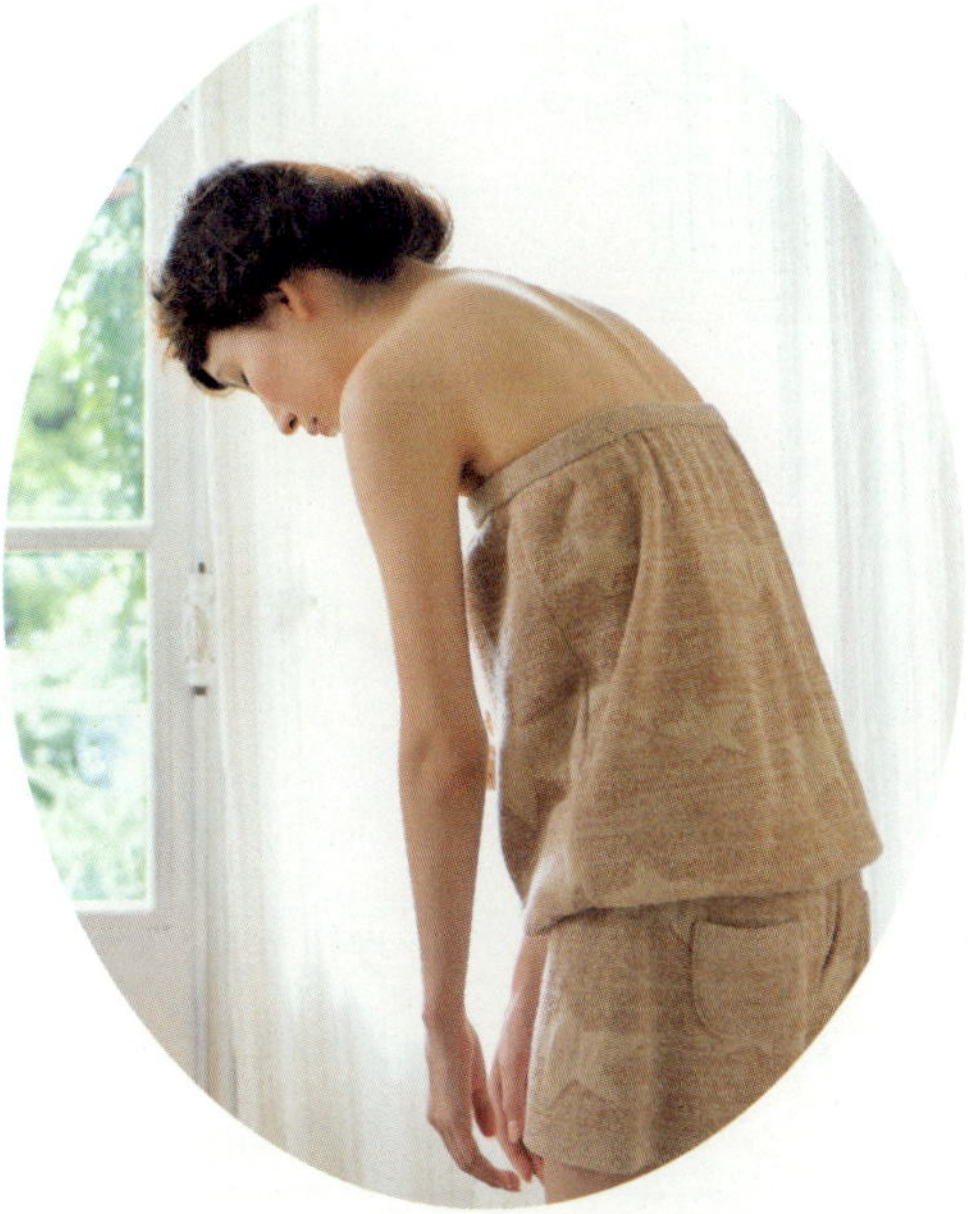

季節の変わり目に効くマッサージ

天候が不安定なときや、季節の変わり目で、環境の変化に体がついていかないとき、体を順応させるスイッチを押しましょう。体調を崩しやすい人におすすめのマッサージです。

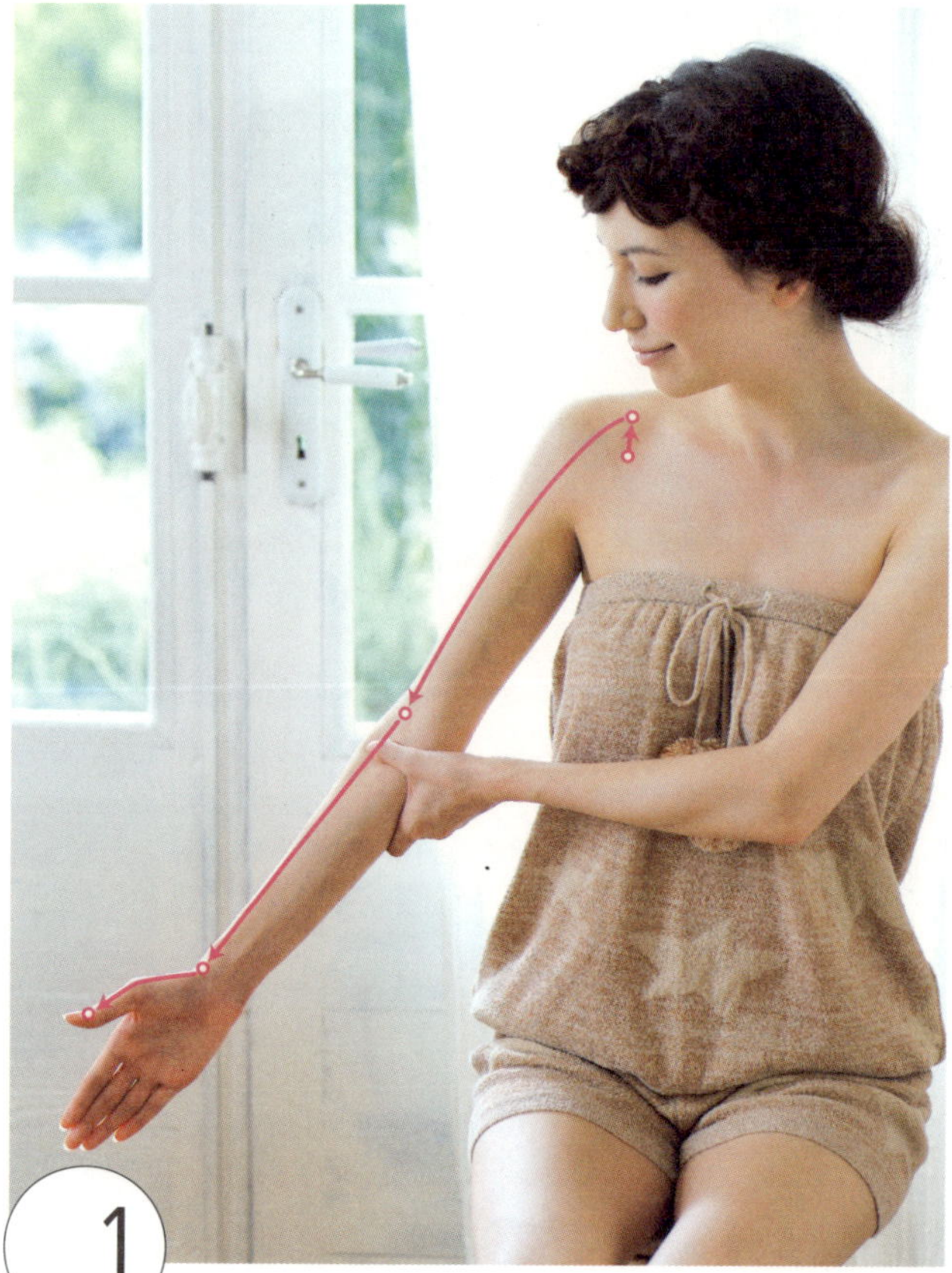

1

10円玉大のオイルを手にのばし、
香りを感じながら大きく深呼吸。
親指で、鎖骨の下から指先に向かって
肺経（171ページ参照）を流す。（両腕×3セット）

"このレシピのポイント"

サイプレスで「肺」を開いて呼吸を楽にし、全身にきれいな空気を取り入れます。加えてティートリーやユーカリグロブルスで「気」を補います。体の芯から気を張りめぐらせ、精神的にもピンと引き締めていくブレンドです。

おすすめレシピ

Essential Oil

肺 ユーカリグロブルス **2**滴 基本
肺 ティートリー **1**滴 基本
肺 サイプレス **1**滴

Carrier Oil

ホホバ **10**ml 基本

2

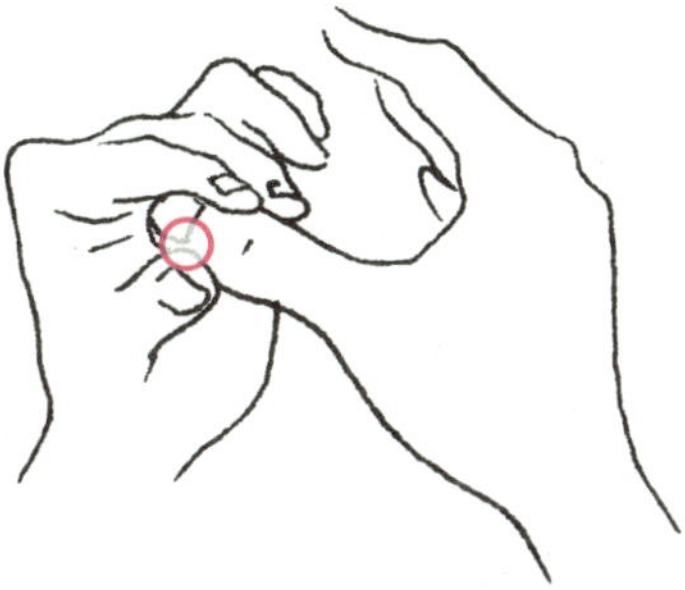

親指のツメのつけ根をつまんで
念入りにマッサージし、
少商《しょうしょう》のツボを5秒間押す。（両手×3セット）

【少商】
手の親指の外側のつけ根。肺経の終点。
呼吸器系疾患、肌トラブルに効果あり。

3

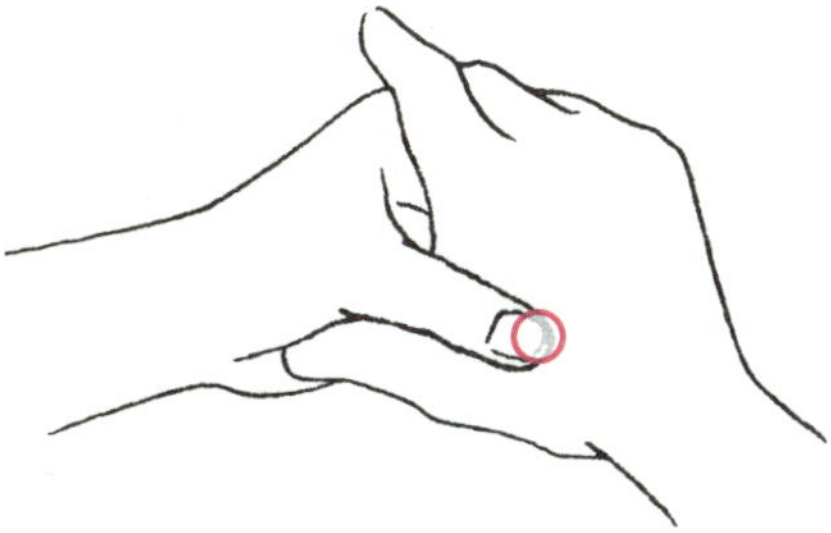

合谷《ごうこく》のツボを、
手で挟み込むようにして
親指で5秒間押す。（両手×3セット）

【合谷】
人差し指と親指の手の甲側の分かれ目にある鎮痛ツボ。
ニキビ、肌荒れの特効ツボでもある。

4

中指を使って、大腸経（170ページ参照）を、
人差し指から肩先に向かって流す。
（両腕×3セット）

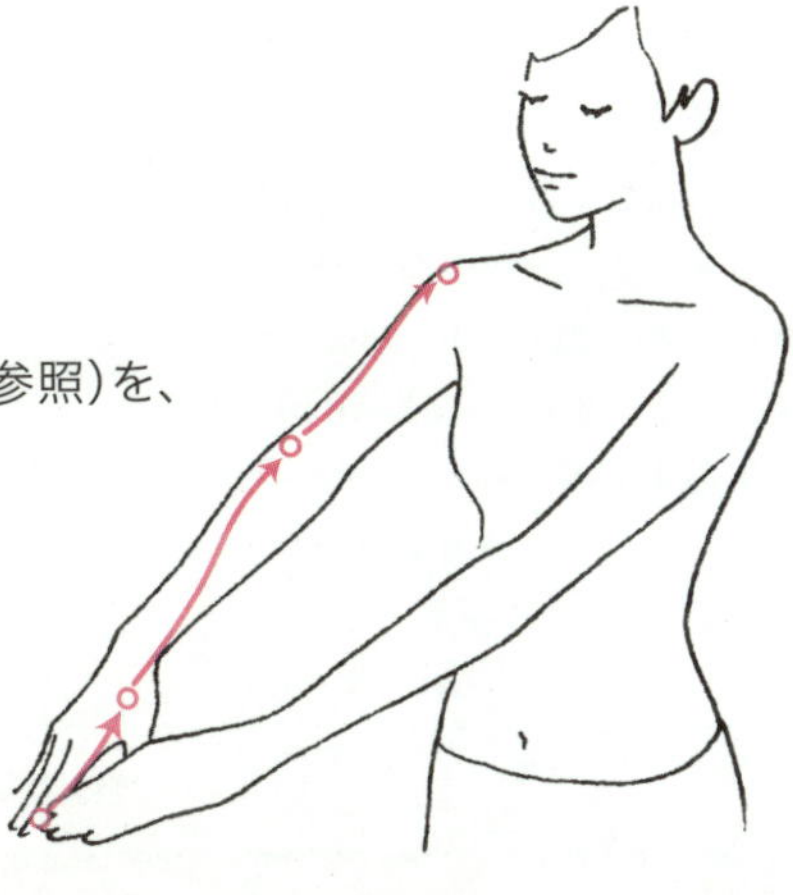

今日からはじめましょう！
肺タイプのためのらくらく養生法

薬食同源

辛いもの・白い食材

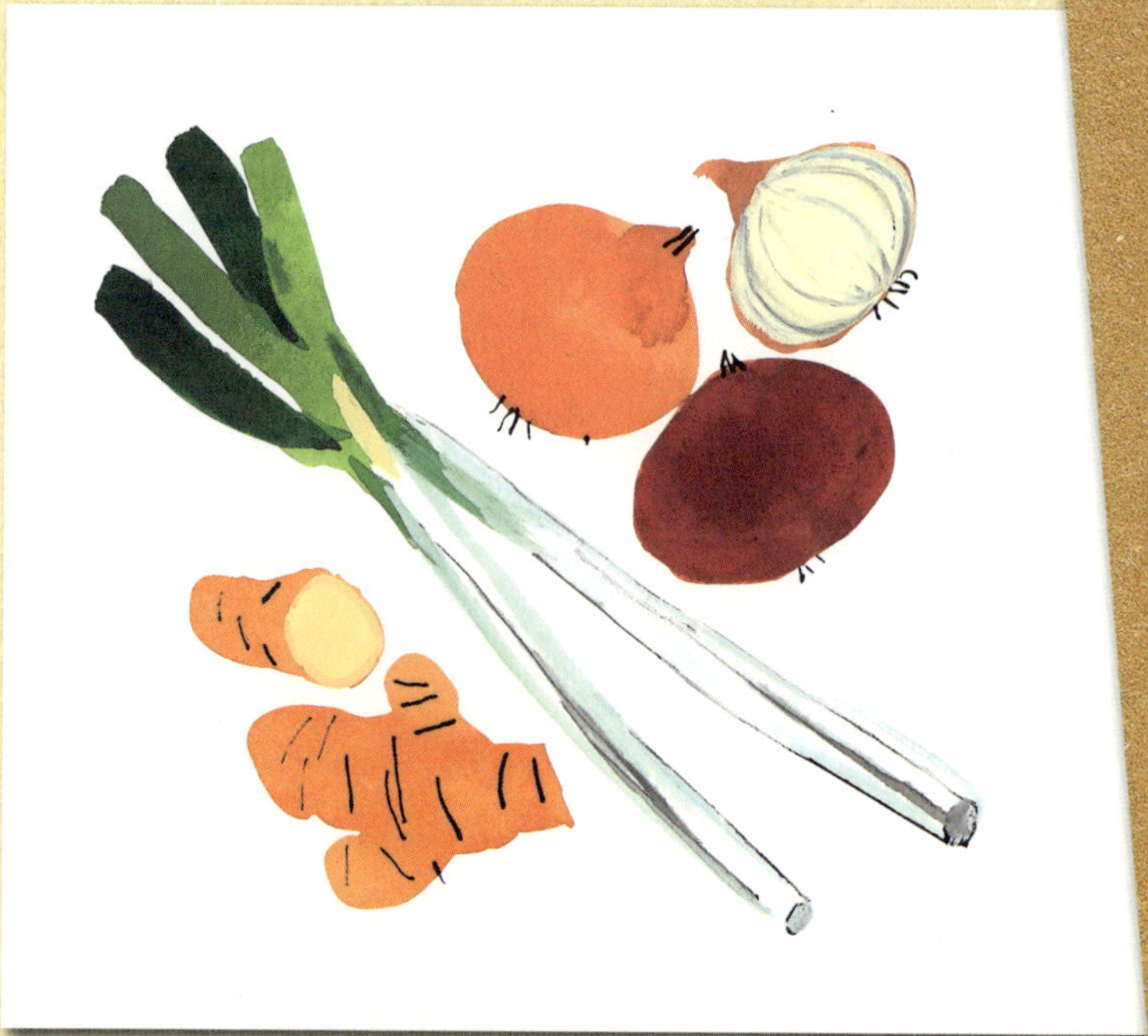

かんたんレシピ

いわしの生姜煮

内臓のはたらきを強め、体力をつけて風邪を予防しましょう。ネギや生姜を使った青魚の煮物なら、体が温まり、血行も良くなって効果大です。醤油、みりん、薄切りの生姜を合わせて煮立たせ、水を加えます。丸のままのいわしと短冊切りのネギを加え、骨が軟らかくなるまで煮てください。お酢や梅干しを入れて煮るのもおすすめ。

もともとアレルギーや皮膚のトラブルを抱える人だけでなく、風邪をひいているときなど、体のバリア機能が弱っているときには、呼吸器系の乾燥を防ぎ、潤いを与えるもの、炎症を抑える作用のあるものがおすすめです。「肺」の経絡に入りやすいのは、ネギや玉ねぎ、生姜などの辛くて白い食材。ほかにも白キクラゲは、少量の氷砂糖と煮てスープにして食べると喉や気管支を潤してくれます。梨や桃など果汁たっぷりのフルーツにも、渇きを癒し、血液を浄化したり、増やしたりする作用があります。

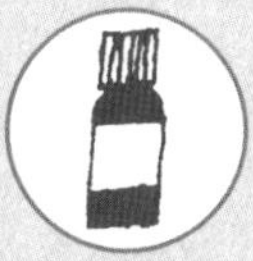

アロマオイル応用術

マグカップで潤いアロマ

空気が乾燥する時期、口やのどが渇き、乾いた咳が出るときなどは、肺の潤い不足を解消する必要があります。マグカップにお湯を注ぎ、肺タイプにおすすめのオイル（74ページ参照）から好みのものを選んで1滴たらします。頭からタオルをかけ、湯気を吸入してみてください。

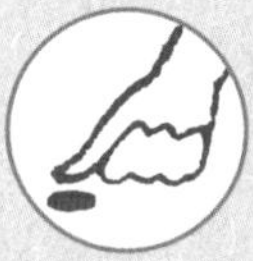

特効ツボ

雲門《うんもん》・合谷《ごうこく》

鼻やのどなど呼吸器系のトラブルがあるときは、「雲門」のツボを刺激しましょう。鎖骨の一番外側の下のくぼみにあります。「合谷」は、手の甲の人差し指と親指の分かれ目にある鎮痛ツボですが、大腸経のツボなので、刺激すると便秘や糖尿病にも効果があるといわれています。

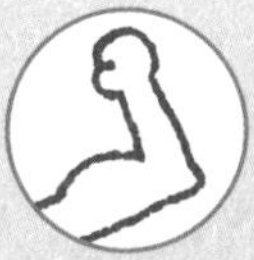

プチ運動

ウォーキング・サイクリング

肺タイプの人には、ウォーキングやサイクリングなどの有酸素運動がおすすめ。新鮮な酸素を体内にめぐらせることが目的なので、楽に感じる程度に行ってください。肺にしっかり酸素を取り込むピラティスの胸式呼吸も、血行を良くし、体の機能を高める助けになるでしょう。

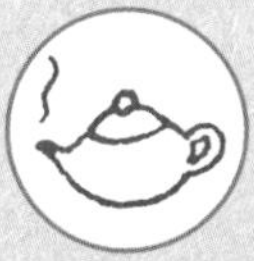

体質改善茶

杏仁《きょうにん》茶・薏苡仁《よくいにん》茶

「杏仁」は、アンズの種子のこと。咳止め、痰切りなどに用いられる生薬で、杏仁豆腐の原料です。粉末にしたものが売られているので、湯に溶いて飲んでみてください。「薏苡仁」はハトムギの種子で、お茶のように煎じて飲みます。解毒作用があり、美肌効果もあるといわれています。

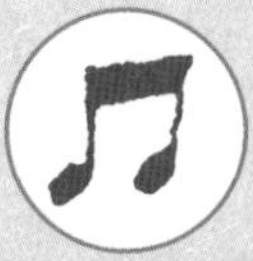

体で聴く音楽

J.S.バッハ『G線上のアリア』

弦楽器の重層的な音の連なりを聴いていると、丘の上の草原に立っているような清清しい気持ちになります。自然の音を5つに分けた音階「五音（ごいん）」のうち、「金」「肺」に対応する音は「商（しょう）」。雄大かつ清く粛然として、悲しいときには気持ちを慰め、後押ししてくれます。

"自然の力を感じるコラム⑨"

サロンにも行ってみましょう

たまにはプロの技に身を任せ、夢心地な時間のなかで、心身ともにストレスから解き放たれてみては。初めて訪れるサロンではちょっと緊張してしまいますが、分からないことは、遠慮せず予約時に聞いてみましょう。自分の希望をしっかりと伝えることで、より安心して施術を受けられるはずです。

まず、サロンには必ず予約を入れてから行きましょう。サロン選びのポイントは、セラピストがどのような施術を得意としているのかを確かめることです。どんな資格を持っているかなど、あらかじめ調べておくと良いでしょう。料金はサロンによって違いますが、「○分○円～」などと書いてあっても、実際の施術以外にカウンセリングなどの時間が含まれていることもありますから、予約時に確認してみてください。

個人サロンのほとんどにはシャワー室などがありません。自宅でお風呂に入って皮膚を清潔にしてから訪れるようにしましょう。メイクは薄めに、また、コンタクトレンズを外した後の保管用ケースを持参すると良いでしょう。ショーツを脱ぐ必要はありませんが、ガードルなどは脱いでから受けます。それから、食事の前後は避けること。施術前後の飲酒も厳禁です。

《中医アロマトリートメントを受けられるお店》

◎『**東西中医アロマサロン**』(吉祥寺東西薬局内)
東京都武蔵野市吉祥寺南町 2-6-7
Tel. 0422-47-9646

◎『**kirara salon**』(きらら薬局内)
島根県出雲市神西沖町 2072-1
Tel. 0853-43-7234

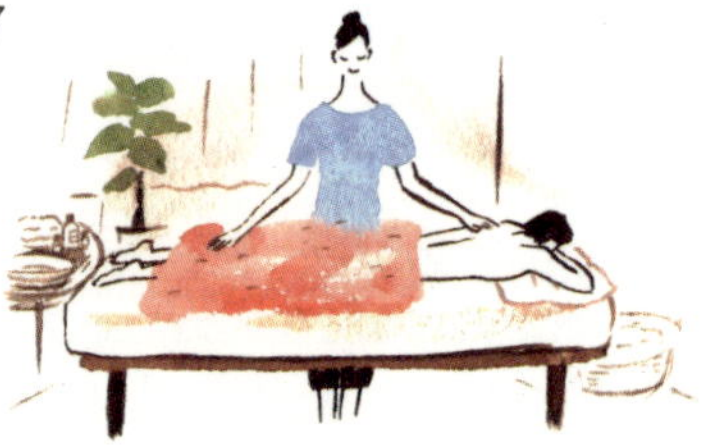

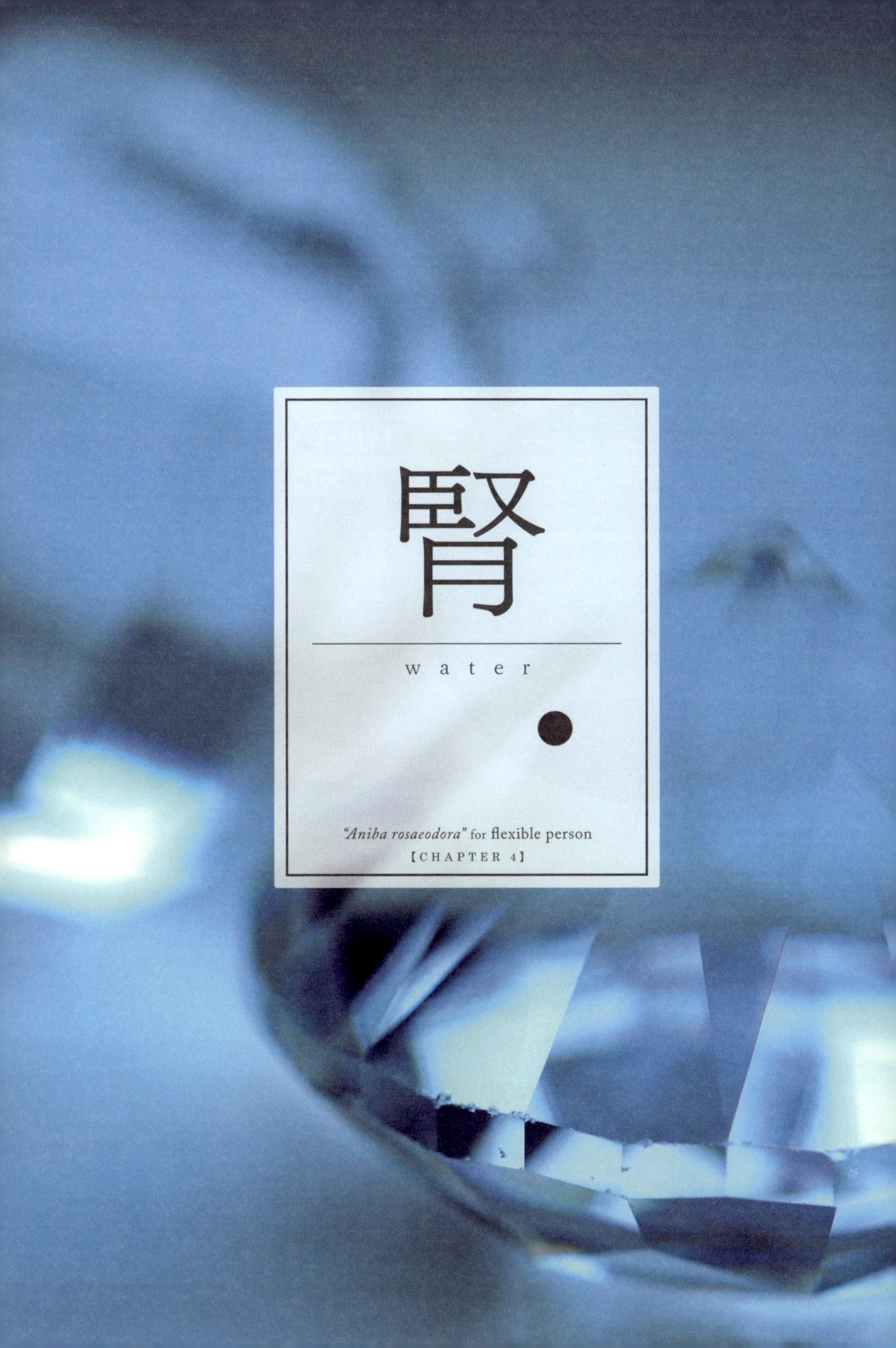

腎

water

"*Aniba rosaeodora*" for flexible person

【CHAPTER 4】

>>> 腎 タイプを細かく分析します。

あなたはどっち？

どちらも腎が衰弱している状態。腎の機能が過剰になることはありません。活力が衰えて体が冷えたり、水分や老廃物の代謝が悪くなって体が熱を持ったりして、さまざまな調整機能が低下するという共通点がありますが、根本の要因や治療法は異なるので、この後の解説をよく読み、適切なトリートメントを行ってください。

○手足が冷たい
○寒がり
○無力感
○下肢がむくむ
○夜明け前の下痢
○消化不良
○精力減退
○不妊症
○骨粗鬆症《こつそそうしょう》

TYPE-1

「陽」の力が不足しているか弱くなって冷えている

〈おすすめオイル〉

ジュニパーベリー
ジンジャー
シナモン

→ 198〜201ページ参照

TYPE-2

「陰」の力が不足しているか弱くなってほてっている

〈おすすめオイル〉

ゼラニウム
ローズウッド
シダーウッド

→ 198〜201ページ参照

○めまい
○耳鳴り
○不眠・動悸
○更年期障害
○手・足・顔がほてる
○足腰がだるい
○寝汗をたくさんかく
○のどが渇く
○歯槽膿漏《しそうのうろう》
○長期にわたる疲労
○夕方から微熱っぽくなる

こんな人は“腎”タイプ

柔軟でしなやかな女性らしさが魅力

自由自在な水の流れのように、
どんな人にも合わせられるのに、
恐がりで気の小さい側面も。
潤い不足に気をつけたい。

「腎」は、五行では「水」に属する五臓です。このタイプの人は、水のように、決まった形にとらわれず、自由自在に流れていくような柔軟性を持っています。「陰」の性質が強いので、ほかのタイプに比べて女性らしく、どんな相手にも合わせられるしなやかさがあります。また、大地を潤す雨が草木を育んでいくように、人のために尽くす労力を惜しまないという人も多いようです。

水は上から下へ流れ、潤したり、冷やしたりするはたらきを持っていますが、「腎」も同様に、体内に水分を蓄えたり、水分を排泄したり、熱を冷ましたりする作用をつかさどっています。「腎」が弱いということは、水分代謝が悪いということ。体内の水分が少なくなると、体温調節ができず、ほてりやのどの渇きなどの熱い症状が出てきます。あるいは潤い不足により活力を得られず、むくみや冷え、下痢などの症状が顕著に出てきます。

「腎」は、骨・歯・耳とも深い関係があります。特にお子さんの健やかな成長のためには、「腎」を守るよう意識しましょう。一方、老化とも関係が深いので、「腎」の機能が衰えると、年齢にかかわらず、抜け毛や白髪が多くなったり、シミやしわが増えたりします。若いのに老けた印象に見られがちなのも、このタイプの特徴です。

また、五行でいう水は、深い海の水のような色と考えるので、五色では「黒」と対応しています。そのため、体調が悪くなると顔色が黒くなり、シミができやすいという特徴があります。また、恐れや驚きの感情との関連が深く、消極的で、小さなことで恐がったり驚いてしまったり、ちょっと小心者タイプの人も多いようです。

エネルギーが不足して体が冷えてしまうか、水分が不足して体が熱くなってしまうか、このタイプはいずれにしても「腎」が弱って機能が低下しているタイプです。

冷えや新陳代謝の衰えに気をつけて

「腎」は、生命エネルギーの源のようなところ。このタイプは、腎臓が弱っているというより、生きる力が衰えてきてしまったタイプと考えられます。

腎のエネルギーが不足してくると、水分や老廃物の代謝が悪くなり、体温のコントロールがきかなくなって手足がほてるなどの症状が出てきます。逆に、体を温める機能が弱って冷え症や下痢になることも多くなります。泌尿器系との関連が深く、精力減退や不妊、更年期障害など、生殖器のトラブルやホルモン異常、利尿異常なども起こりやすくなります。

特に高齢者や、長く病気を患っている人は、腎の蓄えたエネルギーを消耗してしまいやすく、腎の機能が低下してしまいがちです。ほかに調子の悪い五臓がある場合も、一緒に腎も守って養生していくのがより効果的な対策になります。季節では冬の寒い時期に症状が表れやすく、ほてりなどの症状は、夕方から夜にかけての時間帯に特に多くみられます。

腎の経絡に入りやすいのは塩辛い味ですが、塩分の取り過ぎは水分代謝の異常を引き起こします。塩分は、昆布やわかめなどの海藻類からとるのが一番です。また、腎のトラブルは慢性疾患の場合が多いので、気長にゆっくり体調を整えていきましょう。

腎のはたらきをまとめると次のようになります。

- ○ **生命エネルギーを蓄えています**
- ○ **生長・発育・生殖に関係しています**
- ○ **体の種火となる火を燃やしています**
- ○ **骨髄・脳髄を管理しています**
- ○ **耳・肛門・尿道と関係があります**
- ○ **頭髪は腎の機能を表す指標になります**
- ○ **体液や尿などの水液を調節しています**
- ○ **肺から取り入れた清気を深く取り入れます**
- ○ **尿の生成を行っています**

腎とそのほかの五臓との関係は？

腎は肝の母、肺の子、心の見張り役

中医学はバランス医学。症状は単独の臓腑が原因で表れることもありますが、いくつかのほかの臓腑とのバランスが崩れて起こることも多いので、それぞれに対して適切な改善策をとる必要があります。

【腎と肝】

腎の「精（生命エネルギー）」が「肝」を養い、肝の「血」が腎の精を養います。「肝腎同源」といいますが、肉体疲労などで腎が消耗したり、ストレスにより肝が傷ついたりすると、腎が精を貯蔵できず、肝の血が不足して体や目が潤い不足になり、微熱っぽくなることがあります。双方の熱をとり、潤いを与えるのは、ゼラニウムやローズウッドなどのオイルです。

【腎と心】

「腎」は水をつかさどり、心の火が過剰に燃え盛らぬよう抑制します。慢性疾患や過労、過度のセックスなどにより腎の水が消耗すると、心の火を鎮められません。ストレスなどにより心が熱を持つと、腎の水を煮詰めてしまいます。ゼラニウムやローズウッドは、腎や肝だけでなく心も補い、潤いを与え、めぐりを良くして熱を冷ましてくれるオイルです。

【腎と脾】

腎は「脾」を温め、脾の消化吸収と栄養を全身に送る機能を助けます。脾は腎の「精（生命エネルギー）」を補充します。疲労や慢性疾患などにより腎が弱ると余計な水分が停滞し、さらに冷たいものをとり過ぎると脾の機能が低下していきます。ジンジャーやシナモン、ジュニパーベリーなどのオイルが腎を温め脾を補い、余計な水分を取り除きます。

【腎と肺】

肺と「腎」は、お互いに潤いを補い合っています。肉体疲労や過度のセックスは腎の潤い不足を招くので注意が必要です。よく空咳をしたり、声がかすれていたりする人も注意してください。腎と肺の乾燥が原因で月経不順になることもよくあります。双方に潤いを補給し、免疫力を高めてくれるオイルは、シダーウッドやゼラニウム、ローズウッドなどです。

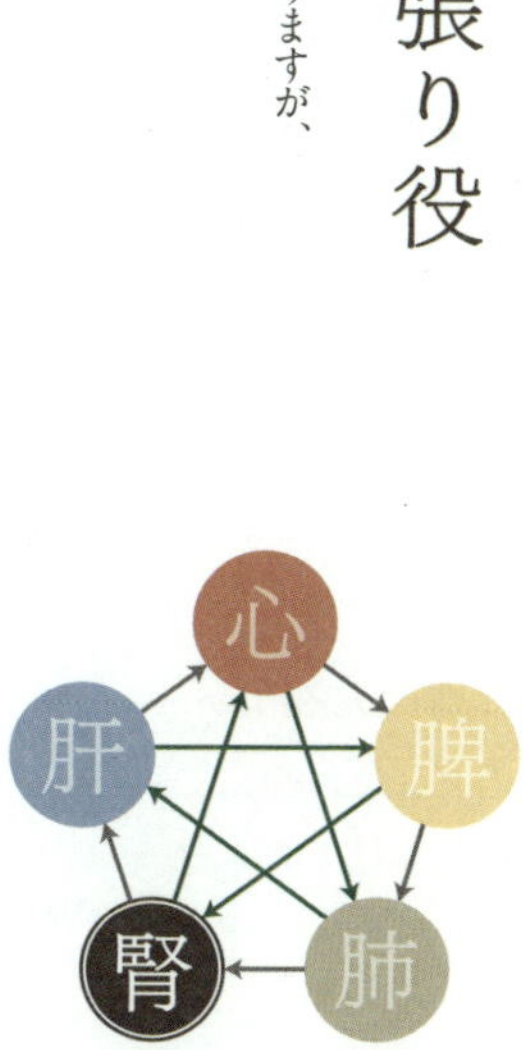

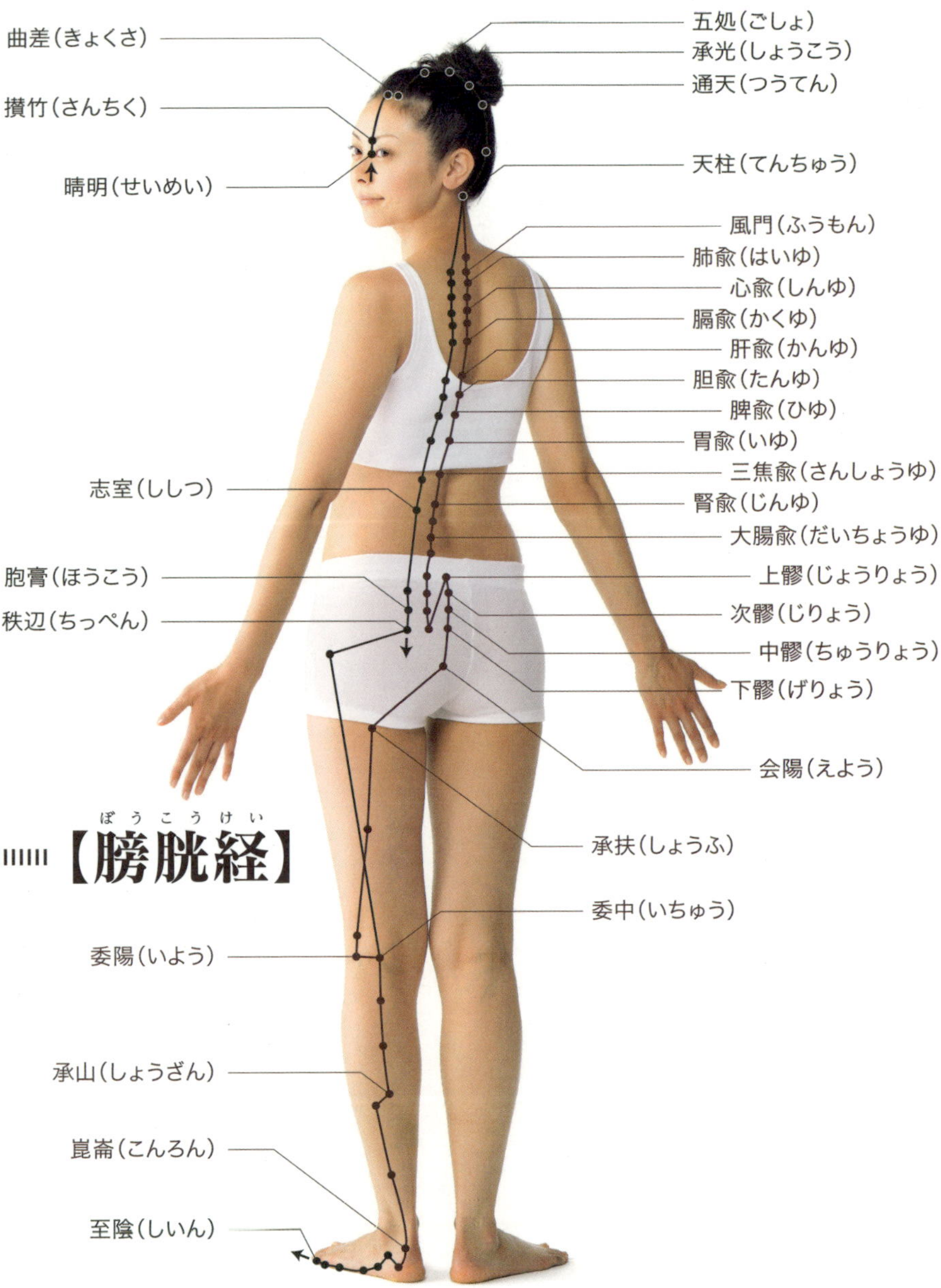

【膀胱経《ぼうこうけい》】

［膀胱経］ 1行と2行に分かれる経絡で、頭のてっぺんから足先まで全身を走っており、刺激すると全身のむくみやこりに効果的。足で「腎経」に連なり、尿の排泄にも関係しています。

腎タイプの経絡

「気」「血」のめぐる道

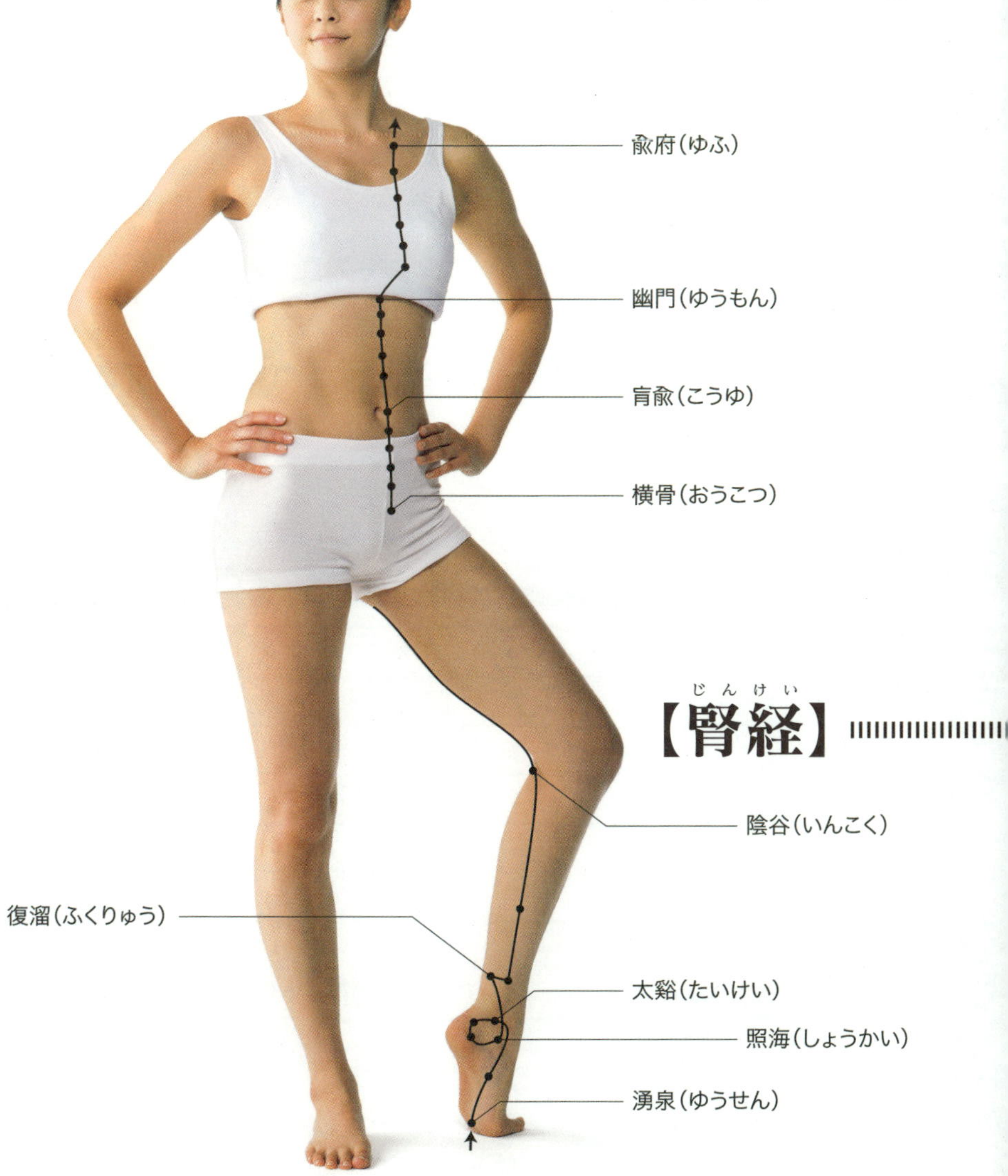

[腎経] 「腎」は生命エネルギーの源のようなところ。脚のだるさや冷え、活力が足りないときや老化が気になるときに刺激すると効果的な経絡です。胸で「心包経」に連なります。

TYPE-2. 基本

ゼラニウム

潤いを与える・ホルモン調整・月経トラブルに

アロマセラピーの測り知れない力を感じ、この学問の可能性をもっと深く知りたいと思うようになったきっかけが、ゼラニウムのオイルとの出会いです。その頃私は、仕事をがんばり過ぎてひどく疲れがたまり、女性ホルモンのバランスが崩れていて月経がしばらく来ていませんでした。ニキビのなかに顔があるというくらい、肌も荒れていました。でも、このオイルの香りで、私は救われました。ゼラニウムは、爽やかな甘さのある香りで、ローズオイルの代用品として香水に用いられていたこともあります。やさしく包み込んでくれるような印象で、女性らしさを表す象徴でもある「陰」を補い、体に潤いを与える効果は精油のなかでナンバーワンのオイルです。

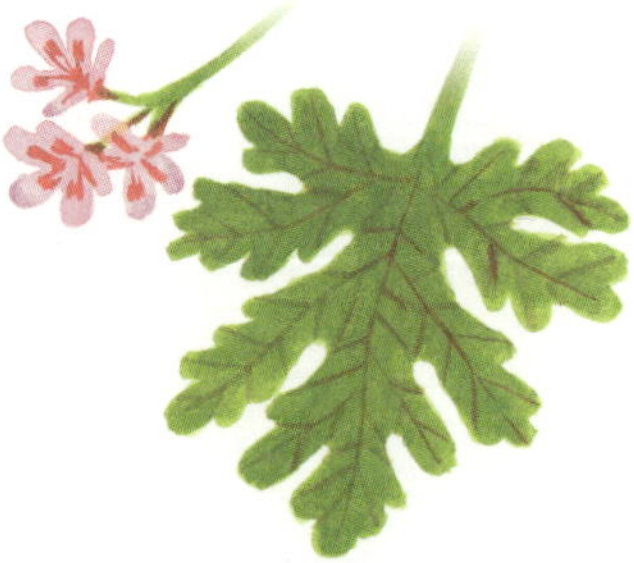

学名	*Pelargonium odorantissimum*	原産地	アフリカ南部
科名	フウロソウ科	蒸留部位	葉（小枝・花）
採油方法	水蒸気蒸留法	ノート	ミドル
香りの強さ	やや重い	ブレンドファクター	3
香りの特徴	ローズに似た甘くてやさしい香り。ほのかにスパイスの香りも		
相性の良いエッセンシャルオイル	ローズオットー、フランキンセンスのほか、クラリセージ・ラベンダーなどハーブ系、あるいは柑橘系の各種オイル　など		
中医学的観点	「腎」にはたらきかけてホルモンバランスを整え、「心」の「神（精神）」を鎮めて不安を取り除き、心身の健康を取り戻す。PMS（月経前緊張症）や月経痛、月経不順、月経中の肌荒れ、更年期障害などに有効。腎の水分代謝に作用し、セルライトやむくみにも効果を発揮する。【帰経】腎・心【性質】涼性　※敏感肌の人は注意が必要。		

TYPE-2. 基本

ローズウッド

リラックス・潤いを与える・美肌効果

ローズに似た香りからこの名がついていますが、別名をポアドローズといい、香料の重要な原料としてもてはやされた植物です。一時は乱伐の影響で絶滅が心配されましたが、現在はブラジル政府が再生プロジェクトを進めています。ただ、成長が遅く、精油を抽出できるまでに約15年もかかるので、やはり今も貴重な存在のオイルです。すべての肌トラブルに対応できるのが最大の魅力。心(こころ)の深い闇を取り除き、心の底から満たされたいとき、また、肌の衰えが気になり始めたときにはしわを伸ばし、肌の潤いを取り戻します。リラックス効果と活性化の作用を併せ持つきわめてめずらしいオイルで、安全性が非常に高く、毒性もないので安心です。

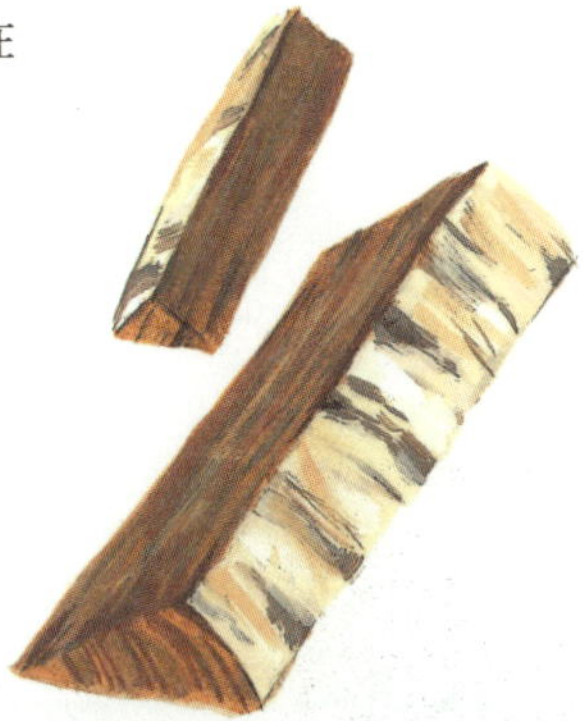

学名	*Aniba rosaeodora*	原産地	ブラジル
科名	クスノキ科	蒸留部位	木部
採油方法	水蒸気蒸留法	ノート	ミドル
香りの強さ	穏やか	ブレンドファクター	4～8
香りの特徴	ローズに似ていて、ウッディでエキゾチックな香り		
相性の良いエッセンシャルオイル	ほとんどの精油と調和する。特に、イランイラン、ゼラニウム、フランキンセンス、ネロリなど甘みのあるオイルがおすすめ		
中医学的観点	「腎」の機能が低下した老化肌に有効。腎を補い、体の奥にエネルギーをみなぎらせ、細胞を活性化する作用を持つ。しわを伸ばす効果があり、老化肌や妊娠線の予防にも。疲労や長期間の療養で心身ともに消耗しているとき、体の芯から元気を取り戻してくれる。性機能の回復や免疫力アップも期待できる。【帰経】腎・肝・心【性質】涼性		

ジュニパーベリー

TYPE-1

利尿・デトックス・むくみ解消

学名	*Juniperus communis*	原産地	ヨーロッパ・北アジア・北米
科名	ヒノキ科	蒸留部位	液果
採油方法	水蒸気蒸留法	ノート	トップ
香りの強さ	やや弱い	ブレンドファクター	4
香りの特徴	爽やかでウッディな香り。ジンの香りづけに使われる		
相性の良いエッセンシャルオイル	柑橘系・スパイス系・ハーブ系の各種オイルのほか、ゼラニウム、ネロリ、フランキンセンス　など		
中医学的観点	デトックス効果でスッキリしたいときにおすすめ。体を温めて活力を与え、冷えによる腰痛やむくみを解消。「腎」にはたらきかけて水分バランスを整え、利尿作用をもたらす。デトックス効果に優れているため、セルライト撃退にも。【帰経】腎【性質】熱性　※6ヶ月を超える長期間の使用は、「腎」に負担をかけるので注意すること。		

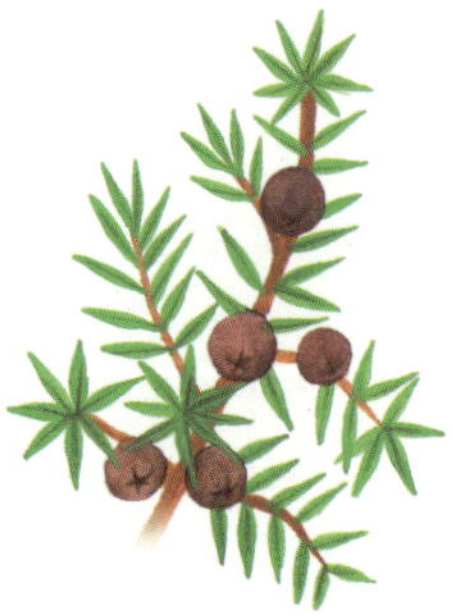

ジンジャー

TYPE-1

体を温める・消化促進・免疫力アップ

学名	*Zingiber officinale*	原産地	熱帯アジア
科名	ショウガ科	蒸留部位	根茎
採油方法	水蒸気蒸留法	ノート	トップ
香りの強さ	強い	ブレンドファクター	3～5
香りの特徴	甘みがあり、スパイシーな生姜の香り		
相性の良いエッセンシャルオイル	柑橘系・ウッド系・ハーブ系の各種オイルのほか、イランイラン、ジャスミンアブソリュート　など		
中医学的観点	体を根本から温める生姜の力を借りたいときに。温めて血流を良くし、冷えを散じて関節痛などの痛みを解消する。また、傷を早く回復させる。消化を促進させる作用も。「気」を補って免疫力を高め、全身に活力を与える。腰痛やむくみ、精力減退や風邪の初期症状に有効。解毒作用もあり。【帰経】腎・心・脾・肺【性質】熱性		

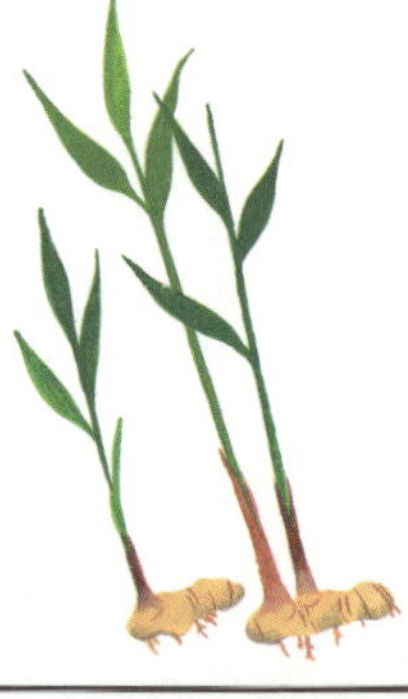

TYPE-1

シナモン

血行促進・強壮・鎮痛

学名	*Cinnamomum zeylanicum*	原生地	マダガスカル・インドネシア・インド
科名	クスノキ科	蒸留部位	葉・樹皮・枝
採油方法	水蒸気蒸留法	ノート	ベース
香りの強さ	強い	ブレンドファクター	1
香りの特徴	ハーブ系ベースのスパイシーなシナモンの香り		
相性の良いエッセンシャルオイル	ウッド系の各種オイルのほか、ジュニパーベリー・ローズマリーなどのハーブ系、ジンジャー など		
中医学的観点	元気を与え、体を温かくしてくれるオイル。冷えを散じ、血流を良くして痛みを解消する。「気」を補って免疫力や生殖機能を高め、全身に活力を与える。消化促進作用もあり。腰痛やむくみ、精力減退や風邪の初期症状にも。【帰経】腎・心・脾・肺【性質】熱性 ※皮膚に強い刺激を与えるため、低用量で使用すること。		

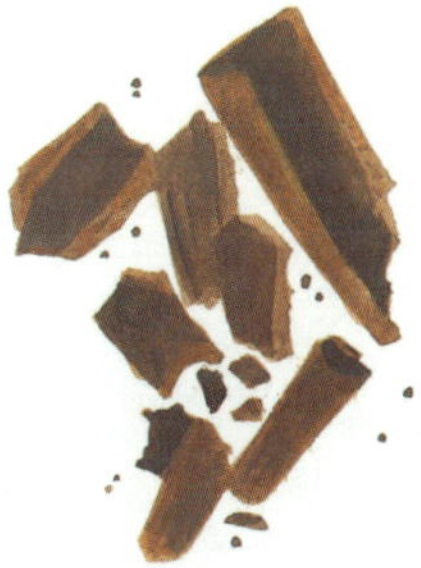

TYPE-2

シダーウッド

鎮静・リンパうっ滞除去・老化肌対策

学名	*Cedrus atlantica*	原産地	アルジェリア・モロッコ
科名	マツ科	蒸留部位	木部
採油方法	水蒸気蒸留法	ノート	ミドル
香りの強さ	強い	ブレンドファクター	3～6
香りの特徴	ウッド系だが濃厚で甘く優雅なフローラル調の香り		
相性の良いエッセンシャルオイル	フローラル系・ウッド系の各種オイルのほか、シナモン、パチュリ、スイートオレンジ など		
中医学的観点	ストレスや落ち込んだこころにアプローチし、体の芯から元気を取り戻してくれる。「気」を補って免疫力や生殖機能を高め、月経のリズムを整える。体内の水分バランスを整えるので、老化肌や乾燥肌、抜け毛や白髪にも効果的。また、咳を止める作用も。高級香水の原料になり、催淫作用もあるとされる。【帰経】腎【性質】熱性		

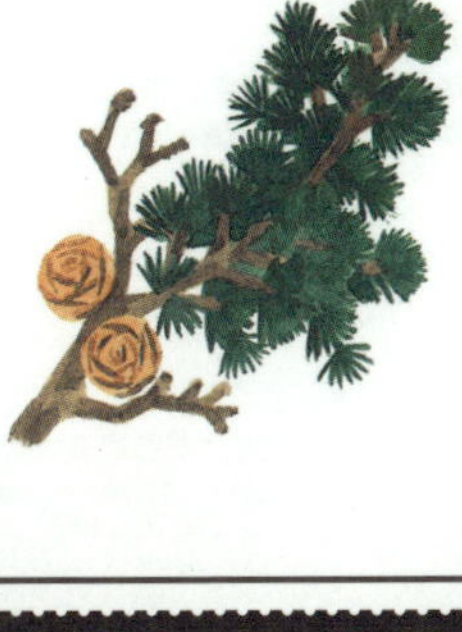

美しく年齢を重ねるためのマッサージ

老化と深い関係にある「腎」の機能を高めて、ウェルエイジングを目指しましょう。「気」「血」を補い、精気を養って健康的に、さらにパワフルに人生を楽しみましょう！

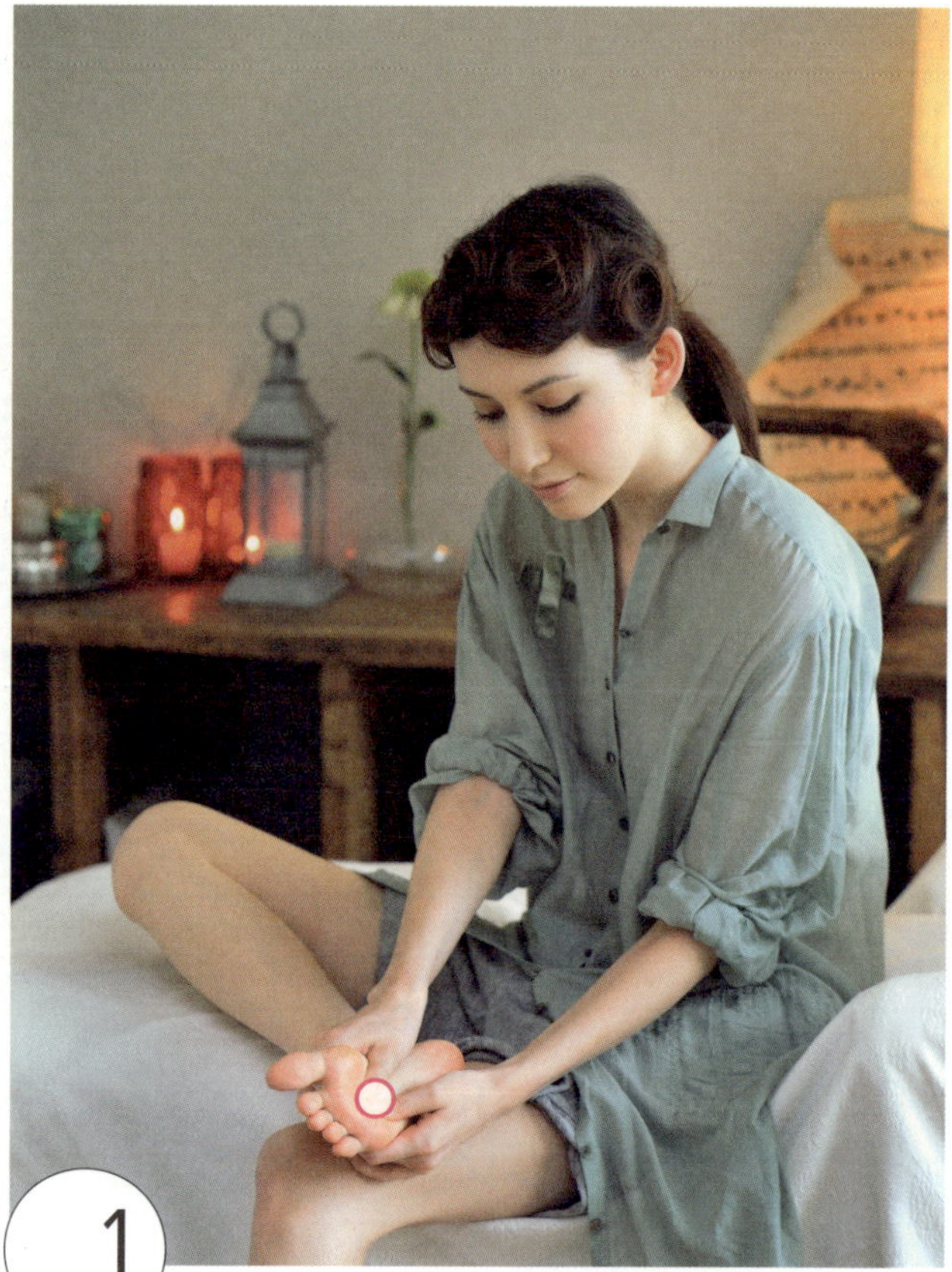

1

10円玉大のオイルを手にのばし、足全体に塗る。親指で湧泉《ゆうせん》のツボをしっかりと5秒間押す。（両足×3セット）

【湧泉】
土踏まずの五指を曲げるとくぼむところ。体のエネルギーが湧き出てくるツボ。

“このレシピのポイント”

「腎」のエネルギーを高めるオイルを中心にチョイス。特にローズウッドやシダーウッドなどウッド系のオイルは、男女問わず、気力を充実させたいときにおすすめ。心身に潤いを与えるフランキンセンスをプラスしてもＯＫ。

おすすめレシピ

Essential Oil
腎 ゼラニウム **3**滴 基本
腎 ローズウッド **3**滴 基本
腎 シダーウッド **2**滴

Carrier Oil
ホホバ **15**ml 基本
イブニングプリムローズ **5**ml

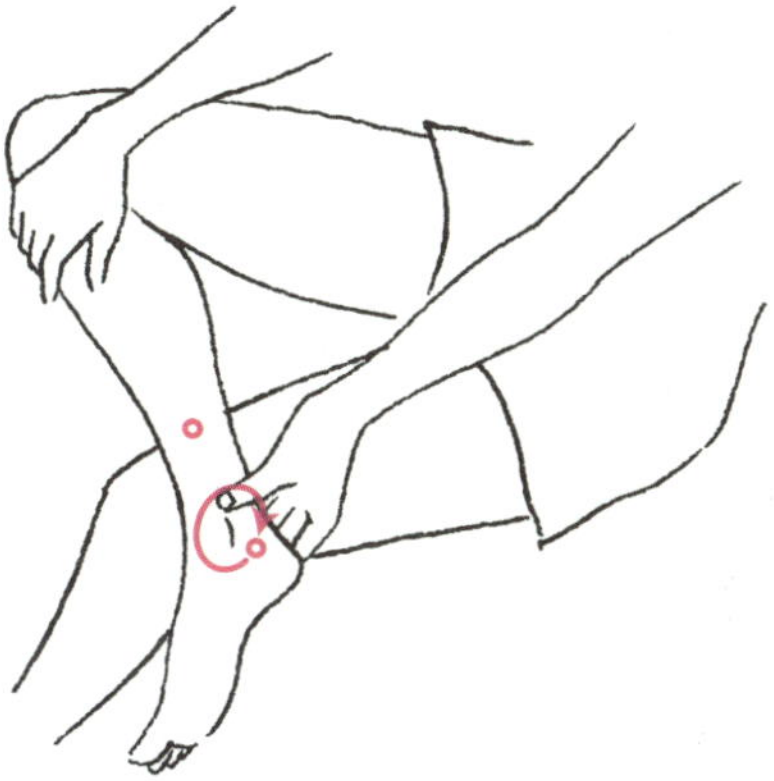

2

内くるぶしの周りをくるくるマッサージ。
親指で、太谿《たいけい》、三陰交《さんいんこう》のツボを
5秒ずつ押す。(両脚×3セット)

【太谿】
内くるぶしとアキレス腱の間のくぼみ。
むくみを解消し、血行を良くする。

【三陰交】
内くるぶしから指4本上。すねの後ろのくぼみ。
婦人科系の悩みに効果あり。

3

再度オイルを手にとり、
両手のひらを使って、お腹を温めるように
くるくると時計回りに3回マッサージ。

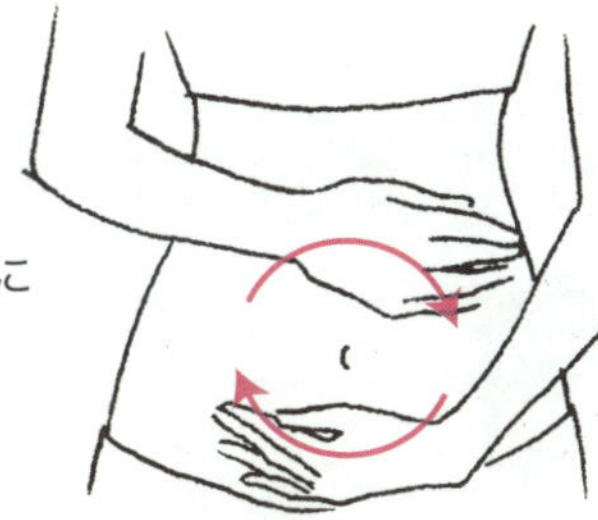

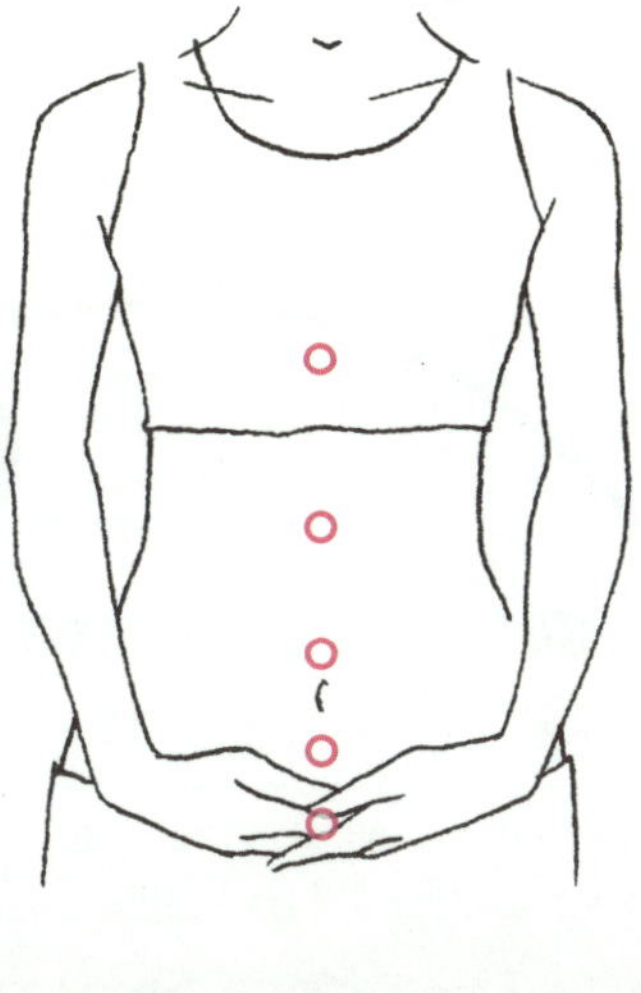

4

大きく深呼吸をしながら、
次の5ヶ所に両手を当てて温める。

《「気」の流れを整える4つのツボ》
【巨闕(こけつ)】 みぞおちの指3本下。
【中脘(ちゅうかん)】 おへそから指5本上。
【水分(すいぶん)】 おへそから指1本上。
【気海(きかい)】 おへそから指2本下。
【関元(かんげん)】 おへそから指4本下。

シミ・しわのためのマッサージ

年齢とともに増えていくシミやしわ。「腎」が衰えると、顔色も黒くくすんできてしまいます。腎を補う頭全体の血行改善マッサージにより、顔にハリを取り戻し、一段明るい顔色に。

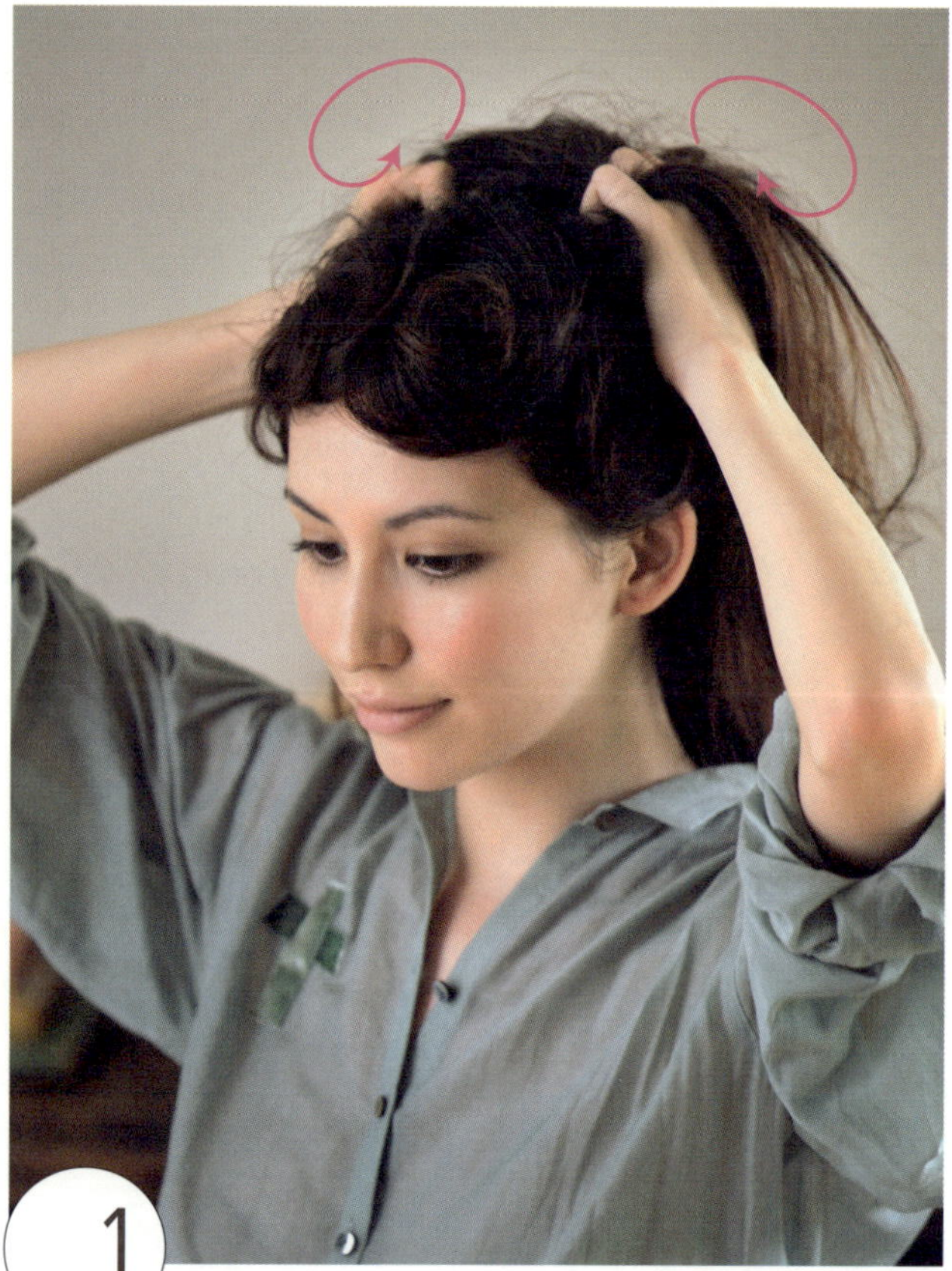

1

10円玉大のオイルを手にのばして頭皮に塗布し、髪の根元で髪をわしづかみにしてゆっくりと回す。（×3セット）

“このレシピのポイント”

組織再生作用のあるローズウッド。血流を改善し、肌のキメを整えるローズオットー。キャリアオイルには、ビタミンCをたっぷり含み、シミに効果のあるローズヒップと、保湿力の高いイブニングプリムローズをプラス。

おすすめレシピ

Essential Oil

腎 ローズウッド 3滴 基本

心 ローズオットー 1滴

Carrier Oil

ホホバ 10ml 基本

ローズヒップ 5ml

イブニングプリムローズ 5ml

2

指先にオイルをつけて頬に当て、
ピアノを弾くようにパラパラと
10秒間、軽くマッサージ。

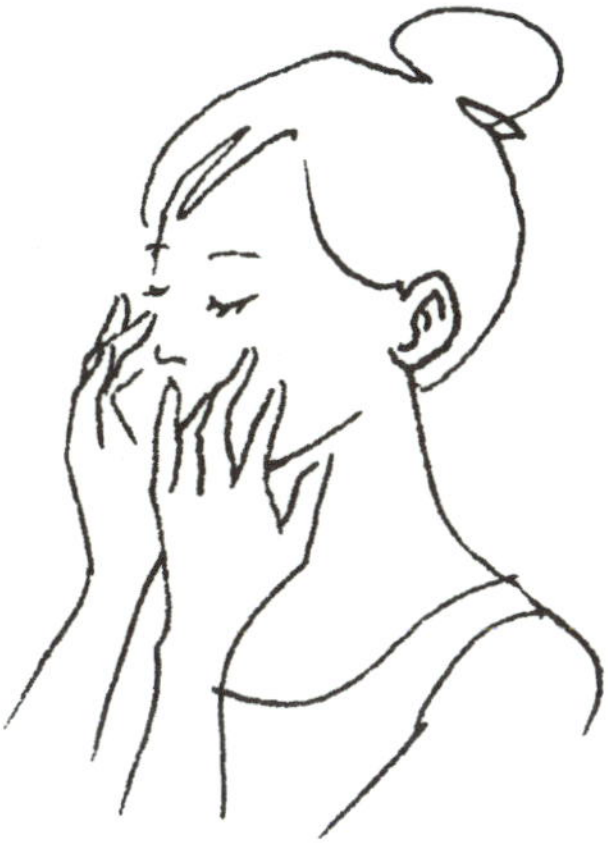

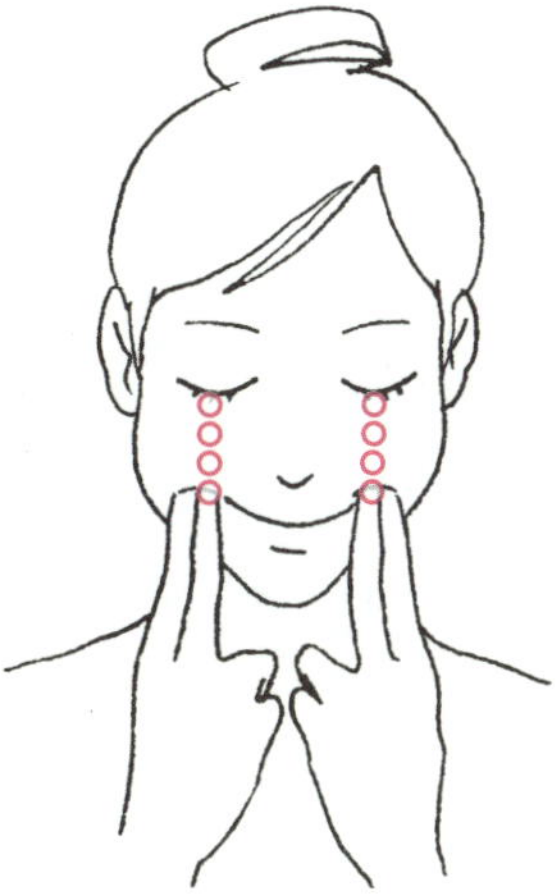

3

中指と人差し指で、
口角を押し上げるように、
目の下まで流す。(左右×3セット)

《顔のしわの改善に効果のある4つのツボ》

【地倉(ちそう)】 口角、瞳の真下。

【巨髎(こりょう)】 小鼻の高さで瞳の中心の真下。

【四白(しはく)】 瞳から親指1本下。

【承泣(しょうきゅう)】 まっすぐ前を見たときの瞳のすぐ下の骨のふち。

4

薬指で、小鼻から目頭、
目の周り(84ページ参照)を
くるっと一周やさしく流す。
(左右×3セット)

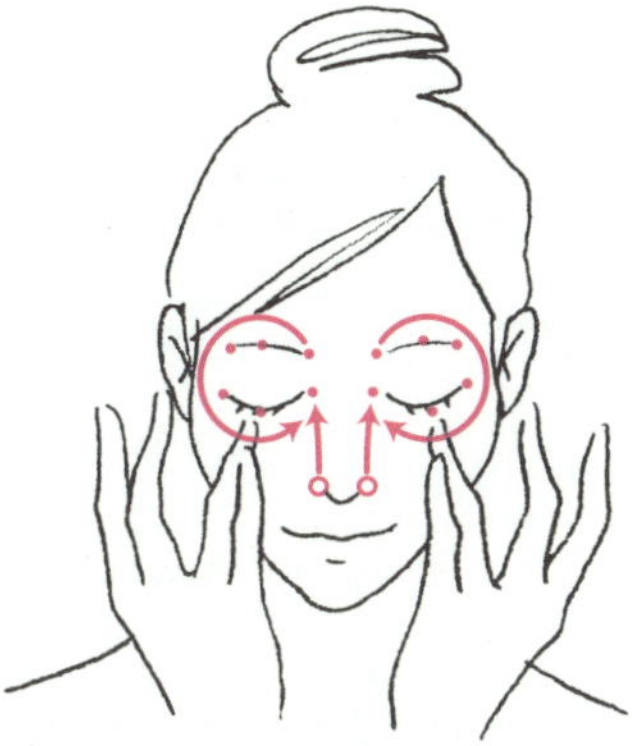

むくみのためのマッサージ

水分代謝をつかさどる「腎」のはたらきを助け、セルライトも撃退できるマッサージ。「腎経」「膀胱経」の経絡を流すのもおすすめです。最初に足浴を行うとさらに効果的。

1

500円玉大のオイルを手にとって脚全体に塗り、足裏反射区の腎臓から膀胱部分(85ページ参照)を押し流す。(両足×3セット)

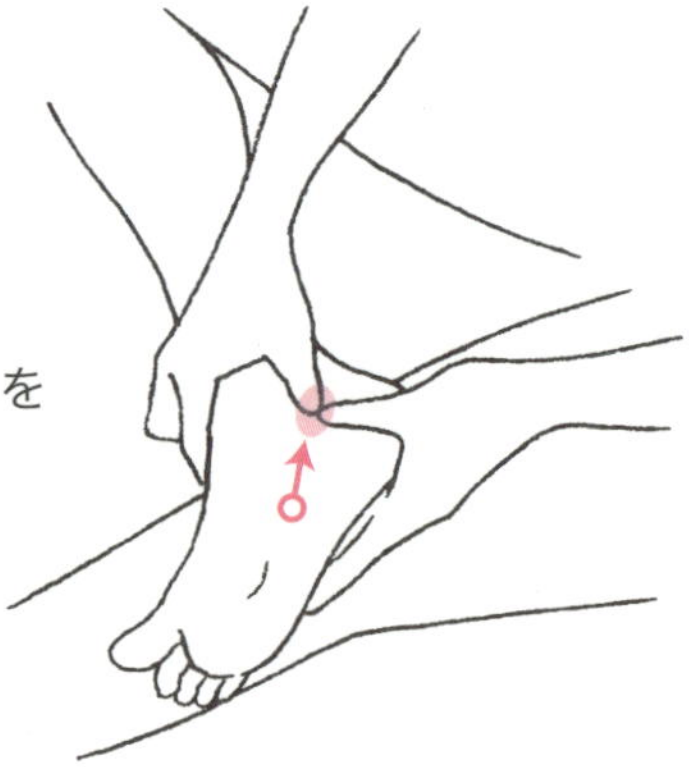

2

足の指を1本ずつ引っ張りながらよく揉む。ツメのつけ根は念入りに。(両足×1セット)

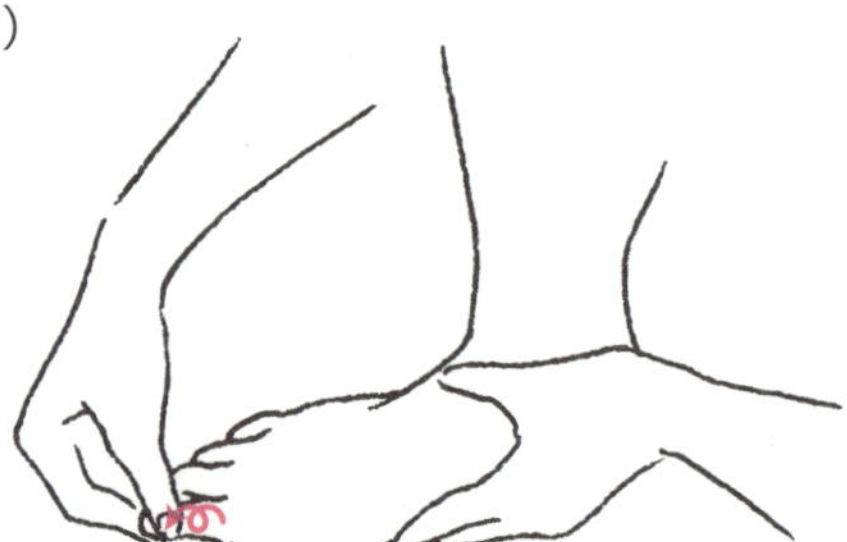

"このレシピのポイント"

「腎」にはたらきかけ、リンパ液など、体内の水分の流れを良くするブレンド。利尿作用があり、デトックス効果も高いジュニパーベリーやサイプレス、PMSに伴うむくみやセルライトにもはたらきかけるゼラニウムを使用。

おすすめレシピ

Essential Oil

腎 ゼラニウム 3滴 基本

腎 ジュニパーベリー 3滴

肺 サイプレス 2滴

Carrier Oil

ホホバ 20ml 基本

3

足首から脚のつけ根まで、
ぞうきんを絞るようにマッサージ。
内くるぶしとかかとの間は
親指でしっかりと押す。
（両脚×3セット）

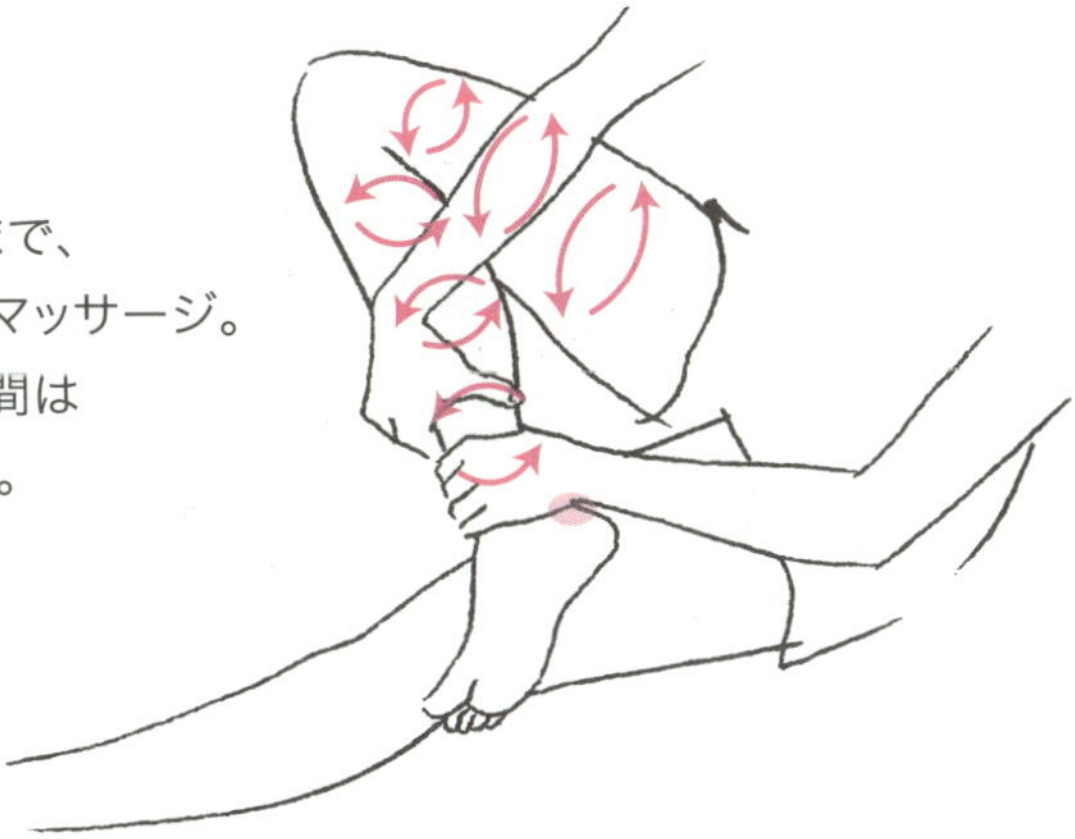

4

両手の四指を使って、
ひざ裏と脚のつけ根を10回よくほぐす。

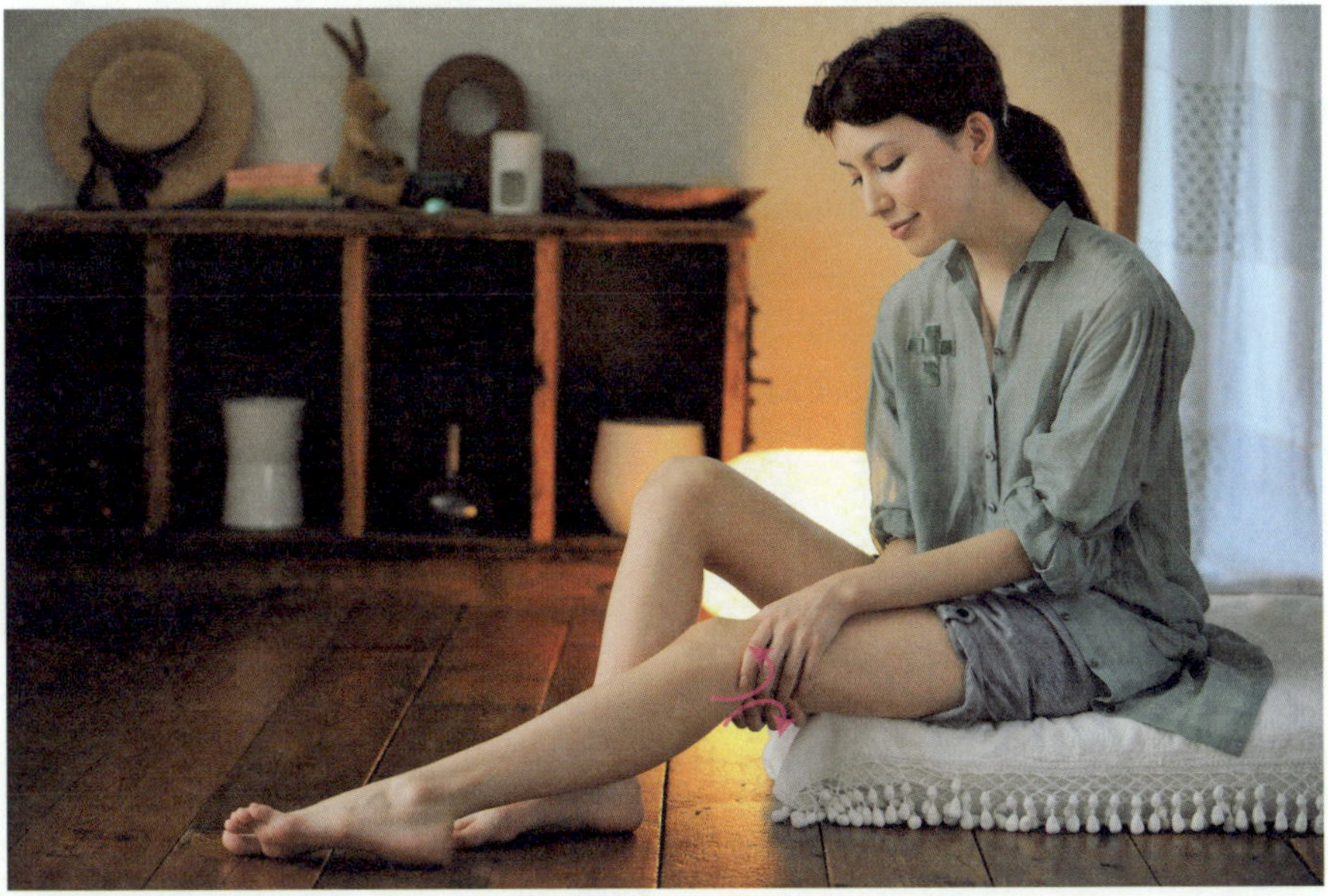

抜け毛予防と美髪のためのマッサージ

頭にはツボが密集し、「腎」と表裏の関係にある「膀胱経」を含め、３本もの経絡が流れています。抜け毛や白髪が気になる人、髪にこしやツヤがない人におすすめのマッサージです。

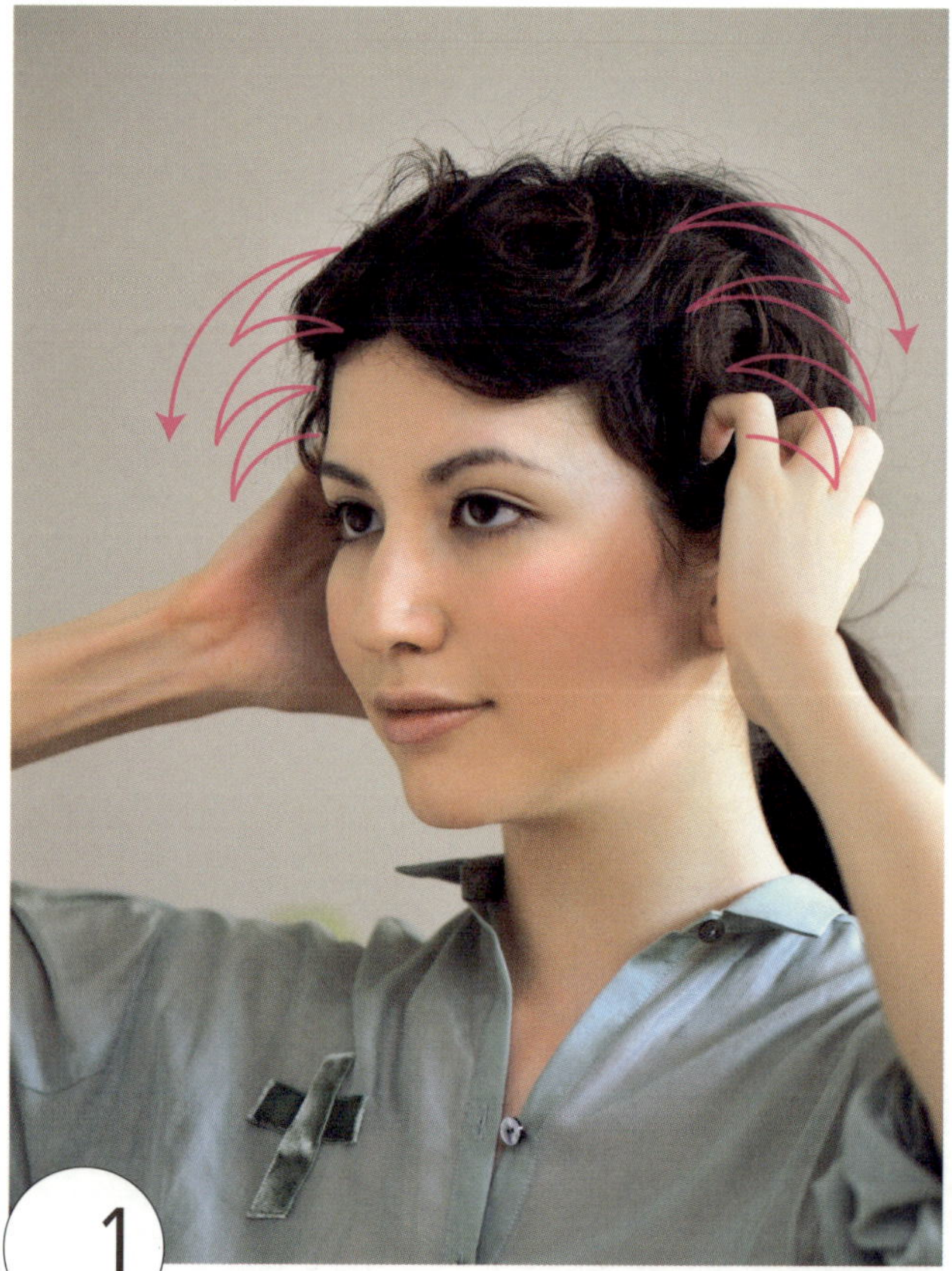

1

10円玉大のオイルを手にのばし、指の第1関節で、耳の後ろから後頭部にかけてジグザグになぞる（胆経→92ページ参照）。（×3セット）

“このレシピのポイント”

ゼラニウムは、髪に潤いを与え、ホルモンバランスを整えます。シダーウッドは体の芯から元気を与えながら、頭皮の皮脂のバランスを整えます。この2種を無香料のシャンプーに1回1～2滴加えるだけでも効果的ですよ。

おすすめレシピ

Essential Oil

腎 ゼラニウム **2**滴 基本

腎 シダーウッド **2**滴

Carrier Oil

ホホバ **10**ml 基本

2

髪を根元からつかんで、
頭皮を動かすように
ゆっくりとくるくる5回まわす。

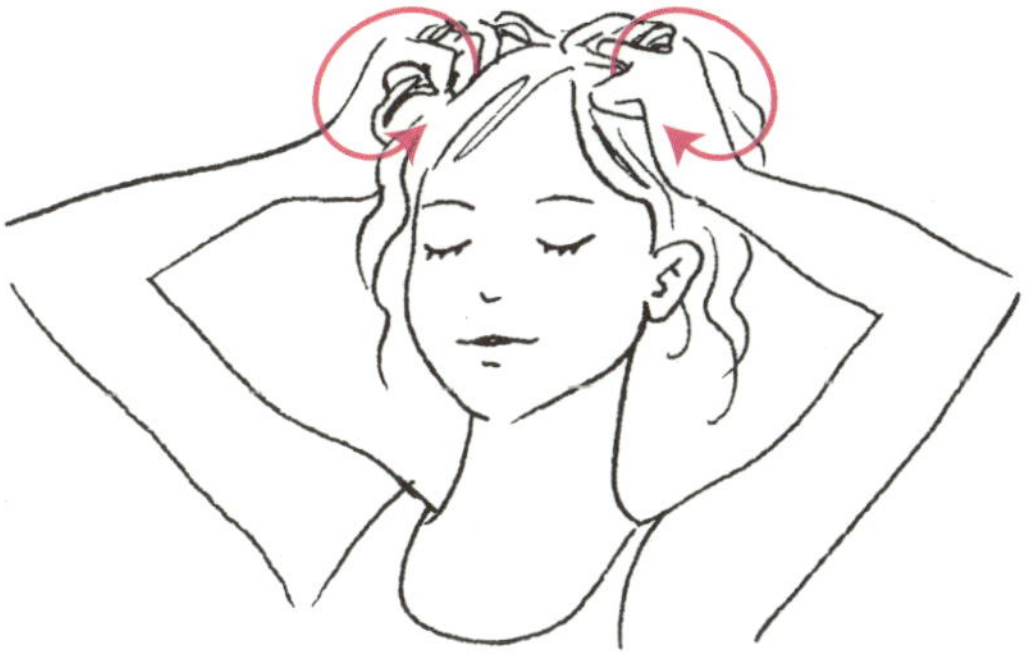

3

頭全体をよく揉み、
後頭部のへこみ部分に
親指を入れ込んで
頭を後ろに10秒間倒す。

【天柱（てんちゅう）】
うなじの両脇にある太い筋の外側。
頭痛、不眠、自律神経失調症などに効果あり。

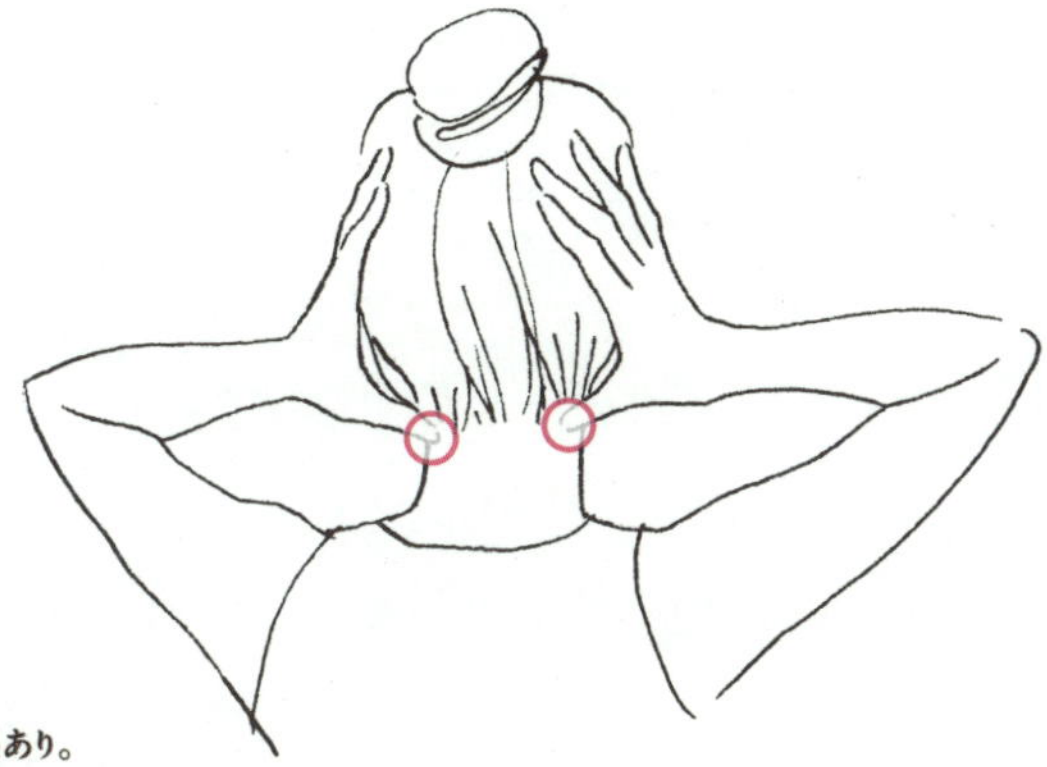

4

百会《ひゃくえ》のツボにふたをするように拳を載せ、
大きく3回深呼吸する。

【百会】
頭頂部の中央。
全身のエネルギーバランスを整える万能ツボ。

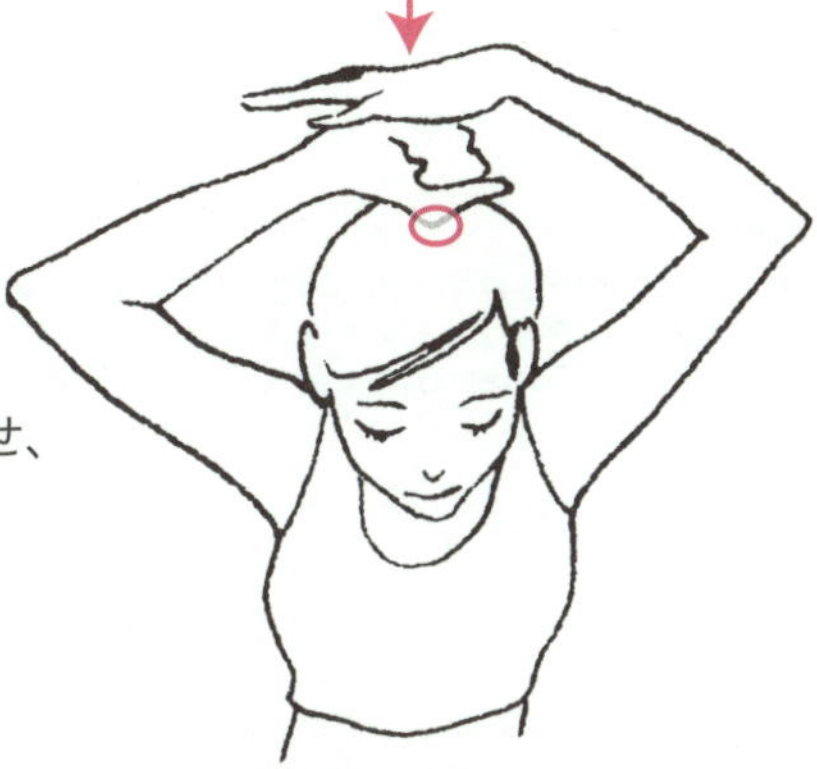

腰痛のためのマッサージ

背中の中心を上下に流れる「膀胱経」のライン沿いに痛みを感じる人も多いはず。経絡が滞ると痛みが出るので、体を温め、ツボを押して、「気」「血」を通してあげましょう。

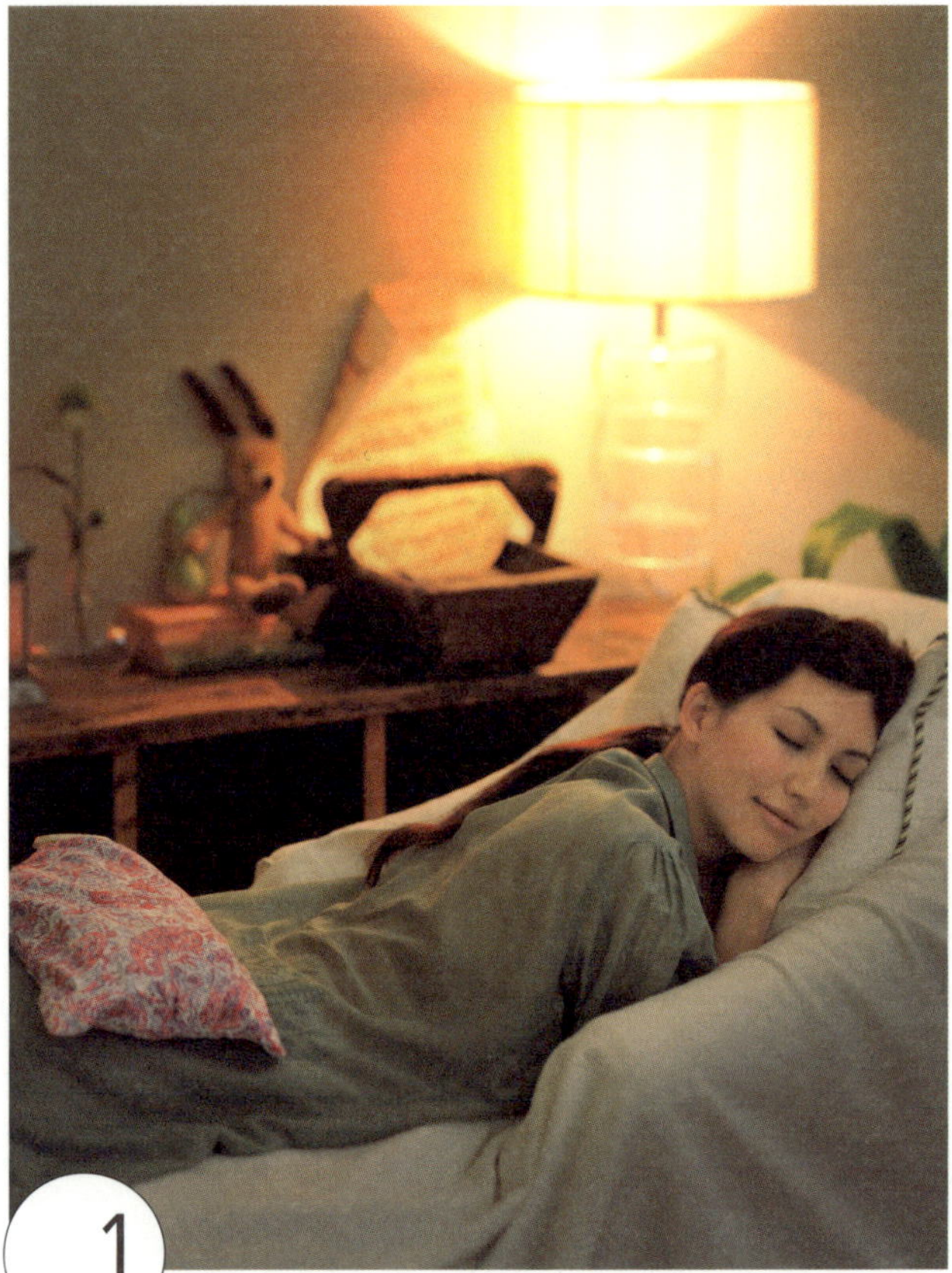

1

ホットタオルやカイロ、湯たんぽなどで、
腰下の仙骨《せんこつ》の周りをよく温める。

《仙骨》
腰の中央で骨盤の後壁をつくる、脊柱の下方にある三角形の骨。副交感神経の出発点のひとつで、全身のバランスや血行、免疫力にも関連があるといわれる。左ページ写真参照。

“このレシピのポイント”

「腎」の「気」を補い、体の奥底からエネルギーをみなぎらせるブレンド。特に、熱性のジュニパーベリー、シナモン、ジンジャーなどが効果的。肌の弱い人はシナモンとジンジャーは避け、そのほかの人も用量を守ること。

おすすめレシピ

Essential Oil
腎 ローズウッド 4滴 基本
腎 ジュニパーベリー 2滴
腎 シナモン 1滴
腎 ジンジャー 1滴

Carrier Oil
ホホバ 20ml 基本

2

腰を両手でつかみ、
親指で仙骨の周りをよく揉みほぐす。
特に、膀胱経（196ページ参照）の
八髎穴《はちりょうけつ》を念入りに押す。

【八髎穴】
仙骨中央の隆起した部分の
少し外側にある4対のくぼみ。
冷え性、婦人科系疾患、
泌尿器系トラブルにも効果のあるツボ。

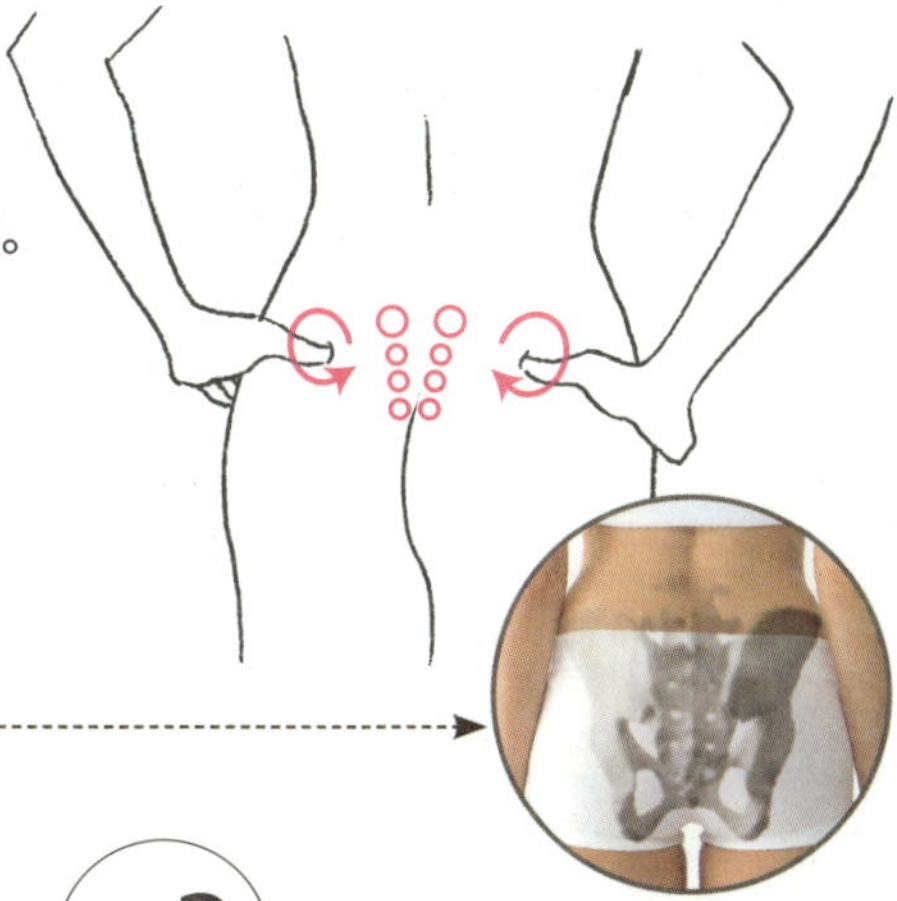

3

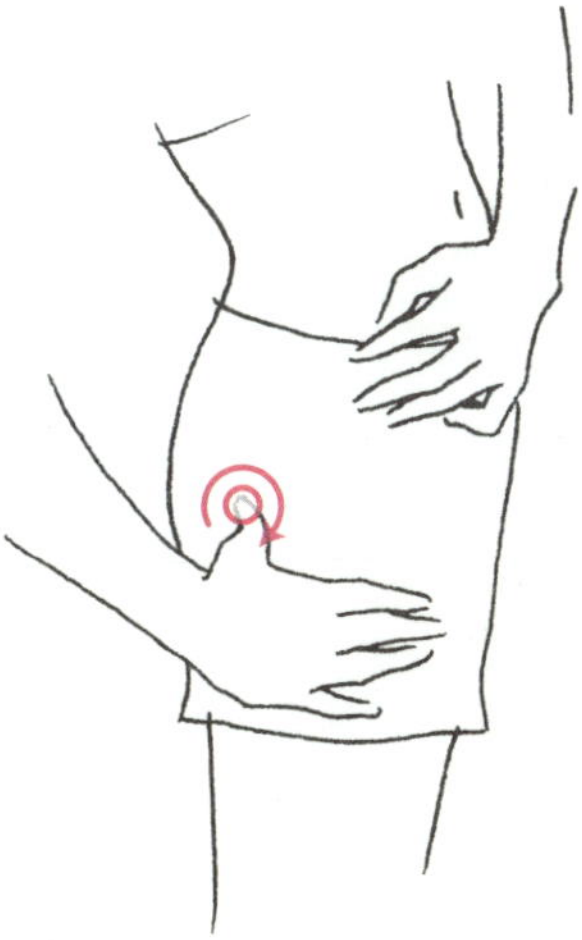

お尻をつかみ、
親指でお尻の脇のくぼみを
気持ちいいと感じるところまで
5秒間押す。（左右×1セット）

【環跳（かんちょう）**】**
腰の両脇、お尻に力を入れるとくぼむところ。
股関節痛、ひざ関節痛などに効果あり。

4

四指でひざの裏を、
くるくるえぐるようにしてマッサージ。
（両脚×3セット）

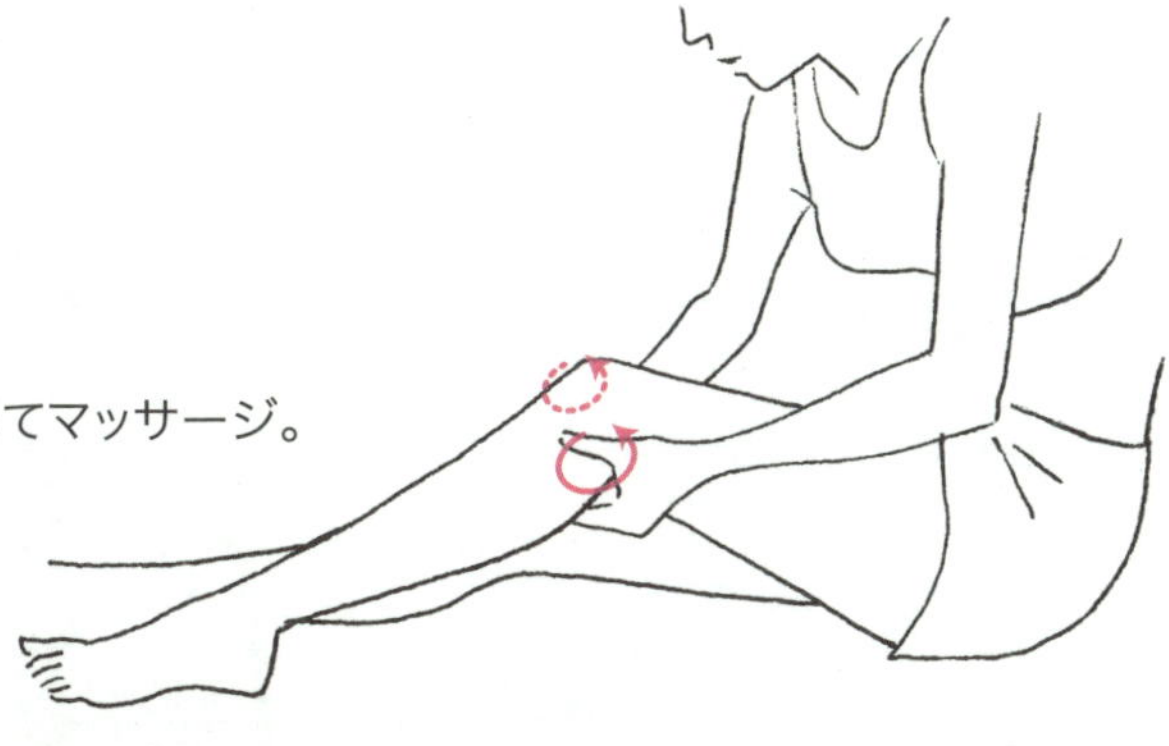

冬の寒さを乗り切るためのマッサージ

こころも体も冷えこんでしまう前に、ぽかぽかオイルでマッサージ。寒い時期は「腎」を痛めやすくなります。お風呂上がりなど、体を温めて行うのがポイントです。

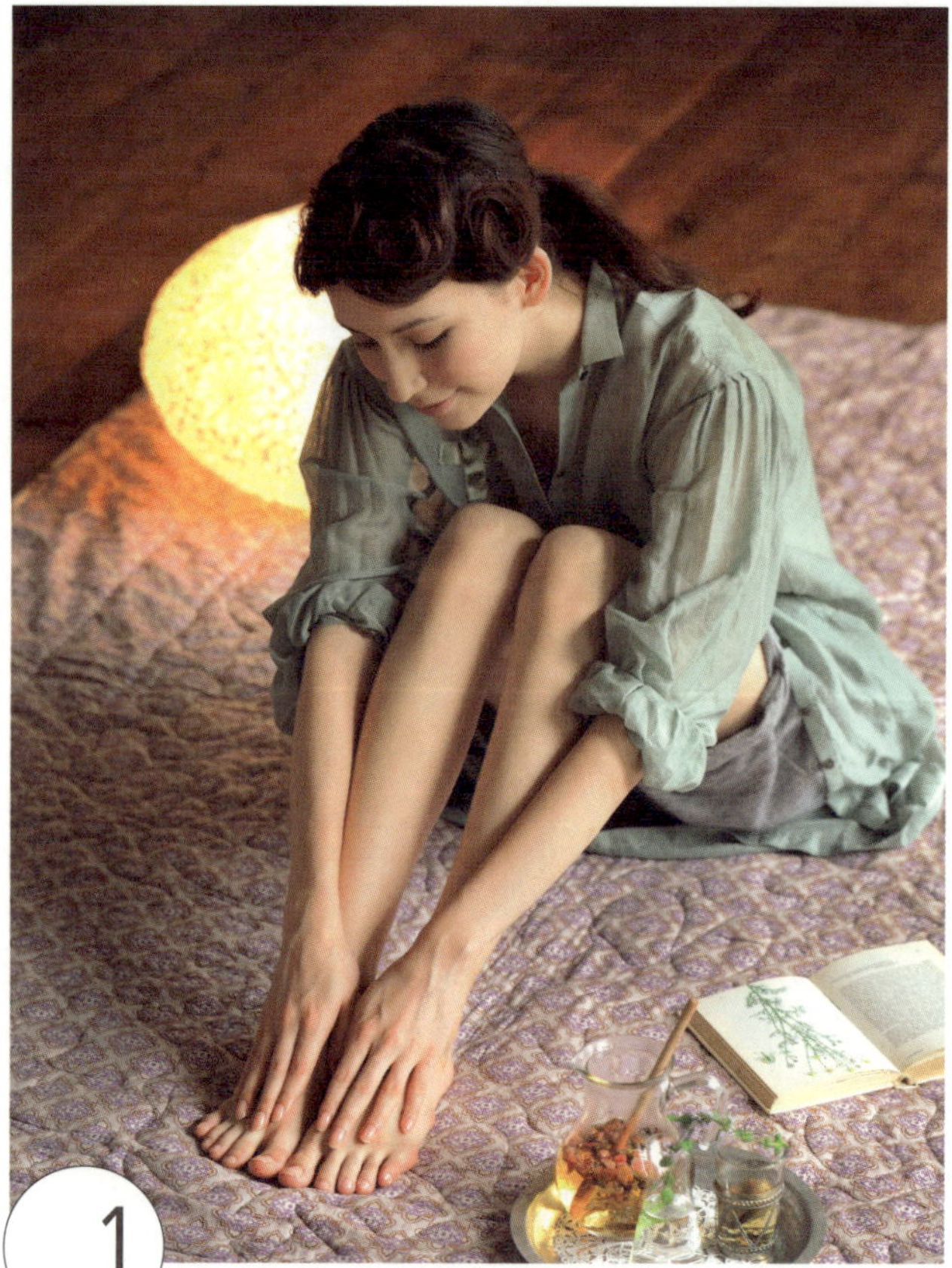

1

500円玉大のオイルを手にとり、脚全体に塗る。特に、足の指先、足首は念入りに。

“このレシピのポイント”

体を温めてくれるブレンド。ジンジャーやシナモンは1滴ずつで十分効果を発揮し、体の芯から温めます。ローズウッドで「腎」の「気」を補い、温性のスイートオレンジで気のめぐりを良くしてこころも体も温まりましょう。

おすすめレシピ

Essential Oil

- 腎 ローズウッド **2**滴 基本
- 腎 ジンジャー **1**滴
- 腎 シナモン **1**滴
- 肝 スイートオレンジ **4**滴

Carrier Oil

ホホバ **20**ml 基本

2

足をつかみ、親指で湧泉《ゆうせん》のツボを5秒間押し、
内くるぶしの下を円を描くように
マッサージ。（両足×3セット）

【湧泉】
土踏まずの五指を曲げるとくぼむところ。
体のエネルギーが湧き出てくるツボ。

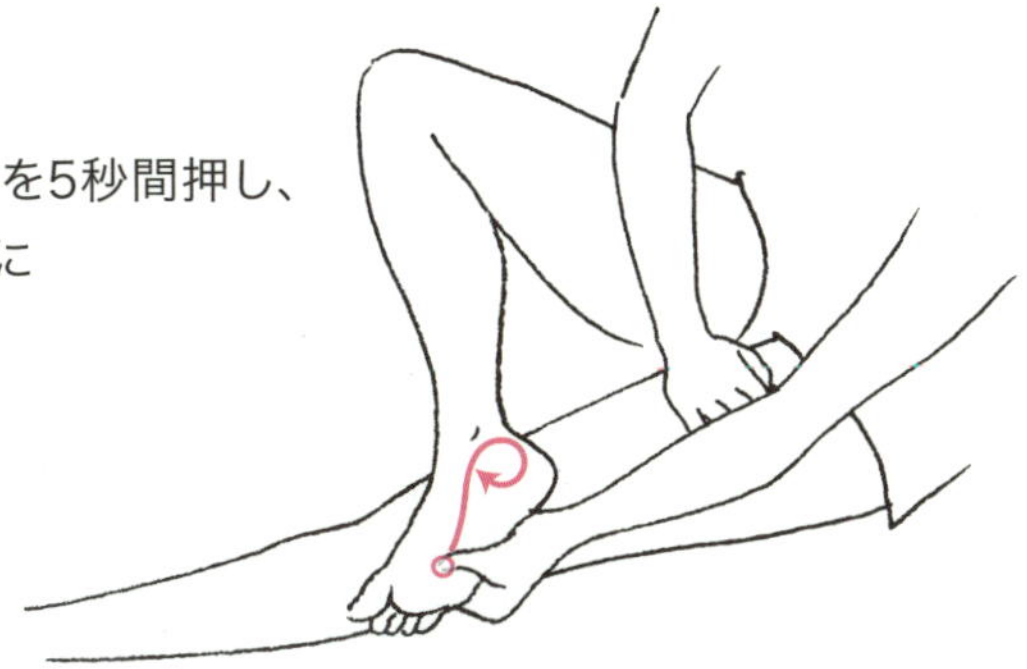

3

四指を使い、内くるぶしの下を
円を描くようにマッサージ。
その流れで足首、脚のつけ根まで
さすり上げる（腎経→197ページ参照）。
（両脚×3セット）

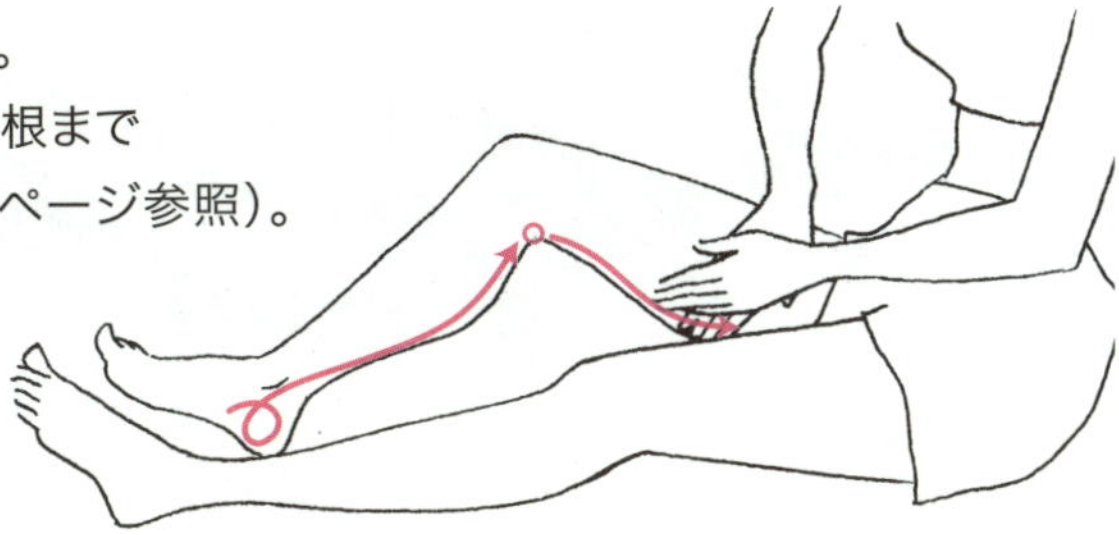

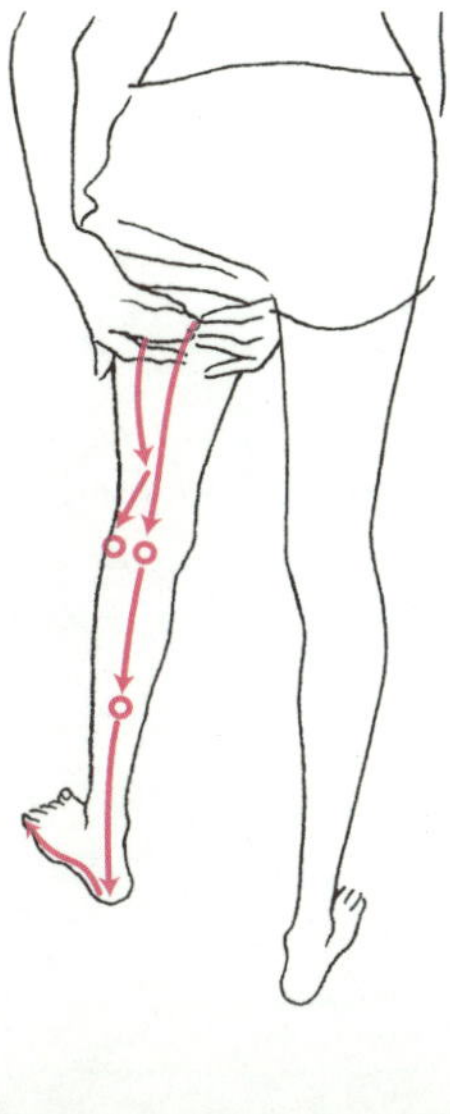

4

立ち上がってヒップラインにオイルを塗り込み、
両手の四指で、脚背面の膀胱経（196ページ参照）を
流す。このとき、委中《いちゅう》、委陽《いよう》、承山《しょうざん》のツボで
少し指を止める。

《全身のむくみやこりに効果のある3つのツボ》
【委中】ひざ裏の真ん中。
【委陽】ひざ裏のふくらみの外側のふち。
【承山】アキレス腱の真上のふくらはぎ。

今日からはじめましょう！
腎タイプのためのらくらく養生法

薬食同源
黒い食材・海藻類

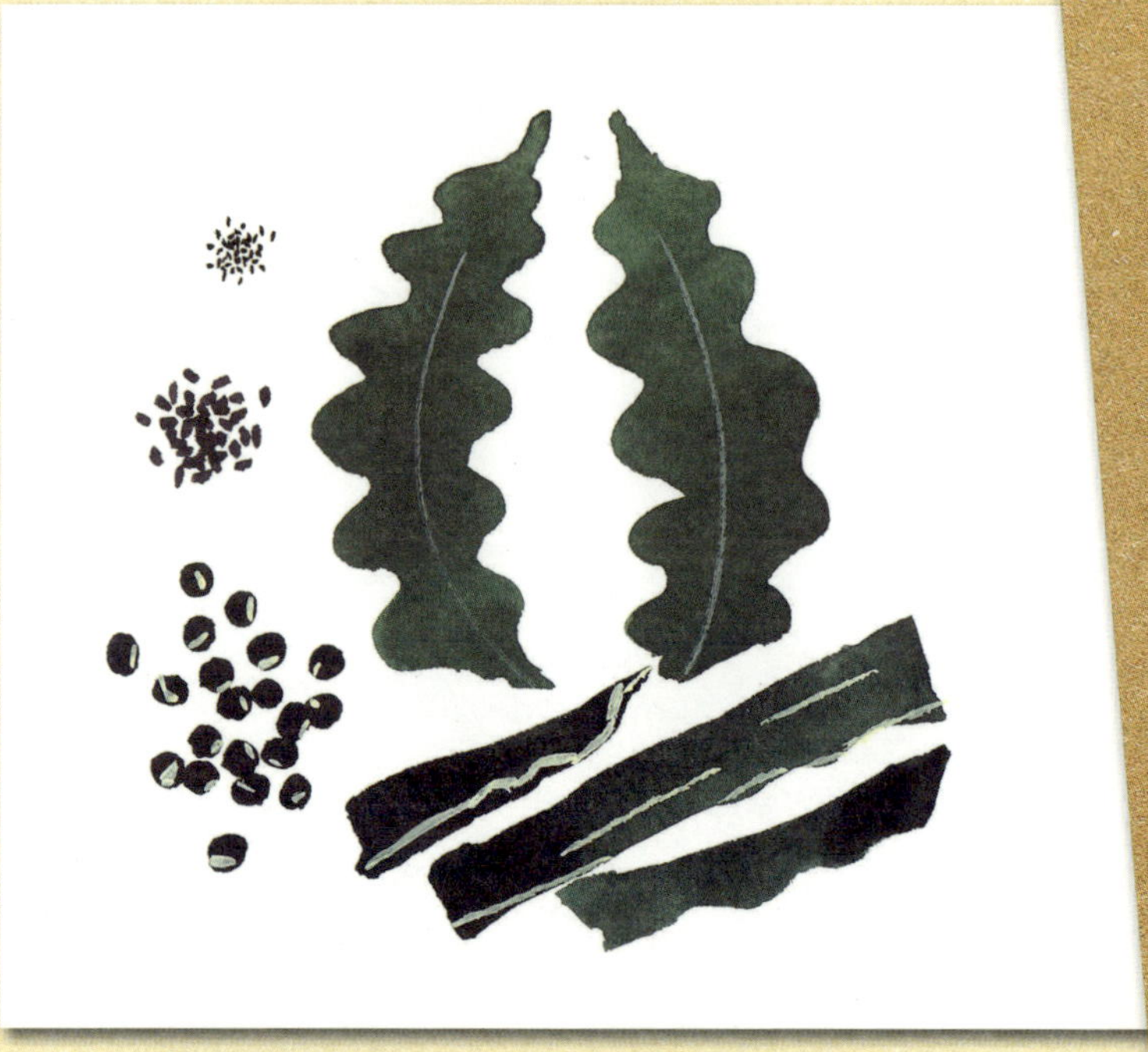

かんたんレシピ
黒米粥

日本では、お粥は体調が悪いときに食べるものというイメージですが、中国では、日頃から、朝食などにお粥を食べる習慣が根づいています。夏でも体を冷やさないようにするのが腎タイプの養生法。白米と黒米は5対1の割合で混ぜ、土鍋で煮ます。黒ゴマを食べる前に指ですりつぶしてふりかけると風味が良く、消化にも良くなります。

海藻類、黒米、黒豆、黒ゴマなどの黒い色は、栄養価が高いことの表れ。これらの食材は、老化を防ぎ、体を温め、新陳代謝を活発にして腎機能を向上させる作用があります。豊富なミネラルや食物繊維を含む海藻類は、特に高血圧予防と免疫力アップに。黒豆は血液の浄化と増血に。黒ゴマには血糖やコレステロールを下げるはたらきもあります。黒米は、白米に比べて、カルシウムや鉄分、カリウムなどのミネラルや、ビタミン類が豊富に含まれ、古くから「薬米」として食されてきたものです。

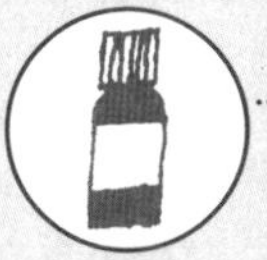

アロマオイル応用術

足浴

寒い冬の時期になると、たくさん着込んでいても足腰が冷えてつらいという人には、足浴がおすすめ。洗面器にお湯をはり、腎タイプのオイル(74ページ参照)から好みのものを選んで3滴たらします。湯量はくるぶしが隠れる高さまで。ゆっくり10分ほど浸かると良いでしょう。

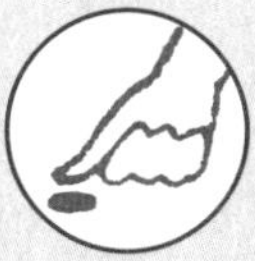

特効ツボ

湧泉《ゆうせん》・八髎穴《はちりょうけつ》

足裏の土踏まず、指を曲げるとくぼむところにある「湧泉」は、エネルギーが湧き出てくるツボ。刺激すると老化による水分代謝の衰えに効果を発揮します。「八髎穴」は、仙骨中央の隆起した部分の少し外側にある4対のくぼみで、冷え性や泌尿器系トラブルに効果のあるツボです。

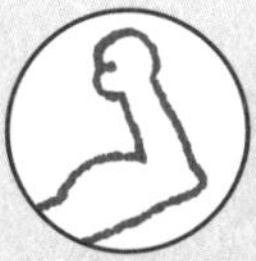

プチ運動

太極拳

太極拳は腰を軸に四肢を動かす全身運動ですが、「丹田(たんでん)」といって、ちょうど関元(かんげん)のツボの位置にある、良い「気」をため込むための体の芯の部分に意識を集中させて行います。足腰を鍛える以外に、気を体内に蓄える「腎」の作用を高める助けになるでしょう。

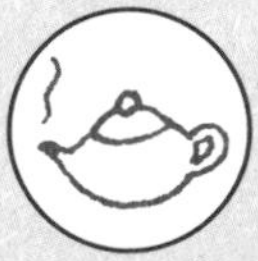

体質改善茶

決明子《けつめいし》茶・生姜茶

「決明子」はマメ科の植物の種子。幅広くさまざまな薬効のある生薬で、腎臓病や糖尿病などの「腎」のトラブルにも効果があります。「生姜」は体を温め、発汗を促す作用があり、食材や生薬としてもポピュラーな存在。すりおろして砂糖や蜂蜜を加え、熱湯を注いで飲みましょう。

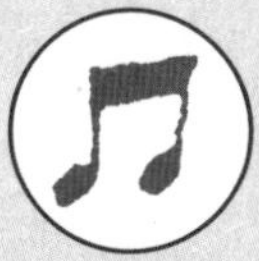

体で聴く音楽

シューマン『トロイメライ』

聴いていると、自然と気持ちがゆるやかになり、つっかえていたものが流れていくような気持ちになる曲です。自然の音を5つに分けた音階「五音(ごいん)」のうち、「水」「腎」に対応する音は「羽(う)」。水のように透明感があり、澄みわたった音で、活力アップに効果的といわれます。

気になる症状があったら、すぐに試してみましょう

症状別 トリートメント索引

季節の移り変わりや、生活習慣の急激な変化、環境の変化などによって、体質タイプに関係なく、さまざまな症状が表れることがあります。体調の変化に気づいたときは、体質タイプにとらわれず、症状に対応するトリートメントを行ってください。

【美容の悩み】

○ツメが薄く、欠けやすくなっているとき（98－99）
○シミやくすみが気になるとき、表情が暗くなりがちなとき（124－125）
○顔のたるみが気になるとき（152－153）
○ニキビなどの肌トラブルが気になるとき（176－177）
○肌が乾燥しているとき（178－179）
○シミやしわが気になるとき（204－205）
○手足や顔がむくんでいるとき（206－207）
○抜け毛が気になるとき、髪にハリやツヤがないとき（208－209）

【なんとなくつらい症状】

○目が疲れているとき、目がかすんで乾くとき（100－101）
○肩のこりや首のこりがひどいとき（104－105）
○やる気が出ないとき、不安で落ち込んでいるとき（132－133）
○ダイエットがつらいとき、水太りしやすい人（150－151）
○体がだるいとき、無気力なとき、食欲がないとき（156－157）

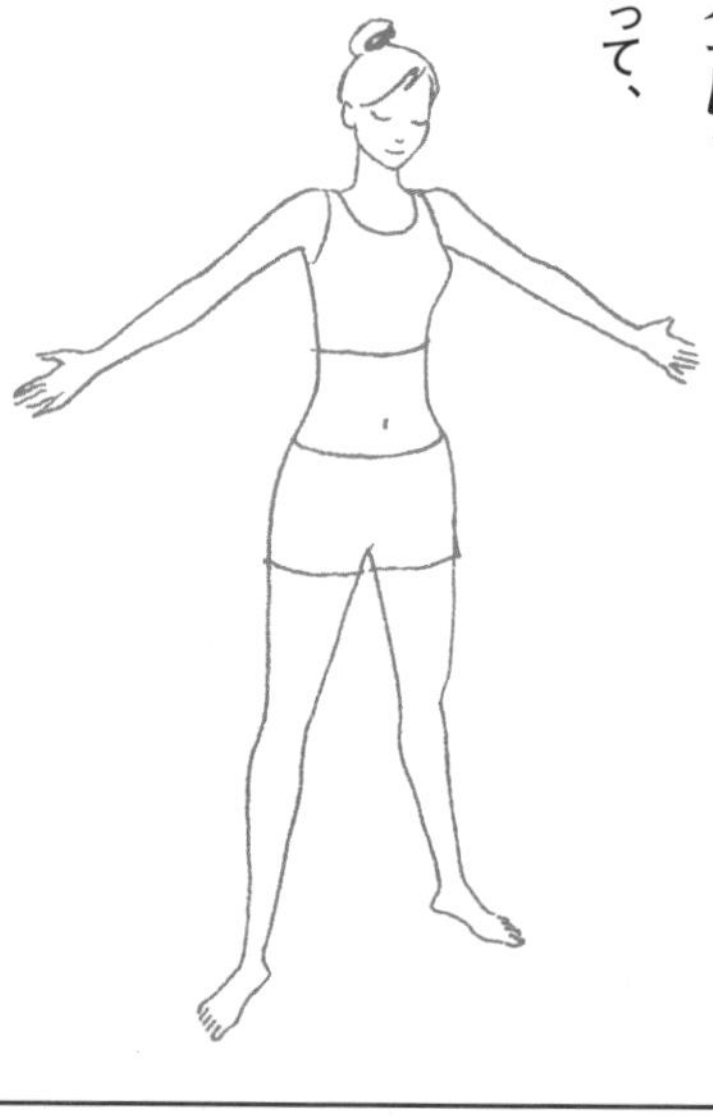

【今すぐ直したい症状】

【季節の変化による症状】

【なかなか治らない症状】

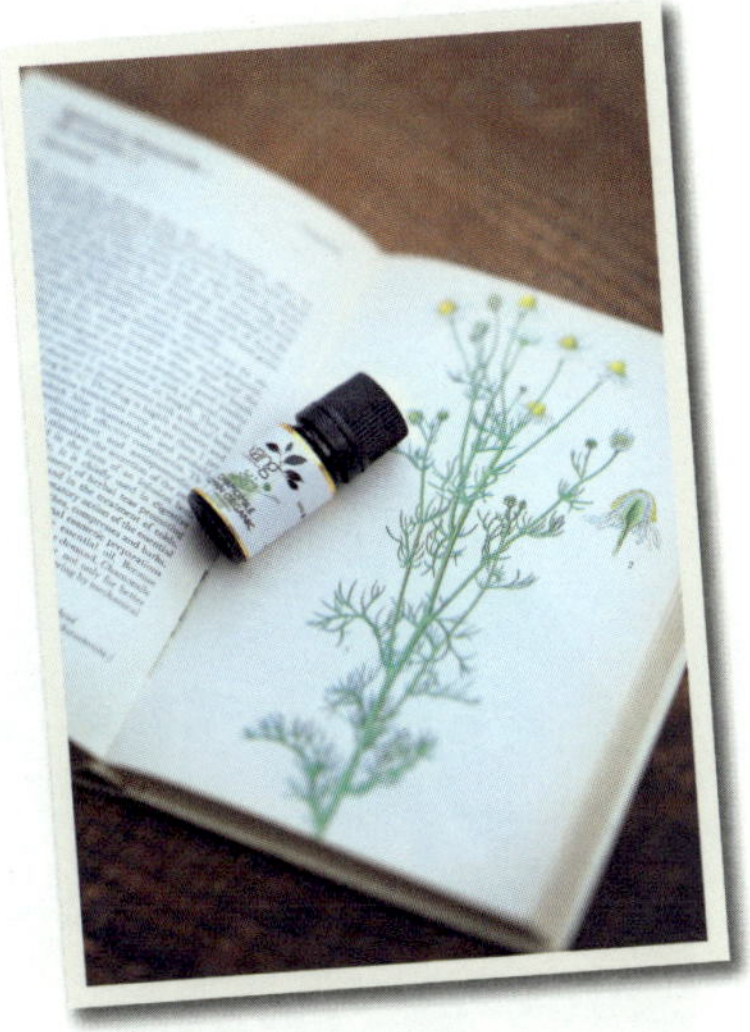

ガイアエッセンシャルオイル

生産者から直接原料を仕入れ、より長期の保存を可能にするため、流通経路の最短化、国内でのボトリング、酸化防止のための窒素充填など、オイルの鮮度を保つ工程を徹底。厳しい認定基準をクリアした20種類のオーガニックエッセンシャルオイルは、より深みのある強い香りが特徴だ。

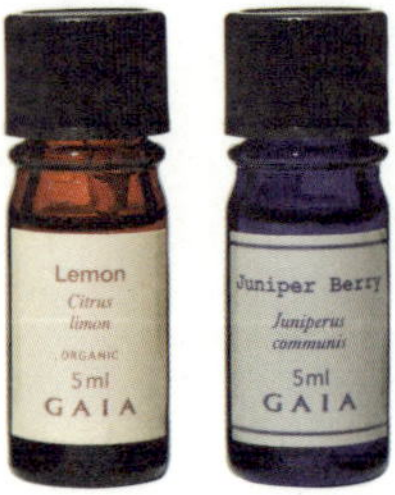

■ ガイア・エヌピー株式会社　Tel. 03-5784-6658

http://www.gaia-np.com

Analy%（アナリュテージ）

50ヶ国以上、1000軒を超える契約農家とのネットワークを持つブランド。高い品質チェックのため、国外と国内において二重の分析を行っている。ほとんどが野生か、有機栽培の植物から作られているオイルで、可能な限り化粧品として登録・販売しているので安心して使用できる。

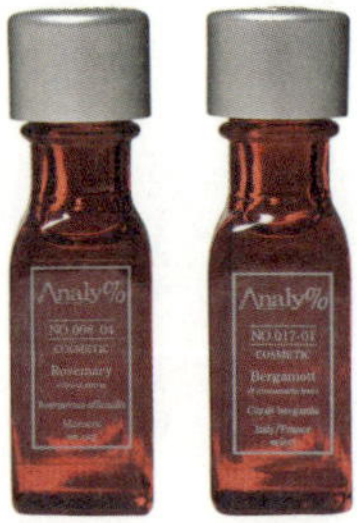

■ 株式会社コネクト　Tel. 03-5226-0521

http://www.botanicals.co.jp

【信頼できる精油選びのポイントは4つ】

- □100％天然のオイルかどうか？
- □化学合成された香料を使用していないか？
- □精油名、学名、原産地が書いてあるか？
- □輸入元と製造元が明記してあるか？

アロマセラピーがポピュラーになるにつれ、多くのアロマグッズが販売されるようになりましたが、精油によく似たパッケージの合成オイルには特に注意が必要です。化学合成されたオイルなどは、アロマセラピーの精油としては使えません。信頼できるブランドをみつけて好きな香りを選び、自分の体調や体質に合わせて使ってみましょう。

おすすめアロマオイルブランド

いろいろあるけど、どれを選ぶべき？
有藤文香おすすめの
精油ブランドを紹介します。

ニールズヤード レメディーズ

1981年、ロンドン・コベントガーデンの小さなショップから始まり、英国で初めてオーガニック認定されたエッセンシャルオイルを発売するなど、世界の自然療法家たちをリードする存在のブランド。ホメオパシー、フラワーエッセンスなども扱うほか、自然療法の教育・啓蒙活動にも力を入れている。

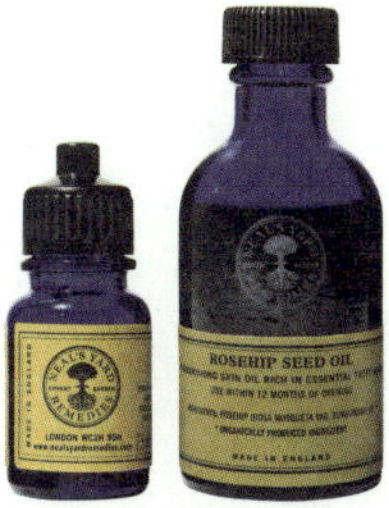

■ 株式会社ニールズヤード レメディーズ Tel. 03-5775-4282
http://www.nealsyard.co.jp

生活の木

日本を代表するアロマオイルメーカー。エッセンシャルオイルは3mlから、より希少価値の高いオイルは1mlからと小容量でも扱っているので、より安価に、より手軽に、さまざまなオイルを楽しむことができる。月桃や柚子、紫蘇、薄荷など、日本で古来から活用されてきたオイルも多数そろう。

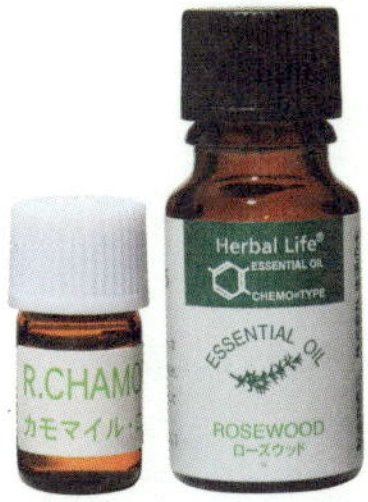

■ 株式会社生活の木 Tel. 03-3409-1781
http://www.treeoflife.co.jp

Xiang（シャン）

中医学の陰陽五行理論に基づく、世界初の中医アロマセラピーブランドを、有藤文香がプロデュース。独自の試験を実施し、世界中の生産者から、極上品質のオイルを厳選。可能な限りオーガニックで、ピュア&ナチュラルなラインナップを低価格で提供。オイルは五行別に五色のボトルで展開。

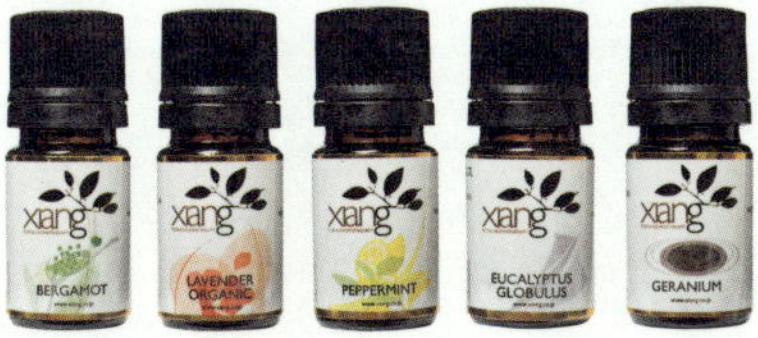

■ 株式会社Xiang（シャン） Tel. 03-3400-5039
http://www.xiang.co.jp

フロリアル

医療用としても使用される、品質・安全性のきわめて高いオイルを扱う。原料はすべて野生または無農薬・無化学肥料で、家畜の堆肥も使われていない。独自開発した低温・低圧蒸留法によって作るオイルは、フランス政府認定機関エコセールの厳格な審査によりオーガニック認定を受けている。

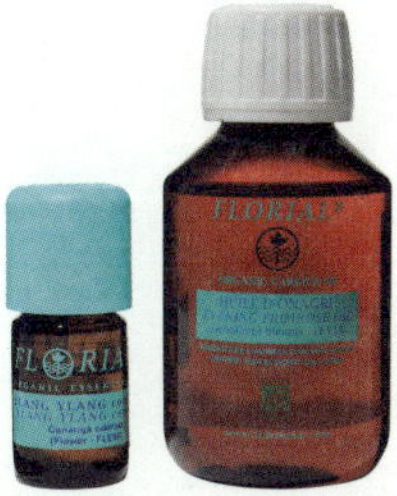

■ フロリアル株式会社 Tel. 03-3796-8214
http://www.florial.co.jp

おわりに

私は、中医アロマセラピストとしてのお仕事のほかに、〝おうちセラピスト（家庭のなかで家族のためにトリートメントができるお母さんやお姉さん）〟や、サロンセラピストの養成講座の講師としても、みなさんと一緒に勉強させていただいています。

私の授業は、いつも、未来に向けての〝ビッグマウス〟を発表していただくことから始まります。全員の前で、自分の夢を語っていただくのです。最初は、「実現するわけがない」「恥ずかしくて言えない」と躊躇している人もいるのですが、ひとり、またひとりと話し始めると、そのうち先を争うように、みなさんが目を輝かせて大きな夢を語ってくださいます。なかには、「すてきな旦那さまをみつけて、子どもは3人産んで、中医アロマサロンを100店舗くらい展開して売れっ子セラピストになりたい……!」なんて、とても具体的な構想を発表してくださる生徒さんもいらっしゃいます。

そもそも、みなさんの夢を聞くようになったのには、ワケがあります。「100人伝言のジンクス」って、知っていますか？「こういうものがあったらいいな」とか「こんなふうになりたい」とか、自分の夢または目標を、100人に伝えれば実現するというジンクスです。実際は、100人に伝える前に叶うことも多いんですよ。私が今、こうして中医アロマセラピーをみなさんにご紹介できるようになったり、運動がとっても苦手なのにもかかわらず、トライアスロンに挑戦できたりしたのも、このジンクスのおかげだと信じています。きっと、今は大きな夢でしかなくても、自分の望む未来を公言することが、目標に向かって突き進む勇気につながるからでしょう。

美しくなりたい。健康になりたい。これはすべての女性の願いだと思います。ファッションやメイクといった外側だけでなく、体の内側からの声にも耳を傾けてみてはいかがでしょうか。自分にやさしく、ときには厳しく。だって、日本人女性の平均寿命は世界一！　せっかく女性に生まれたからには、長生きしようじゃありませんか。もっともっと貪欲に、人生を味わい尽くしてしまいましょう。

忙しい毎日のなかで、母であり、妻であり、社会人である女性も多く、一人で何役もこなしている人も多いと思います。きっと知らず知らずのうちに、一日中、自分以外の人のためにがんばっているのではありませんか？　たまには、自分を一番にする時間をつくってみては。中医アロマがそのやさしい時間の助けとなるでしょう。そして、中医アロマによって、あなたがあなたの周りの人たちに、さらなるやさしさとして還元してあげればいいのです。

わたしのビッグマウス。この本がさまざまな言語に翻訳されて、世界中で出版されること。そして、中医アロマが世界中の人々のライフスタイルのなかで気軽に親しまれ、病気の予防や、生活をより豊かにするためのツールとして利用されるようになること。ひとりでも多くの人の人生がもっと輝くように、手助けをしていくこと。夢がかなうように、私はこれからも、さらに研究を深め、出し惜しみをせず、今以上にパワフルに、女性として美しく生きていきたいと思います。

最後に、前作と同様、最高のメンバーでこの本の制作にとりかかれたこと、そして、こんな私のことをいつもそばで支えてくれている、愛する人や家族、生徒のみなさんに、心から感謝いたします。

有藤文香

【参考文献】

『中医臨床のための中薬学』神戸中医学研究会 編著 医歯薬出版
『カラーアトラス取穴法　第2版』山下洵 著・形井秀一 編 医歯薬出版
『わかりやすい臨床中医臓腑学　第2版』王財源 著 医歯薬出版
『恋愛漢方』王愛延 著 WAVE出版
『やさしい家庭中国漢方講座テキスト1』川瀬清・猪越恭也 著 中国漢方普及会
『家庭按摩治百病』養生堂中医保険課題組 編著 中国軽工業出版社
『薬食同源の知恵　五臓六腑の健康百科』猪越恭也 著 佼成出版社
『陰陽五行説 その発生と展開』根元光人 監修・根本幸夫 根井養智 著 じほう
『中薬大辞典』上海科学技術出版社 編 小学館
『顔をみれば病気がわかる』猪越恭也 著 草思社
『アトピーも掌蹠膿疱症も 皮膚の病気は内臓でなおす』猪越恭也 著 草思社
『中医内科学』陳志清・路京華 監修 たにぐち書店
『中国推拿』王之虹主 編 長春出版社
『詳解・中医基礎理論』劉燕池 他 著 東洋学術出版社
『中医診断学ノート』内山恵子 著 東洋学術出版社

【参考文献】

『植物の世界』全15巻　朝日新聞社編　朝日新聞社
『自分でできる中国家庭医学』猪越恭也　著　農山漁村文化協会
『アロマセラピーとマッサージのためのキャリアオイル辞典』レン・プライス・シャーリー・プライス・イアン・スミス　著　東京堂出版
『エッセンシャル　オイルブック』スーザン・カーティス　著　ニールズヤードレメディーズ
『ハーブの写真図鑑』レスリー・ブレムネス　著　日本ヴォーグ社
『心と体をケアするアロマテラピー』宮川明子　著　日本文芸社
『アロマテラピーの教科書』和田文緒　著　新星出版社
『アロマテラピーコンプリートブック　上巻』林伸光　監修　ＢＡＢジャパン出版局
『改訂増補　アロマテラピー事典』パトリシア・デービス　著　フレグランスジャーナル社
『スピリットとアロマセラピー』ガブリエル・モージェイ　著　フレグランスジャーナル社
『アロマテラピーのための84の精油』ワンダ・セラー　著　フレグランスジャーナル社
『カラーグラフで読む精油の機能と効用』三上杏平　著　フレグランスジャーナル社
『週刊朝日ＭＯＯＫ・漢方２００９　漢方養生法［完全ガイド］』朝日新聞出版
『オレンジページムック　心と体のクリニック』オレンジページ
『オレンジページムック　漢方養生法』オレンジページ
『ライフウェアブック　2009　春夏　vol.9』生活の木
『The Complete Guide to Aromatherapy』Salvatore Battaglia　The Perfect Potion (Aust)Pty Ltd

著　者　**有藤文香**（ありとう・あやか）

1979年生まれ。島根県出雲市出身。薬剤師・国際中医師・アロマセラピスト。株式会社Xiang代表。星薬科大学卒業後、外資系製薬会社でMRとして勤めるが、予防医学の重要性を再確認して退社。渡英して東洋医学を取り入れたアロマセラピーを学ぶ。帰国後、国際中医師試験に合格。漢方とアロマセラピーの融合を体系化し、アロマセラピーブランドのプロデュースを手がけるなど、中医アロマセラピーの普及に努める。中医アロマスクール主宰、東西中医学院講師。講演・執筆活動のほか、漢方・薬膳・アロマセラピーに関するコンサルティングも行う。著書に『中医アロマセラピー 家庭の医学書』（池田書店）。 http://www.xiang.co.jp

---

企画・編集　松井亜芸子
デザイン　星 光信（Xing Design）
撮　影　阿部雄介
イラスト　生駒さちこ
スタイリング　吉田佳世
ヘア＆メイク　タニジュンコ
モデル　REI（デュアリズム）
　　上岡千恵（スペースクラフト）
協　力　猪越恭也
　　吉祥寺東西薬局
　　きらら薬局
　　株式会社Xiang
　　ユーストーリー株式会社

DTP協力　伊藤友紀
撮影協力　AWABEES
　　EASE PARIS
　　PROPS NOW
　　mahna mahna factory
衣装協力　ミュベール
　　Diptrics（Thiery Colson）
　　ジュン オカモト
　　tel. 0120・44・2949
　　イオ/アッシュ・ペー・フランス
　　tel. 03・5778・2058
　　リタジーンズトーキョー
　　tel. 03・3485・7877

はじめての中医アロマセラピー

●協定により検印省略

著　者　有藤文香
発行者　池田　豊
印刷所　凸版印刷株式会社
製本所　凸版印刷株式会社
発行所　株式会社池田書店
　　〒162-0851　東京都新宿区弁天町43番地
　　電話 03-3267-6821（代）／振替 00120-9-60072

落丁、乱丁はお取り替えいたします。

©Arito Ayaka 2009, Printed in Japan
ISBN978-4-262-16481-6

本書の内容の一部あるいは全部を無断で複写複製（コピー）することは、法律で認められた場合を除き、著作者および出版社の権利の侵害となりますので、その場合はあらかじめ小社あてに許諾を求めてください。

0900011

このシートをコピーして、繰り返しチェックしましょう

五行別 体質タイプチェック

肝

□ストレスが原因でよく体調を崩す　□貧血・めまいを起こす
□イライラして怒りっぽい　□突然悲しくなり涙が出てくることがある
□エアコンの風が苦手　□顔に青筋が立っている　□酸っぱいものが好き
□目が疲れやすく視力が良くない　□ツメが欠けやすく縦に線が入っている
□脚がつりやすい　□気づいたら五月病になっていた　□肩や首がよくこる
□PMSがひどい　□月経痛がある　□わき腹や胸が張る

心

□動悸や息切れがする　□もの忘れがひどい　□興奮しやすい
□いつも不安感がある　□少しの運動で汗をかく
□冬は手足が赤くなりしもやけができる　□コーヒーをよく飲む
□口内炎が舌にできる　□顔色が赤くほてっている
□血行が悪く手足が冷える　□暑がり　□寝つきが悪く眠りが浅い
□シミやくすみが気になる　□高血圧または低血圧　□舌に黒い斑点がある

脾

□よく胃が痛くなる　□よく下痢または便秘になる　□世話好き
□くよくよ悩むことがよくある　□外食が多く暴飲暴食になりがち
□皮膚の色が黄色っぽい　□甘いものが好き　□口臭が気になる
□口角が荒れやすい　□手足がだるい　□雨の日に体調が悪くなる
□水太りしている　□顔のたるみが気になる
□月経がだらだらと続くことが多い
□食欲があるときとないときの差が激しい

肺

□咳や痰が出やすい　□アレルギーがある　□融通がきかない　□悲観的
□乾燥肌　□色白　□激辛グルメが好き　□鼻炎または鼻水がよく出る
□髪のツヤがない　□肌トラブルが多い
□季節の変わり目に風邪をひきやすい　□花粉症　□しわが気になる
□疲れやすい　□よくのどが痛くなる

腎

□手足や顔がほてる　□足腰がだるくて冷える
□些細なことでもびっくりしてしまう　□気が小さい
□慢性疾患がある、または病気になると治りにくい　□肌の色が黒ずんでいる
□塩辛いものが好き　□耳鳴りがする　□抜け毛や白髪が多い
□虫歯が多い、骨が弱い　□冬はカイロが手放せない　□老けて見られる
□まだ若いのに更年期の症状がある　□トイレが近い　□手足や顔がむくむ

年　月　日

肝　個
心　個
脾　個
肺　個
腎　個

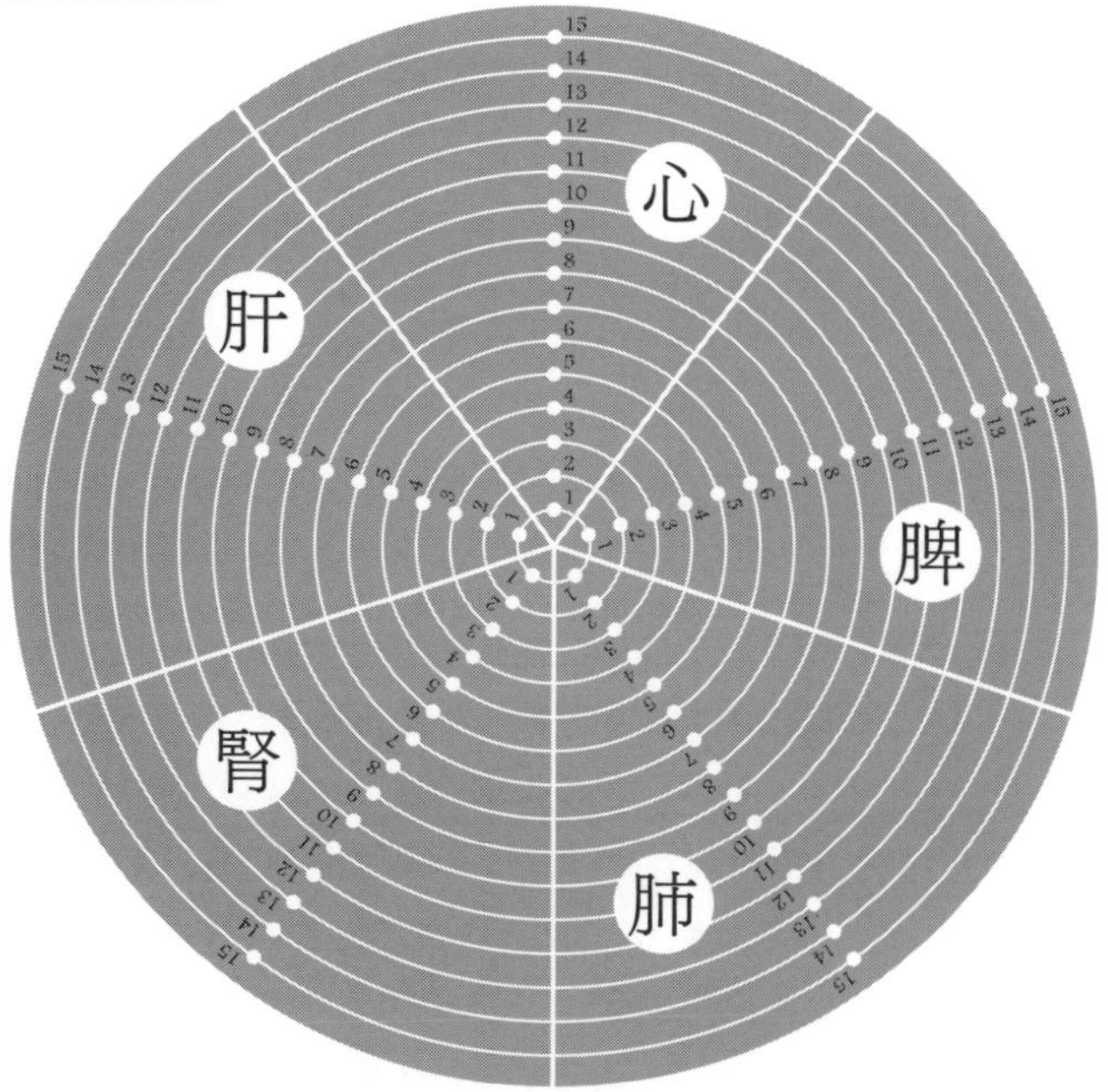

年　月　日

肝　個
心　個
脾　個
肺　個
腎　個

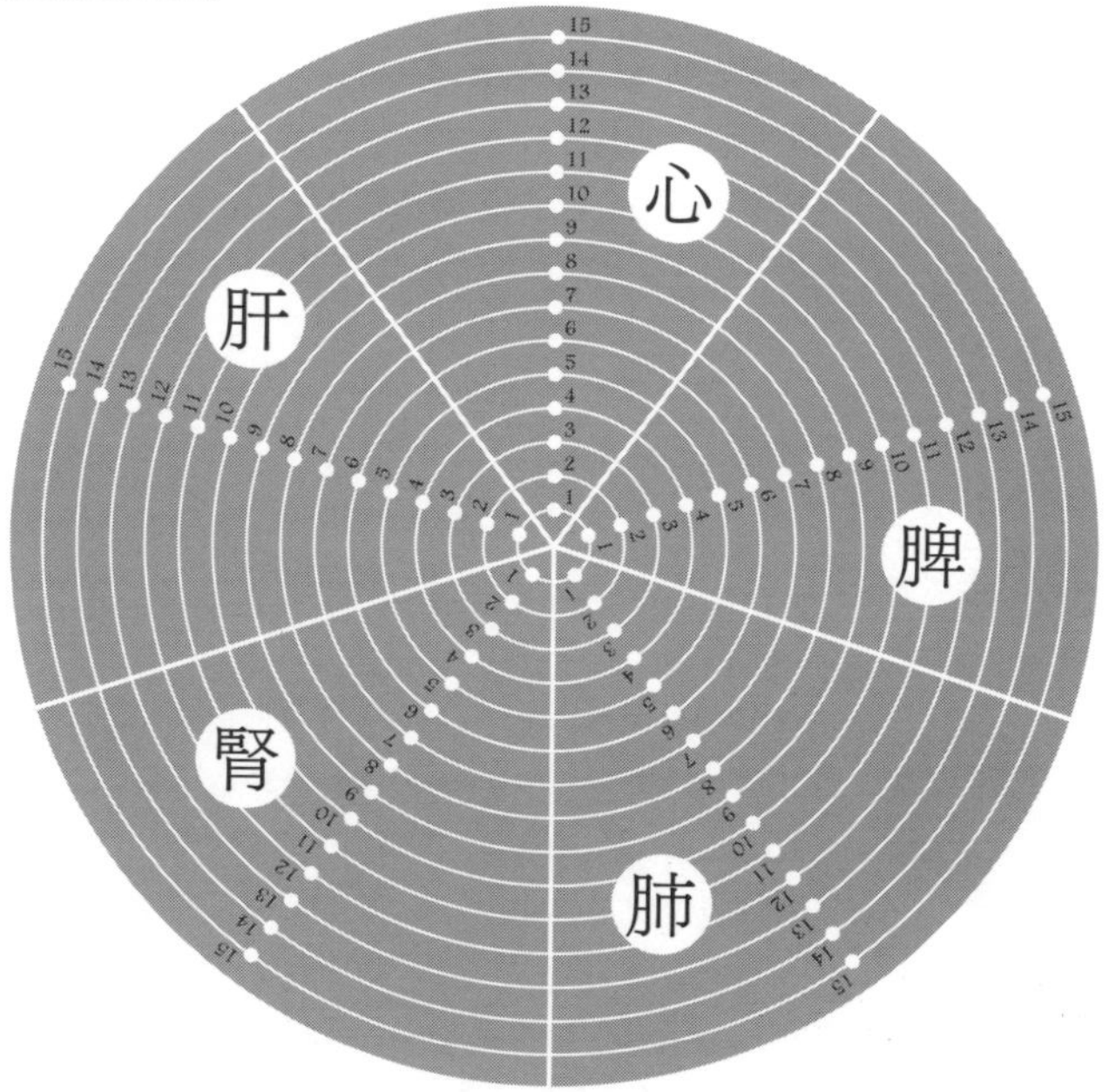

年　月　日

肝　個
心　個
脾　個
肺　個
腎　個

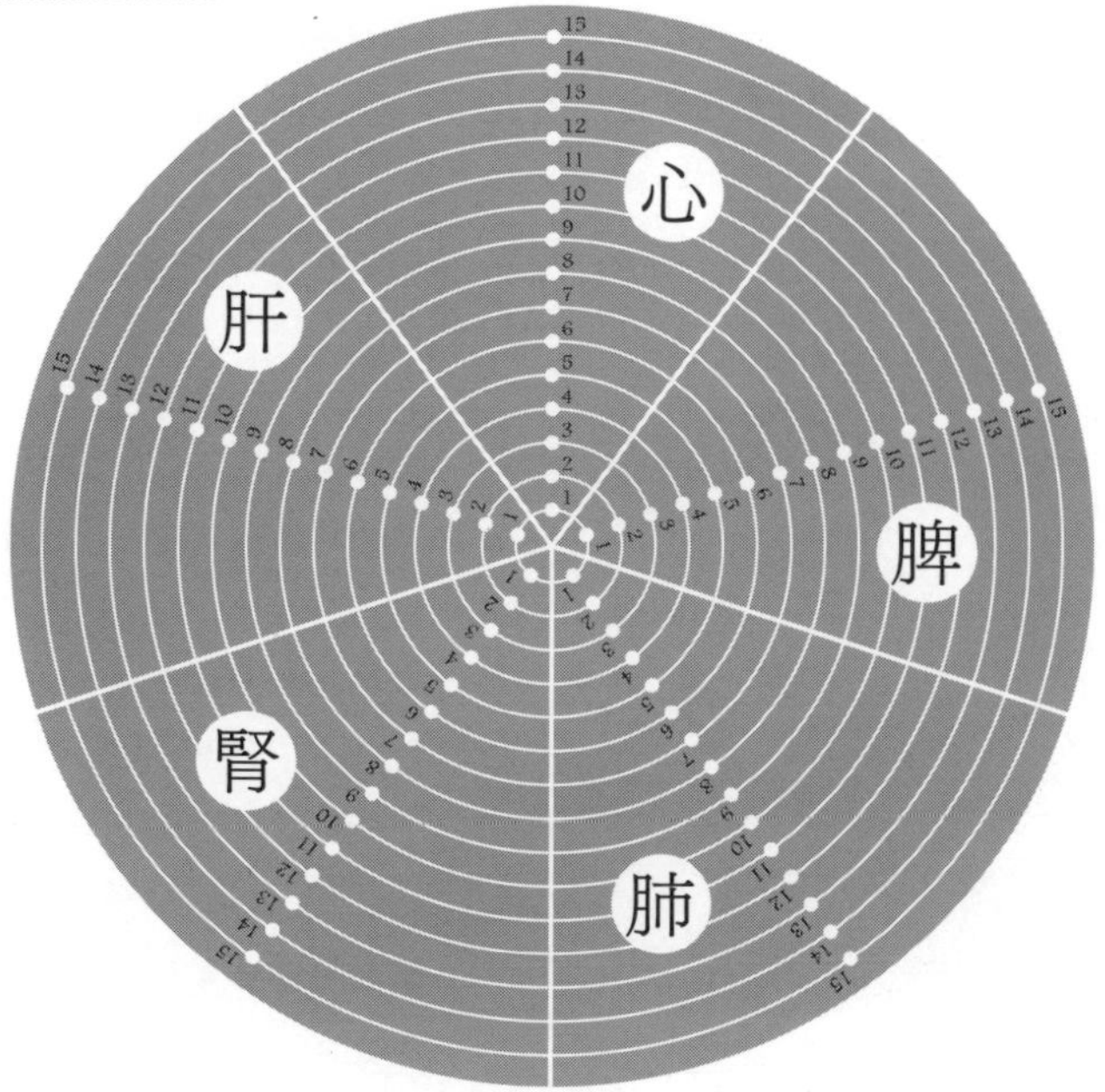

年　月　日

肝　個
心　個
脾　個
肺　個
腎　個

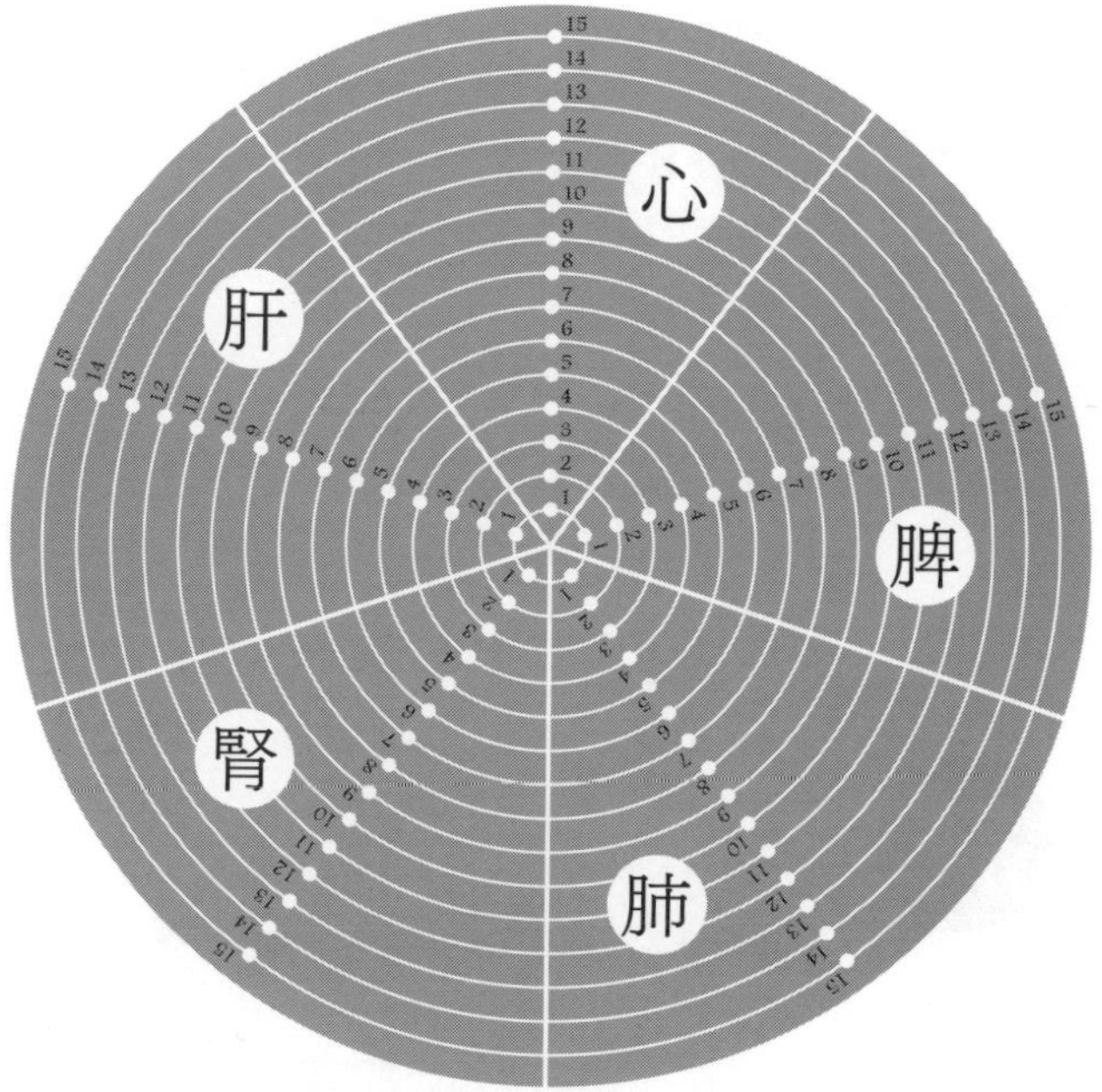

〈切り取り線〉

気になる体調の変化があったら、すぐにチェックしましょう

五行別 体質タイプチェック

肝

□ストレスが原因でよく体調を崩す　□貧血・めまいを起こす
□イライラして怒りっぽい　□突然悲しくなり涙が出てくることがある
□エアコンの風が苦手　□顔に青筋が立っている　□酸っぱいものが好き
□目が疲れやすく視力が良くない　□ツメが欠けやすく縦に線が入っている
□脚がつりやすい　□気づいたら五月病になっていた　□肩や首がよくこる
□PMSがひどい　□月経痛がある　□わき腹や胸が張る

心

□動悸や息切れがする　□もの忘れがひどい　□興奮しやすい
□いつも不安感がある　□少しの運動で汗をかく
□冬は手足が赤くなりしもやけができる　□コーヒーをよく飲む
□口内炎が舌にできる　□顔色が赤くほてっている
□血行が悪く手足が冷える　□暑がり　□寝つきが悪く眠りが浅い
□シミやくすみが気になる　□高血圧または低血圧　□舌に黒い斑点がある

脾

□よく胃が痛くなる　□よく下痢または便秘になる　□世話好き
□くよくよ悩むことがよくある　□外食が多く暴飲暴食になりがち
□皮膚の色が黄色っぽい　□甘いものが好き　□口臭が気になる
□口角が荒れやすい　□手足がだるい　□雨の日に体調が悪くなる
□水太りしている　□顔のたるみが気になる
□月経がだらだらと続くことが多い
□食欲があるときとないときの差が激しい

肺

□咳や痰が出やすい　□アレルギーがある　□融通がきかない　□悲観的
□乾燥肌　□色白　□激辛グルメが好き　□鼻炎または鼻水がよく出る
□髪のツヤがない　□肌トラブルが多い
□季節の変わり目に風邪をひきやすい　□花粉症　□しわが気になる
□疲れやすい　□よくのどが痛くなる

腎

□手足や顔がほてる　□足腰がだるくて冷える
□些細なことでもびっくりしてしまう　□気が小さい
□慢性疾患がある、または病気になると治りにくい　□肌の色が黒ずんでいる
□塩辛いものが好き　□耳鳴りがする　□抜け毛や白髪が多い
□虫歯が多い、骨が弱い　□冬はカイロが手放せない　□老けて見られる
□まだ若いのに更年期の症状がある　□トイレが近い　□手足や顔がむくむ

〈切り取り線〉

"あなたはどのタイプ？"

このシートの使い方

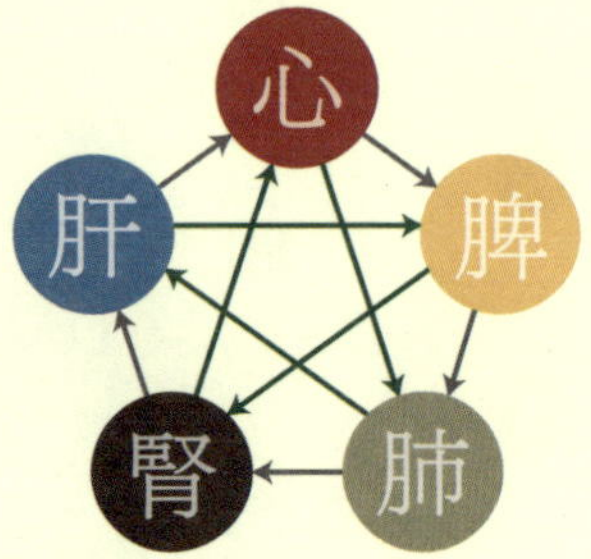

【図1】

この「五行別体質タイプチェックシート」は、症状をなるべく詳しく見ていくことで、あなたの体質を徹底的に分析し、あなたのこころと体が求めているのはどんなトリートメントなのかを、できるだけ正確に判断するためのものです。必ずすべての項目に目を通して、当てはまるものにチェックを入れてください。ハサミで切り離して壁に貼ったり、ファイリングしてバッグに入れておいたりすれば、いつでも手軽に使えて便利です。

人間の体のはたらきは、図1のように、主に5つに分けて考えられ、それぞれがバランスをとり合って健康を保っています。本書では、症状を中医学的に分析し、5つのはたらきのうち、強くなり過ぎているところや力が足りないところを見極めることにより、体質を大きく5つのタイプに分けて、トリートメント法を導き出しています。

ただし、体質はひとつとは限らず、いつも同じとも限りません。チェックの数が多いほど、その体質タイプの傾向を強く持っていることになりますが、実は、多くの人が2つ以上のタイプを併せ持っています。季節や体調、生活リズムの変化などによって、いつもと違う体質に変化していることも考えられます。体質チェックは、ぜひ繰り返し行うようにしてください。2ヶ月ごと、3ヶ月ごとと、定期的に行うのも良いでしょう。

チェックをつけた項目の合計数を、図2のような要領で円グラフに書き込んでみると、自分が今はどんな体質なのかが一目で分かります。

グラフを見て、広いエリアを占めるタイプが複数ある場合は、すべてのタイプについて、CHAPTER 4の解説ページを読んだうえで、トリートメントを行いましょう。なかでも、もっともチェックの数が多いタイプを重視してください。ひとつトリートメントが終わったら、改めて体質チェックを行い、成果を確認しましょう。なお、タイプ分類の基になっている中医学の基本的な考え方については、CHAPTER 2、CHAPTER 3に詳しく書いてあります。

シート裏面を使って、繰り返しチェックを行っていけば、体質が変化していく様子がよく分かるはずです。記入前にあらかじめコピーをとっておき、末永く活用してください。

【図2】

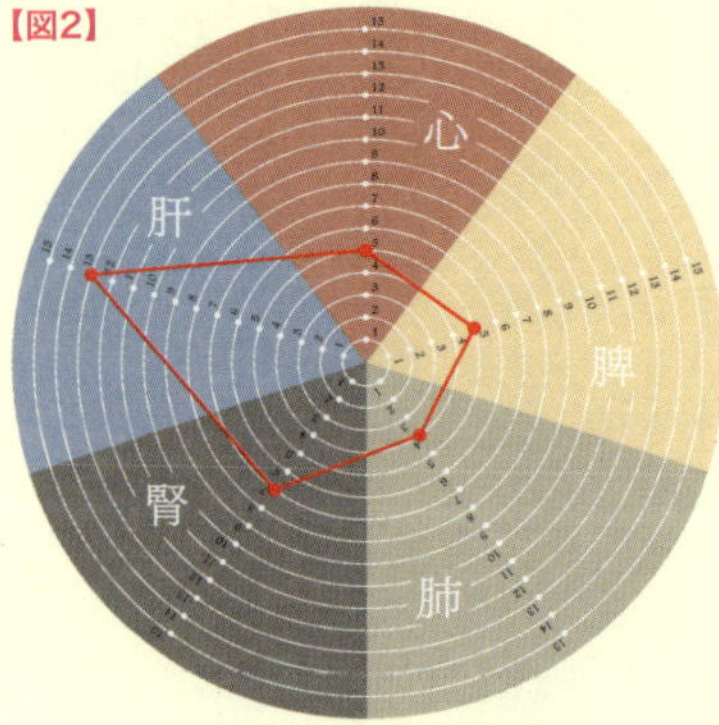

〈たとえばこの人は肝タイプ〉

年　月　日

肝　個
心　個
脾　個
肺　個
腎　個

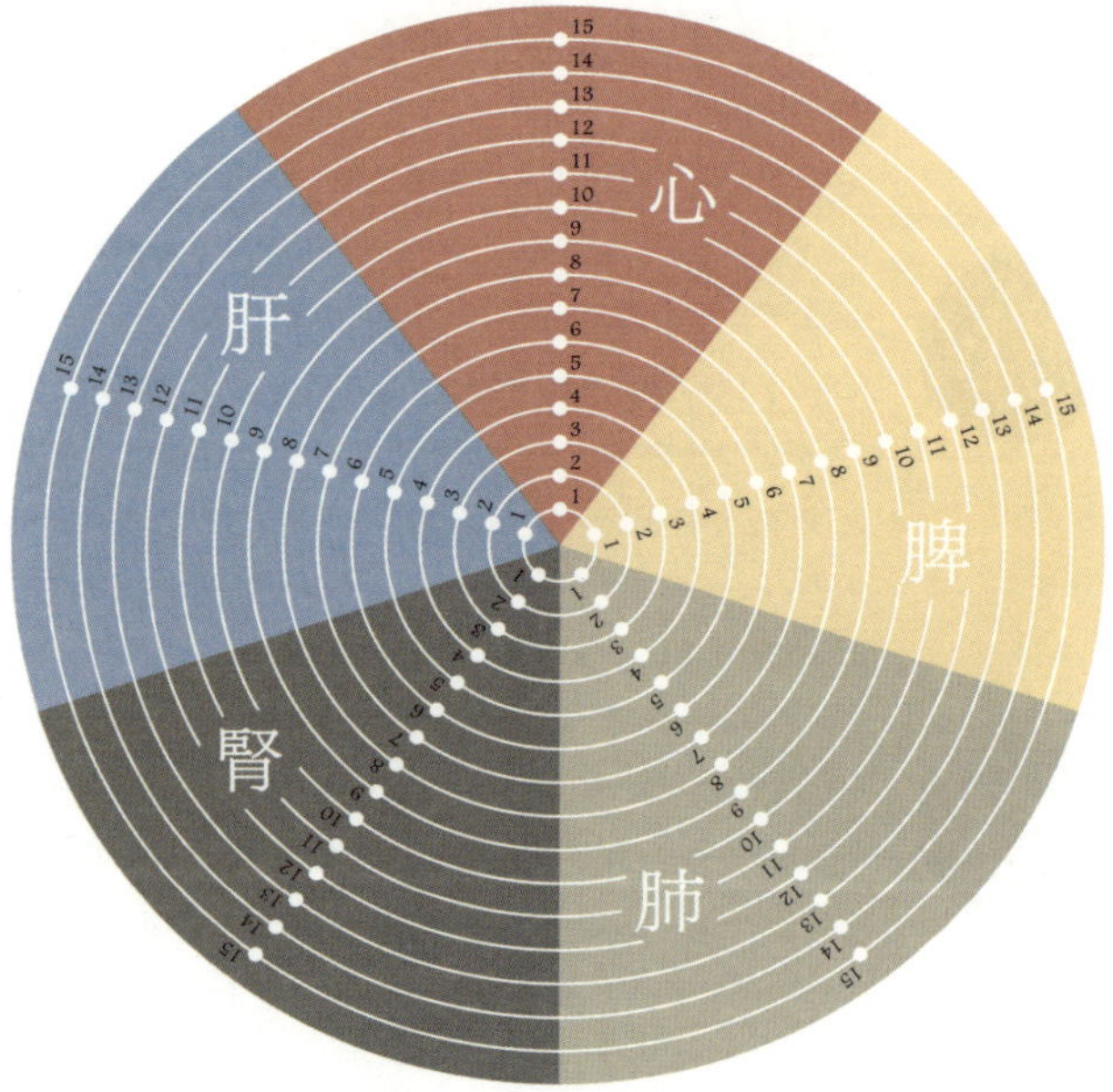

年　月　日

肝　個
心　個
脾　個
肺　個
腎　個

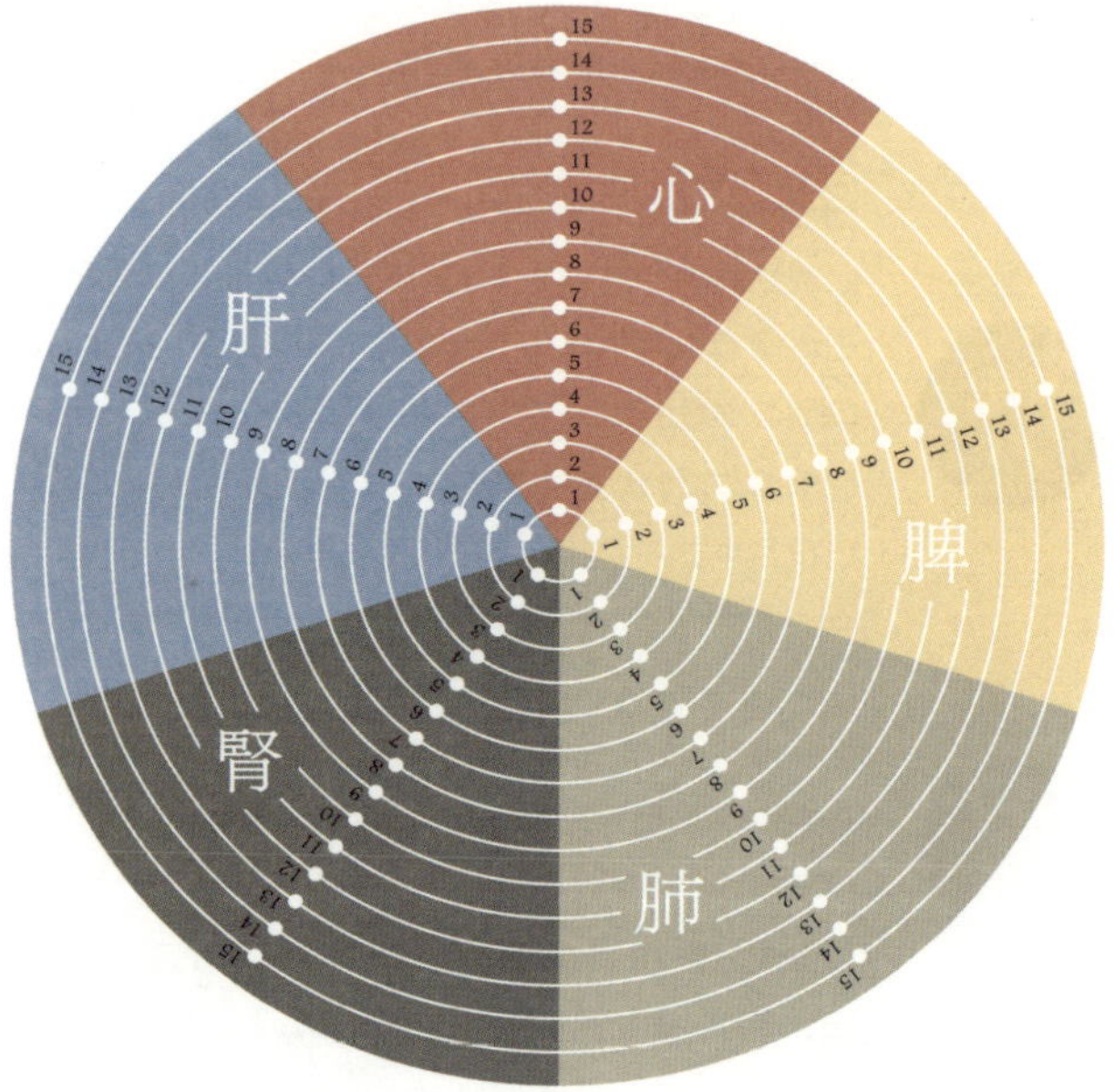